U. Engelhardt, R. Nögel

Rezepte der chinesischen Diätetik

Ute Engelhardt, Rainer Nögel

Rezepte der chinesischen Diätetik

unter Mitarbeit von Barbara Nosse

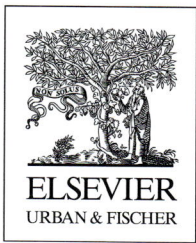

ELSEVIER
URBAN & FISCHER

URBAN & FISCHER

München · Jena

Zuschriften und Kritik an:
Elsevier GmbH, Lektorat Komplementäre und integrative Medizin, Urban & Fischer Verlag, Karlstraße 45, 80333 München

Wichtiger Hinweis für den Benutzer

Die Erkenntnisse in der Medizin unterliegen laufendem Wandel durch Forschung und klinische Erfahrungen. Herausgeber und Autoren dieses Werkes haben große Sorgfalt darauf verwendet, dass die in diesem Werk gemachten therapeutischen Angaben dem derzeitigen Wissensstand entsprechen. Das entbindet den Nutzer dieses Werkes aber nicht von der Verpflichtung, anhand weiterer schriftlicher Informationsquellen zu überprüfen, ob die dort gemachten Angaben von denen in diesem Buch abweichen und seine Verordnung in eigener Verantwortung zu treffen.

Bibliografische Information der Deutschen Nationalbibliothek

Die Deutsche Nationalbibliothek verzeichnet diese Publikation in der Deutschen National-bibliografie; detaillierte bibliografische Daten sind im Internet über http://dnb.d-nb.de abrufbar.

Planung und Lektorat: Christl Kiener, München
Redaktion: Sophie Kiener, München
Herstellung: Marion Kraus, München; Ute Landwehr-Heldt, Bremen
Satz: Kösel, Krugzell
Druck und Bindung: Legoprint, Lavis/Italien
Fotos: Gudrun Kaiser, München
Umschlaggestaltung: SpieszDesign, Neu-Ulm
Titelfotografie: Gudrun Kaiser, München

ISBN 978-3-437-57370-5

Aktuelle Informationen finden Sie im Internet unter **www.elsevier.de** und **www.elsevier.com**

Inhaltsverzeichnis

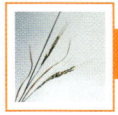

Teil I: Einführung

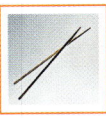

Teil II: Rezepte

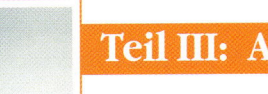

Teil III: Anhang

Vorwort

Dieses Buch möchte sowohl dem Arzt und TCM-Therapeuten als auch dem interessierten Laien einen anschaulichen Einblick in die chinesische Diätetik geben, die neben Akupunktur, Arzneimitteltherapie, Qigong, Taiji und der chinesischen Massage Tuina ein wichtiger Bestandteil der chinesischen Medizin ist. Unser vorrangiges Anliegen ist es, mit den schmackhaften Rezepten und ihren therapeutischen Erläuterungen zum Kochen der Gerichte zu ermuntern und zugleich grundlegende Kenntnisse über die Wirkweise der Rezepte und der einzelnen Lebensmittel zu vermitteln.

Das vorliegende Buch versteht sich als Ergänzungsband zu dem bereits 1997 erschienenen Werk *Chinesische Diätetik*, das in Zusammenarbeit mit Carl-Hermann Hempen entstand und sich in Deutschland als Pionier- und Standardwerk zu diesem Thema etablieren konnte. Darin wird aufgezeigt, wie gängige Nahrungsmittel, die nach den qualitativen Kriterien der chinesischen Medizin ausführlich beschrieben werden, in der therapeutischen Praxis eingesetzt werden können. Um die praktische Umsetzung im Alltag zu erleichtern, haben wir in den letzten zehn Jahren besonders geeignete Rezepte ausgewählt, die größtenteils aus der chinesischen diätetischen Literatur stammen. Wir haben sie in diätetischen Kochkursen und in der klinischen Praxis erprobt und zum Teil unseren Erfahrungen entsprechend abgewandelt. Sie werden nun hier, durch Kommentare und Erläuterungen ergänzt, vorgestellt.

Im ersten Teil des Buches werden die Besonderheiten der chinesischen Küche und der chinesischen Diätetik sowie ihr Stellenwert in der chinesischen Medizin erläutert. Anschließend werden in zusammengefasster Form die Grundzüge der chinesischen Diätetik dargestellt und allgemeine Richtlinien zur gesunden Ernährung empfohlen. Der erste Teil schließt mit Anleitungen zur praktischen Handhabung und mit zwei Fallbeispielen, die exemplarisch aufzeigen, wie eine chinesische Diagnose erstellt und therapeutisch umgesetzt wird.

Der zweite Teil des Buches umfasst über 80 Rezepturen, die je nach ihrer Darreichungsform in verschiedene Kapitel aufgegliedert werden, wie z. B. Suppen, Hauptgerichte, Salate sowie Getränke und Dekokte. Jedes Rezept enthält eine genaue Anleitung zur Zubereitung, ergänzt durch eine Zusammenfassung seiner Wirkung in tabellarischer Form, die eine schnelle Orientierung ermöglicht. Unter der Rubrik „Erläuterung" wird dann die Wirkung des Gerichtes genauer analysiert, und unter „Indikationen" folgt eine Beschreibung der Symptome und Beschwerden, die mit Hilfe dieser Rezeptur gebessert werden können. Um die Wirkweise der einzelnen Zutaten leichter einordnen zu können, werden sie jeweils am Ende der Rezeptur vollständig aufgeführt und gemäß der chinesischen Medizin charakterisiert.

Im Anhang finden sich Register, in denen die Rezepturen sowohl nach Symptomen und westlichen Diagnosen als auch nach Therapieempfehlungen im Sinne der chinesischen Diagnose geordnet sind. Ein Glossar erläutert die im Text verwendeten Fachbegriffe der chinesischen Medizin.

Aufgrund der Uneinheitlichkeit der Terminologie für die chinesische Medizin im deutschsprachigen Raum und der daraus resultierenden Unschärfe der Begriffe haben wir uns dazu entschlossen, für die wichtigsten chinesischen Fachbegriffe sowohl eine deutsche Übersetzung als auch den lateinischen Begriff zu verwenden sowie die chinesische *Pinyin*-Umschrift anzugeben.

Zur Realisation dieses Buches haben viele beigetragen. Unser Dank als Autoren gilt zunächst Barbara Nosse, die als erfahrene Köchin sämtliche Rezepte ausprobiert und an unsere hiesigen Essgewohnheiten angepasst hat. Ohne die Hilfe unserer chinesischen Freunde und Kollegen Prof. Fan Jiayong (Universität für TCM, Chengdu) und Prof. Fang Chunyang (Akademie für TCM, Hangzhou) wäre die Materialsuche für dieses Projekt kaum realisierbar gewesen; sie verschafften uns Zugang zu relevanten Quellen und wertvollen Kontakten in China. Wir bedanken uns auch bei Agnes Fatrai für ihre tatkräftige Unterstützung bei der redaktionellen Bearbeitung der Texte sowie bei Sepp Leeb für die hilfreiche Durchsicht der Manuskripte. Außerdem danken wir der Photographin Gudrun Kaiser für die visuelle Umsetzung der Rezepte, Christl Kiener und Petra Münzel-Kaiser sowie den hier nicht namentlich genannten Mitarbeitern des Verlages Urban & Fischer, Elsevier, für die fachkundige Begleitung.

München, Mai 2008
Ute Engelhardt
Rainer Nögel

Hinweise zum Gebrauch des Buches

Grundsätzlich gibt es drei Möglichkeiten, sich diesem Buch zu nähern und es zu verwenden.

Die unbefangenste Herangehensweise ist, wie in einem normalen Kochbuch darin zu blättern und sich diejenigen Gerichte herauszusuchen, die einen kulinarisch ansprechen, um dann deren Wirkweise nachzulesen.

Eine weitere Möglichkeit besteht darin, sich anhand seiner Beschwerden (z. B. Husten) im entsprechenden Register („Register Symptome und westliche Diagnosen", s. S. 335) geeignete Rezepte zu suchen und sich durch die weitergehenden Erläuterungen einer chinesischen Differenzialdiagnose anzunähern.

Möchte man als interessierter Laie oder geschulter Therapeut die Rezepturen gezielt anhand einer Diagnose gemäß der chinesischen Medizin einsetzen, lässt sich das zur Therapie passende Gericht schnell auffinden: Zunächst sucht man im Register nach den Therapieempfehlungen im Sinne der chinesischen Diagnose („Register Therapieempfehlungen nach der chinesischen Diagnose", s. S. 350). Zur Ergänzung zieht man das Register mit den allgemeinen Beschwerdebildern (s. o.) heran.

Schlägt man daraufhin bei den auf diese Weise ermittelten Rezepturen nach, sind unter der Rubrik „Indikationen" sowohl in Tabellen- als auch in Textform die Symptome und Beschwerden aufgeführt, die mit Hilfe dieser Rezeptur gebessert werden können. Die dort angegebenen spezifischen diagnostischen Befunde der chinesischen Medizin wie Zungen- und Pulsbefund helfen zu überprüfen, ob das Rezept dem jeweiligen individuellen Zustand gerecht wird.

Je genauer der individuelle Zustand den Angaben in der Beschreibung des Gerichtes entspricht, umso besser wird die Wirkung sein. Umgekehrt sei darauf hingewiesen, dass bei westlichen Diagnosen wie Bluthochdruck aus Sicht der chinesischen Medizin unterschiedliche therapeutische Ansätze nötig sind.

Die Rubrik „Erläuterungen" soll dem tieferen Verständnis der Wirkung des jeweiligen Gerichtes im Sinne der chinesischen Medizin dienen. Die Angaben unter der Rubrik „Wirkung" sowie die Tabellen ermöglichen eine schnelle Orientierung, wann das Gericht zu empfehlen ist.

Um die praktische Anwendung zu erleichtern, wurde in der Übersichtstabelle versucht, die wesentlichen Charakteristika eines Gerichtes wie Funktionskreisbezug oder Wirkung in ihrer Ausprägung darzustellen:

+   mäßige Ausprägung
++   mittlere Ausprägung
+++   deutliche Ausprägung

Die „Angaben zur Einnahme" sollen helfen, die Wirkung zu optimieren und unerwünschte Nebenwirkungen zu vermeiden.

Am Ende jeder Rezeptur werden die verwendeten Zutaten mit ihrer Wirkung im Sinne der chinesischen Medizin noch einmal gesondert aufgeführt. Bei Lebensmitteln, die auch als Arzneimittel verwendet werden, sind die Höchstdosierungen angegeben. Lebensmittel, zu deren Wirkung keine Angaben aus chinesischen Primärquellen vorliegen, wurden aufgrund ihrer Ähnlichkeit mit vergleichbaren Mitteln bewertet und werden als „interpoliert" gekennzeichnet (z. B. bei Petersilie, Avocado). Unter „Tipps" wird angegeben, wo die bei uns ungewöhnlichen oder schwerer erhältlichen Lebensmittel eingekauft werden können. Ein Glossar im Anhang am Ende des Buches erläutert die im Text verwendeten Fachbegriffe der chinesischen Medizin (s. S. 316).

Dieses Buch versteht sich als Ergänzungsband zu dem bereits 1997 erschienenen Werk *Chinesische Diätetik*. Dort finden Sie eine noch größere Vielfalt an Lebensmitteln, die nach den qualitativen Kriterien der chinesischen Medizin ausführlich beschrieben werden. Außerdem gibt es dort weiterführende Angaben zu den theoretischen Hintergründen sowie zur Praxis der chinesischen Diätetik, die den Rahmen dieses Bandes gesprengt hätten.

Die Autoren

Dr. phil. Ute Engelhardt ist Sinologin, Chefredakteurin der Zeitschrift *Chinesische Medizin*, Vizepräsidentin der Internationalen Gesellschaft für chinesische Medizin (Societas Medicinae Sinensis, SMS) sowie Lehrbeauftragte am Institut für Sinologie der LMU Universität München.

Sie ist langjährige Dozentin der SMS und Ausbildungsleiterin für Diätetik.

Zu ihren Veröffentlichungen gehören *Die klassische Tradition der Qi-Übungen (Qigong)*, 1987/1998, *Chinesische Diätetik* 2006 (3. Auflage) (mit C. H. Hempen), *Leitfaden Qigong* 2007 (mit Gisela Hildenbrand und Christa Zumfelde-Hüneburg).

Dr. med. Rainer Nögel ist Internist und Arzt für Naturheilverfahren in München, wo er in einer Praxisgemeinschaft für Chinesische Medizin praktiziert.

Er ist Präsident und langjähriger Dozent der Internationalen Gesellschaft für Chinesische Medizin (Societas medicinae Sinensis, SMS). Dort ist er mitverantwortlich für die Ausbildung in chinesischer Diätetik.

Rainer Nögel ist u. a. Co-Autor einer Literaturdatenbank zur Chinesischen Medizin sowie der Bücher *Leitfaden Chinesische Rezepturen* 2006 und *Gesundheit für alle* 1999.

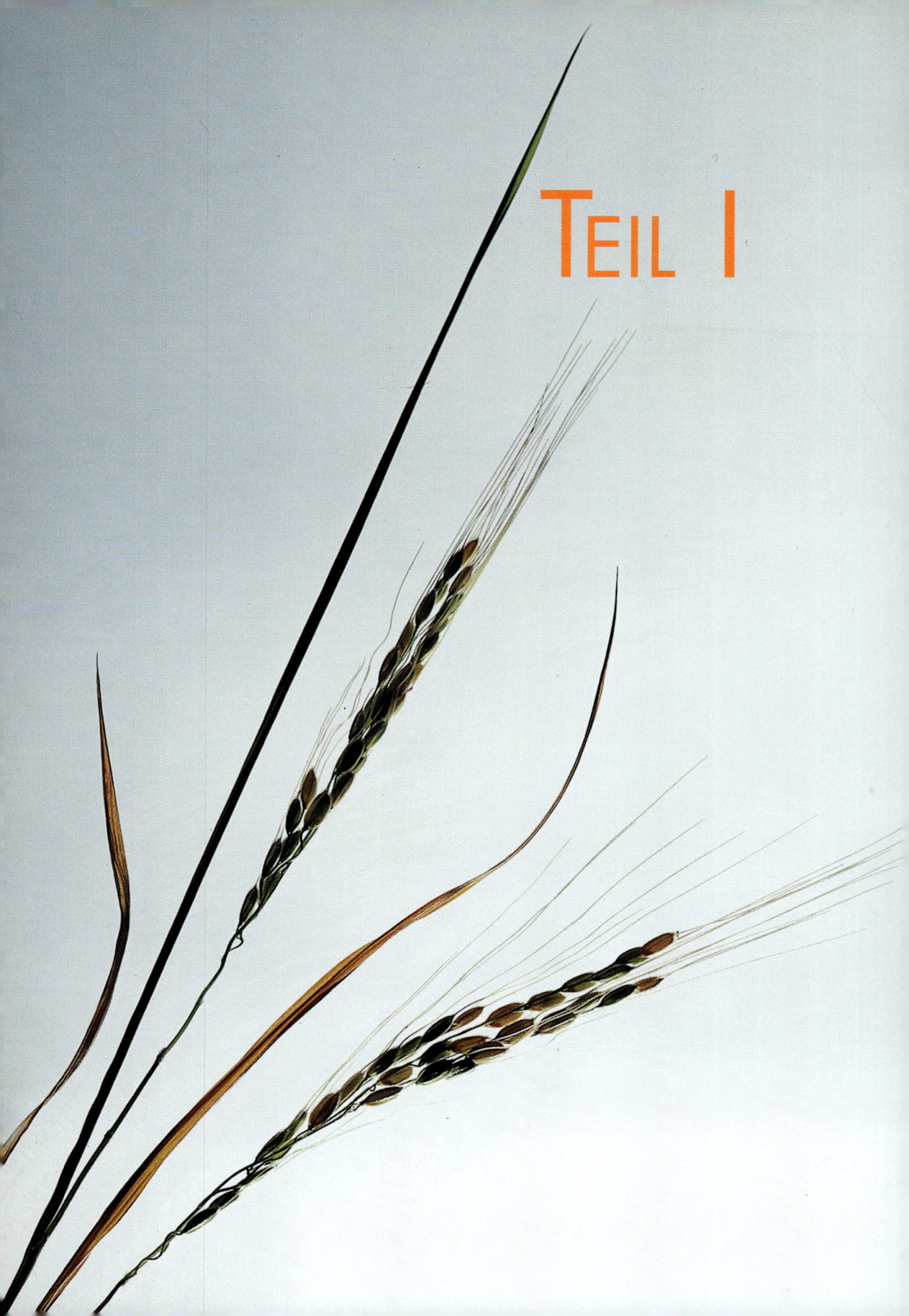

TEIL I

EINFÜHRUNG

1 Einführung in die chinesische Diätetik

In den letzten 30 Jahren hat in den westlichen Ländern das Wissen über chinesische Medizin rapide zugenommen. Eine der letzten Therapieformen der chinesischen Medizin, die nach Akupunktur, Arzneimitteltherapie, Qigong und Tuina (chinesische manuelle Therapie) den Westen erreicht hat, ist die chinesische Diätetik.

Die Beschäftigung mit Ernährung und Medizin hat in China eine lange Tradition, und dies nicht nur im Rahmen der chinesischen Medizin, sondern auch in Zusammenhang mit der „Lebenspflege" *yangsheng*. Essen und Kochen waren seit jeher mehr als eine reine Notwendigkeit, sie wurden als Kunst angesehen und gehörten zu den wenigen Freuden des Lebens. Die große Bedeutung, die dem Essen beigemessen wurde, spiegelt sich unter anderem darin wider, dass von den 4000 Bediensteten, die in der Antike unter der Zhou-Dynastie (1030–221 v. u. Z.) am Königshof beschäftigt waren, 2200 für Essen und Trinken zuständig waren (*Zhouli*, Chang 1977:11).

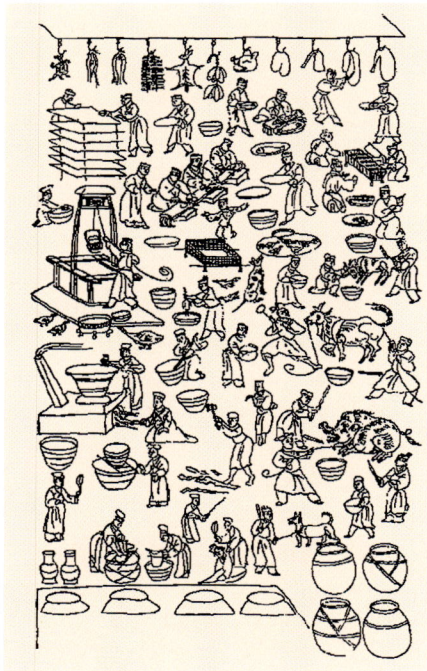

Abb. 1 Han-zeitliche Küchen-Szene aus einem Grab in Shandong (Linienzeichnung eines Grabreliefs, aus Huang 2000:87, ursprünglich aus Ren 1981)

1.1 Besonderheiten der chinesischen Küche

Die große Auswahl an unterschiedlichsten Lebensmitteln und Gerichten, die wichtige Rolle des Essens im sozialen Leben und das ausgeprägte Bewusstsein für die Qualität des Essens, das in allen Teilen der Bevölkerung anzutreffen ist, haben dazu geführt, dass die chinesische Kultur als essenszentrierte Kultur gilt. (Chang 1977:13)
Trotz der Vielfalt der chinesischen Küche und der starken regionalen Unterschiede lassen sich über einen Zeitraum von mindestens 3000 Jahren einige allgemein gültige Merkmale festhalten, die auch für die in diesem Buch vorgestellten Rezepte und ihre Zubereitung bedeutsam sind:

1.1.1 Die Unterscheidung zwischen *fan* 飯 und *cai* 菜

Fan 飯 bedeutet gekochtes Getreide, meistens Reis. In weiterem Sinn umfasst *fan* aber auch alle Getreide-Gerichte wie gedämpftes Brot, Nudeln, Getreidebreie etc., außerdem kann es auch generell „Mahlzeit" oder „Nahrung" bezeichnen. Der legendäre Gelbe Kaiser, Huang Di, einer der wichtigsten Patrone der chinesischen Medizin, soll als Erster Getreide gedämpft und somit *fan* zubereitet haben (*Taiping yulan,* Kap. über Essen und Trinken, Huang 2000:80). *Fan* war also (neben dem ebenfalls vom Gelben Kaiser erstmals gekochten Brei) die dem Menschen angemessene Ernährung und ein Zeichen hochentwickelter Zivilisation. *Cai* 菜 bedeutet ursprünglich „Gemüse", wird aber auch auf alle begleitenden Gerichte – Fleisch, Gemüse oder Fisch – angewendet und dann mit „Gericht" übersetzt. In China wird bei jeder Mahlzeit stark auf eine Ausgewogenheit der beiden Komponenten *fan* und *cai* geachtet, die sich zueinander verhalten wie die beiden Polaritäten Yin und Yang. Die klare Trennung zwischen *fan* und *cai* findet bereits in den frühesten Ritualgefäßen der Shang-Zeit (1520–1030 v. u. Z.) ihren Niederschlag, wo strikt zwischen „Reisgefäßen" und „Fleischgefäßen" unterschieden wurde. (Chang 1977:7, 40 ff., Simoons 1991:15)

4

Fan deckt das Grundbedürfnis nach Nahrung ab, während die begleitenden Gerichte *cai* vor allem der geschmacklichen Abrundung und in der Diätetik auch zur Betonung der Wirkrichtung dienen.

1.1.2 Vielfalt und Schneiden

Bei der Herstellung von *cai* 菜 (Gemüse-, Fleisch-Gerichten etc.) sind vor allem zwei Komponenten ausschlaggebend:

a. Die **Vielfalt** der verschiedenen Zutaten muss unter Berücksichtigung ihrer Geschmacksrichtungen (sapor, *wei*) genau aufeinander abgestimmt werden. Bei dieser Harmonisierung der Geschmacksrichtungen spielen seit alters her nicht nur die vier Haupt-Lebensmittelgruppen (Getreide, Gemüse, Früchte und Fleisch, s. dazu unten), sondern auch Gewürze eine wichtige Rolle. Bereits in den „Frühlings- und Herbstannalen des Herrn Lü" (*Lü bi Chunqiu*, aus dem 3. Jh. v. u. Z.) wird das Harmonisieren der Fünf Geschmacksrichtungen (süß, sauer, bitter, scharf und salzig, s. dazu unten) als ein politischer und gesellschaftlicher Leitgedanke formuliert, der einerseits als Grundlage für die Gesundheit und Vervollkommung des Körpers des weisen Herrschers dient, andererseits als Richtlinie für eine gute und gerechte Regierung im Sinne eines Mandats des Himmels. „Wenn man sich selbst vervollkommnet, ist (die Position des) Sohnes des Himmels vollkommen; wenn (die Position des) Sohnes des Himmels vollkom-

men ist, kommen die vollkommenen Geschmacksrichtungen (*zhiwei* 至味) zur Geltung" (*Lü bi Chunqiu*, Kap. 14, Lo 2005:396).

b. Ein weiteres wichtiges Element bei der Zubereitung von *cai* 菜 (Gemüse-, Fleisch-Gerichten etc.) ist, dass die Zutaten klein geschnitten werden. Der Vorgang des **Schneidens** galt und gilt in der chinesischen Küche als integraler Bestandteil des Kochens. So wurde die Kochkunst im Alten China auch als *gepeng* 割烹 bezeichnet, was so viel heißt wie „Schneiden und Kochen"; diese Bezeichnung gelangte später nach Japan und ist dort noch heute gebräuchlich. Von Konfuzius selbst heißt es, dass „er kein Fleisch aß, das nicht richtig geschnitten war" (*Lunyu*, Kap. 10, Huang 2000:69). In der chinesischen Diätetik wird ebenfalls großer Wert auf richtiges Schneiden gelegt, wobei vor allem klein geschnittenem Fleisch eine bessere Bekömmlichkeit zugesprochen wird.

1.1.3 Variabilität und Anpassungsfähigkeit

In der chinesischen Küche können bei der Herstellung von *cai* 菜 (Gemüse-, Fleisch-Gerichten etc.) die verschiedenen Zutaten beliebig variiert werden, wobei jedoch die einzelnen Bausteine immer richtig aufeinander abgestimmt sein müssen. Dieses Prinzip kommt bei vielen Rezepten in diesem Buch zum Tragen, vor allem bei der Zubereitung von Breien, bei denen die Bestandteile je nach Wirkrichtung variiert werden.

Die große Anpassungsfähigkeit der chinesischen Küche ist unter anderem darauf zurückzuführen, dass China häufig von Naturkatastrophen wie Überschwemmungen, Dürreperioden usw. heimgesucht wurde. In solchen Notzeiten lernte man, nicht mehr erhältliche Zutaten durch andere zu ersetzen. Daraus hat sich ein eigener Zweig der diätetischen Literatur entwickelt: die Handbücher für das „Überleben in Notzeiten" (Jiuhuang). Diese Anpassung an die Verhältnisse in Notzeiten und die daraus resultierende Kenntnis einer Vielzahl essbarer Pflanzen und Tiere ist ein weiteres Charakteristikum der chinesischen Küche. (Chang 1977:9, Unschuld 1986:221)

Darüber hinaus entwickelten die Chinesen bereits früh zahlreiche und zum Teil sehr aufwändige Verfahren zur Aufbereitung und Haltbarmachung von Lebensmitteln. Am bekanntesten sind in diesem Zusammenhang die vielfältigen Zubereitungsmethoden für Sojabohnen, die ein besonderes Charakteristikum der chinesischen Küche darstellen und sich zum Teil bis in die Han-Zeit zurückverfolgen lassen (wie die Herstellung von Tofu). (Huang 2000:306)

1.1.4 Die enge Verbindung zwischen Ernährung und Gesundheit

„Medizin und Ernährung haben denselben Ursprung."

Schon von frühester Zeit an war man sich in China sehr deutlich bewusst, welche Auswirkungen die Nahrung auf den menschlichen Körper hat und wie wichtig eine ausgewogene Ernährung für das allgemeine Wohlbefinden ist. Dieser enge Zusammenhang zwischen Ernährung und Medizin lässt sich mindestens bis ins 3. Jh. v. u. Z. zurückverfolgen. In dieser frühen Zeit wurde so gut wie kein Unterschied zwischen Arznei- und Nahrungsmitteln gemacht. In einem der frühesten erhaltenen Rezepturwerke der chinesischen Medizin (Wushi er bingfang aus dem Mawangdui-Grab Nr. 3, 168 v. u. Z.) finden sich z. B. zahlreiche Rezepturen für Abkochungen, bei denen es sich im Grunde genommen um Kochrezepte für alltägliche Suppen handelt (Harper 1998, Huang 1990:140). Dieser enge Zusammenhang zwischen Ernährung und Medizin spiegelt sich auch in der legendären Person des Shennong („Göttlicher Landmann") wider, der sowohl als Patron der Landwirtschaft (Abb. 2) als auch als Begründer der Arzneimitteltherapie gilt. Entsprechend heißt das früheste erhaltene drogenkundliche Werk, das auf das 2. Jh. n. u. Z. zu datieren ist, „Shennongs Klassiker der Drogenkunde" (Shennong bencao jing). In der damit begründeten und später sehr umfangreichen drogenkundlichen Literatur (bencao) werden sowohl Arznei- als auch Lebensmittel nach den gleichen Kriterien beschrieben; diese sind Geschmacksrichtung (sapor, wei), Temperaturverhalten (natura, xing), Leitbahn- bzw. Funktionskreisbezug und sonstige Wirkungen (s. unten).

Eine Unterscheidung zwischen Arzneimitteltherapie und Diätetik beginnt sich erst in der Tang-Dynastie (618–907) abzuzeichnen. Von diesem Zeitpunkt an findet sich zum ersten Mal auch ein eigener Begriff für die Diätetik, die von nun

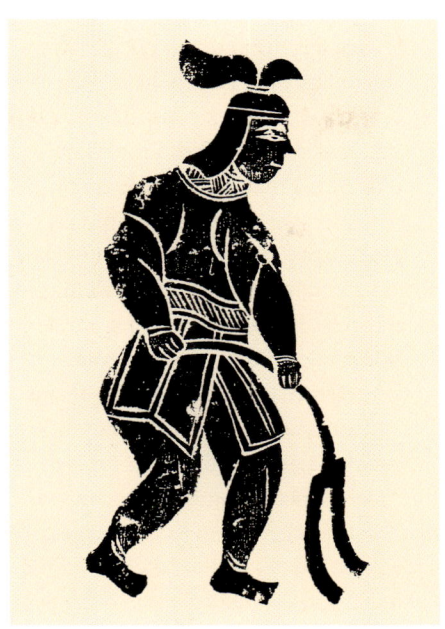

Abb. 2 Shennong als Patron der Landwirtschaft (Rekonstruktion eines Han-zeitlichen Steinreliefs aus dem Wuliang-Schrein).

heiten zu beseitigen. … Denn mit Lebensmitteln kann man Qi und Xue stützen und dadurch Schrägläufigkeiten (Heteropathien, *xie*) austreiben, die Funktionskreise festigen, die geistigen Kräfte erfreuen und den Willen stärken. Wer in der Lage ist, mit Lebensmitteln krankhafte Entgleisungen auszugleichen, Emotionen zu besänftigen und Krankheiten zu vertreiben, der darf mit Recht von sich behaupten, das ärztliche Handwerk gut zu beherrschen." (*Qianjin fang*, Kap. 26, 1992:464)

1.2 Diätetik als Teil der chinesischen Medizin

Im Gesamtgefüge der chinesischen Medizin kommt der Diätetik neben Akupunktur, Arzneimitteltherapie, Bewegungstherapien (Qigong oder Taiji) und der chinesischen Massage Tuina eine wichtige Bedeutung zu.

Deshalb soll hier kurz auf die jeweiligen Vorteile der einzelnen therapeutischen Verfahren der chinesischen Medizin hingewiesen werden.

an als „Ernährungstherapie" (*shiliao* oder *shizhi*) bezeichnet wird (Engelhardt 2001a). Es liegt ihr dasselbe Ordnungsschema zugrunde, auf dem auch die chinesische Diagnostik und die anderen Therapieverfahren wie Akupunktur und vor allem die Arzneimitteltherapie aufbauen.

In seinem grundlegenden Werk zur Ernährungstherapie, das in seinen „Rezepturen, die tausend Goldstücke wert sind" (*Qianjin fang*, Kap. 26) enthalten ist, äußert sich Sun Simiao bereits im Jahre 650 über den Stellenwert der Diätetik innerhalb der chinesischen Medizin:

„Wer nichts von der richtigen Anwendung von Lebensmitteln versteht, dem wird es nicht gelingen, sein Leben zu erhalten. Wer sich nicht darüber im Klaren ist, wann Arzneimittel zu meiden sind, dem wird es nicht gelingen, Krank-

- **Akupunktur** ist eine Methode, mit der sich die in den Leitbahnen fließenden Energien Qi und Xue an anatomisch genau definierten Punkten durch Nadeln beeinflussen lassen. Auf diese Weise können schädigende Einflüsse (Schrägläufigkeiten, Heteropathien, *xie*) gezielt ausgeleitet werden. Zudem dient die Akupunktur zur Lösung von Blockaden und zur Förderung des Qi-Flusses im Leitbahnbereich. Die mit der Akupunktur ver-

7

wandte **Moxibustion** (Abbrennen von Beifußkraut über Akupunkturpunkten) eignet sich vor allem zur Zuführung aktiver Energien und zur Erwärmung.

- **Die Arzneimitteltherapie**, die sich vorwiegend Heilpflanzen, selten auch mineralischer oder tierischer Bestandteile bedient, ist eine sehr breit anwendbare Therapiemethode: Es lassen sich schädigende Qi-Einflüsse (Schrägläufigkeiten, Heteropathien, *xie*) herauslösen und Stauungen regulieren. Darüber hinaus eignet sie sich hervorragend zur Stützung der verschiedenen Energieformen (Qi, Yang, Xue und Yin-Säfte). Da jedoch die Arzneimittel im Vergleich zu den Lebensmitteln in ihrem Temperaturverhalten (natura, *xing*) und ihrer Geschmacksrichtung (sapor, *wei*) viel ausgeprägter sind und manche auch eine gewisse Toxizität aufweisen, kann dies bei unsachgemäßer Handhabung zu Nebenwirkungen führen.

- **Die chinesischen Bewegungstherapien**, wie das Qigong, wirken insgesamt regulierend auf den Qi- und Xue-Fluss des menschlichen Organismus. **Qigong** gilt im Vergleich zu Akupunktur oder chinesischer Arzneimitteltherapie als die unspezifischste Methode der chinesischen Medizin, gleichzeitig aber auch als die am breitesten wirksame. In Qigong-Übungen verbinden sich zahlreiche Übungsinhalte und Wirkfaktoren, die übergreifend die körperlichen, seelischen und geistigen Bereiche des menschlichen Lebens ansprechen. Bei den verschiedenen Übungsmethoden werden diese Wirkfaktoren unterschiedlich

gewichtet und unterschiedlich stark hervorgehoben, sie sind aber immer in ihrer Gesamtheit vorhanden. Deshalb lassen sich die gleichen Qigong-Übungen durch unterschiedliche Betonung der Wirkfaktoren bei verschiedensten Erkrankungen einsetzen.

- **Tuina** umfasst Massagetechniken und manuelle therapeutische Praktiken, die sich auf die theoretischen Grundlagen der traditionellen chinesischen Medizin stützen und vor allem dazu herangezogen werden, um die Leitbahnen durchlässig zu machen, den Qi- und Xue-Fluss zu regulieren und die einzelnen Funktionskreise aufeinander abzustimmen. Neben der klassischen Anwendung bei Erkrankungen des Bewegungsapparates kann mit Tuina auch eine Vielzahl anderer Krankheiten therapiert werden, die von akuten grippalen Infekten über Regel- und Schlafstörungen bis hin zu chronischen Krankheiten reichen.

- **Die chinesische Diätetik** eignet sich vor allem zu einer gleichmäßigen und sanften Stützung des gesamten menschlichen Organismus. Nach der Theorie der chinesischen Medizin wirkt sie vor allem auf die „Mitten"-Funktionskreise (Fk Milz und Magen, oo. lienalis et stomachi, *pi wei*) und kräftigt somit nachhaltig die „erworbene Konstitution". Die „Mitten"-Funktionskreise sind der Dreh- und Angelpunkt des gesamten Funktionskreissystems und gelten als der Ort, an dem Qi und Xue entstehen. In der chinesischen Ernährungstherapie zielt die Behandlung in erster Linie auf die „Mitte" ab. Deshalb gilt hier noch mehr als in den anderen

Bereichen der chinesischen Medizin der klassische Grundsatz: „Wer sich auf die Behandlung der ‚Mitten'-Funktionskreise versteht, vermag alle Funktionskreise aufeinander abzustimmen." Darüber hinaus kann aber mit Lebensmitteln auch gezielt auf jeden anderen Funktionsbereich und auf energetische Entgleisungen eingewirkt werden. Außerdem gehört die chinesische „Ernährungstherapie" zu den nachhaltigsten therapeutischen Methoden. Denn man nimmt in der Regel mindestens dreimal am Tag Lebensmittel zu sich, und das sein ganzes Leben lang. Die Nahrungsaufnahme ist daher neben der Atmung die wichtigste natürliche Lebensgrundlage.

1.3 Unterschiedliche Formen der chinesischen Diätetik

Im Folgenden soll der Frage nachgegangen werden, was chinesische Diätetik eigentlich ist, welche unterschiedlichen Formen der Diätetik heute in China bekannt sind und wie sie definiert werden können.

1.3.1 Volkstümliches diätetisches Wissen

Zunächst ist die volkstümliche Ebene zu nennen, die in allen Bevölkerungsschichten Chinas weit verbreitet ist. Sie bedient sich meistens nur wenig differenzierter diagnostischer Methoden und

unterscheidet lediglich zwischen „Kälte" (algor, *han*) und „Hitze" (calor, *re*) sowie energetischer Schwäche (depletio, *xu*) und energetischer Überladung (repletio, *shi*). Das volkstümliche diätetische Wissen basiert bei den Lebensmittelbeschreibungen vor allem auf mündlicher Überlieferung. Das heißt, bezüglich der Wirkbeschreibungen der einzelnen Lebensmittel (Temperaturverhalten (natura, *xing*) und Geschmacksrichtungen (sapor, *wei*), s. unten) gibt es keine konkreten Festlegungen, vielmehr können sie z. B. regional stark variieren. Ein weiteres Kennzeichen dieser Art der Diätetik sind einfache Zubereitungsformen, darunter viele Gesundheitssuppen. Am ehesten lässt sich diese Ebene des diätetischen Wissens mit unseren altbewährten Hausmitteln vergleichen. Allerdings ist sie in China deutlich weiter verbreitet und blickt auf eine relativ ungebrochene Tradition zurück.

Volkstümliches diätetisches Wissen:
- Weit verbreitet
- Wenig differenzierte Diagnostik
- Vor allem auf mündlicher Überlieferung basierend
- Einfache Zubereitungsformen
- Vergleichbar mit unseren Hausmitteln

1.3.2 Die „Kulinarische Diätküche" *Yaoshan* 藥膳 **und ihre Restaurants**

Als zweite Ebene kann eine Ausrichtung bezeichnet werden, für die vor allem die seit über 20 Jahren sehr populären und kommerziell erfolgreichen diätetischen Restaurants (*Yaoshan*-Restaurants) charakteristisch sind.

Zu Beginn der 1980er Jahre zeichnete sich in der chinesischen Bevölkerung ein zunehmendes Interesse an gutem und gesundem Essen ab, und dies sowohl in ländlichen als auch in städtischen Gebieten. Nach der ökonomischen Stagnation und dem sozialen und politischen Chaos der Kulturrevolution (1966–76) hatten unter der Regierung von Deng Xiaoping weitreichende ökonomische Reformen begonnen. War die jahrhundertealte, traditionelle chinesische Ernährungsweise vor allem durch den Verzehr von Getreide und Gemüse geprägt (s. o., Sabban 1993:80), war nun ein dramatischer Anstieg im Verzehr von Fleisch, Milchprodukten, Geflügel, Fisch und anderen Lebensmitteln zu verzeichnen, die früher, vor allem auf dem Land, als absoluter Luxus galten (Smith 1993:767). Außerdem wurde das Spektrum der erhältlichen Lebensmittel erheblich erweitert, was zu der Frage führte, welche Lebensmittel der Gesundheit besonders zuträglich sind.

Dies führte zur Gründung der „kulinarischen Diätküche" und ihren *Yaoshan*-Restaurants, deren Entwicklung in den frühen 1980er Jahren mit wenigen Restaurants begann (Engelhardt 1998). Sie erreichte ihren Höhepunkt in den Jahren

1990 bis 1993. Parallel zu der rasanten ökonomischen Entwicklung, der Öffnung freier Märkte und der grundlegenden Verbesserung der Ernährungssituation in China (Smith 1993:761–2) erhöhte sich auch die Anzahl der *Yaoshan*-Restaurants drastisch.

Auch heute noch gibt es in ganz China, vor allem jedoch in größeren Städten, *Yaoshan*-Restaurants. Inwischen bieten jedoch auch zahlreiche „normale" Restaurants, Bars und Teehäuser einige *Yaoshan*-Gerichte oder die äußerst populären *Yaoshan*-Weine an (Abb. 3). Es haben also viele *Yaoshan*-Rezepte Eingang in die alltäglichen Essensgewohnheiten gefunden.

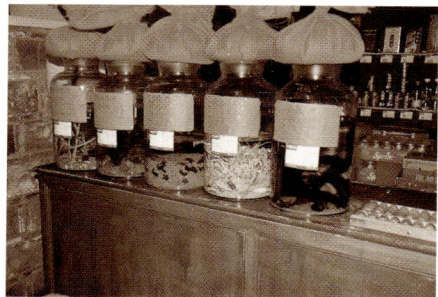

Abb. 3   *Yaoshan*-Weine.

Im Zuge dieser spektakulären Entwicklung der *Yaoshan*-Restaurants zu einem wichtigen ökonomischen Faktor haben sich Motivation und Zielgruppe geändert. In den 1980ern ging es in den *Yaoshan*-Restaurants noch darum, Teil einer allgemeinen, grundlegenden Gesundheitsversorgung zu sein und insbesondere den Kranken, Alten und Schwachen eine adäquate Ernährung zu ermöglichen (Peng 1994:548). Mit ihrer zunehmenden Verbreitung und dem wirtschaftlichen Aufschwung Chinas wurden die Gerichte jedoch immer raffinierter, die Zutaten

immer ausgesuchter und die Preise
immer höher.

Zugleich änderten sich die Erwartungen
an die „kulinarische Diätküche" *Yaoshan*:
Die Gerichte sollten nicht mehr nur
„stark und groß" machen wie in den frühen 1980ern, sondern nun wollten die
Gäste durch die diätetischen Maßnahmen
„schlank und schlau" werden sowie ein
langes Leben erreichen. Darüber hinaus
spielen in diesem Zusammenhang bei
Männern die Steigerung der Potenz
(Farquhar 2002:59) und neuerdings bei
Frauen auch kosmetische Wirkung und
Schönheit sowie Gewichtsreduktion eine
immer wichtigere Rolle.

Ein besonderes Kennzeichen dieser kommerziell sehr erfolgreichen „Diätküche"
ist der Umstand, dass bei der Zubereitung der häufig sehr aufwändigen und
raffinierten Gerichte sowohl Lebens- als
auch Arzneimittel verwendet werden.
Dabei bedarf es für die Zubereitung der
meisten Arzneimittel spezieller Aufbereitungsmethoden, um die Schmackhaftigkeit der Speisen zu gewährleisten.

Nach dem ursprünglichen Konzept der
Yaoshan-Restaurants sollte in jedem
Restaurant ein TCM-Arzt sitzen (der so
genannte „Arzt in der Halle" *zuotang
yisheng* 坐堂醫生), um bei jedem Gast
eine Diagnose vorzunehmen und ihn bei
der Auswahl der Gerichte entsprechend
zu beraten (Abb. 4). Leider gibt es keinerlei statistische Anhaltspunkte dazu,
wie weit dieses Konzept tatsächlich in
die Praxis umgesetzt wird. Aber unter
allen *Yaoshan*-Restaurants, die wir bisher
besucht haben, war nur eines mit einem
extra dafür bestellten Arzt.

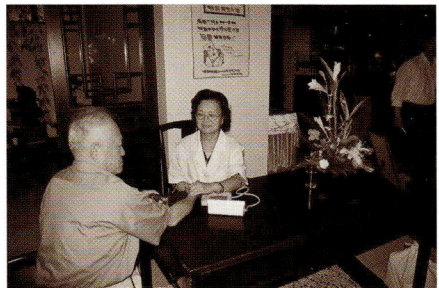

Abb. 4   *Yaoshan*-Ärztin.

„Kulinarische Diätküche" *Yaoshan*
藥膳 **und ihre Restaurants:**

- Kombination von Arznei- und
  Lebensmitteln
- Theoretische Verwurzelung in der
  chinesischen Medizin
- Kombination von traditionellen,
  verfeinerten Kochmethoden mit
  speziellen Aufbereitungsmethoden
- Schmackhaftigkeit der präventiv
  und kurativ wirkenden Gerichte
- Vorwiegend zuführende und
  stützende Wirkung (*zibu* 滋補)
- Meistens ohne individuelle
  Diagnose
- Kommerzielle Ausrichtung
  (Restaurants und Fertigprodukte)

1.3.3 Ernährungstherapie (*shiliao* 食療 oder *shizhi* 食治)

Die „Ernährungstherapie" (*shiliao* oder
shizhi) wird meistens in Kliniken oder
Ambulanzen angewendet und basiert auf
den drogenkundlichen Beschreibungen
(bencao) von Lebensmitteln. Diese Form
der chinesischen Diätetik lässt sich mindestens bis ins 6. Jh. n. u. Z. zu dem
bekannten Arzt Sun Simiao (581–682)

zurückverfolgen, der im 26. Kapitel seiner „Rezepte, die tausend Goldstücke Wert sind" *(Qianjin fang)* erstmals den Begriff „Ernährungstherapie" *(shizhi)* verwendet hat (Engelhardt 2001).

Im Gegensatz zur rasanten Entwicklung der *Yaoshan*-Restaurants benötigte die „Ernährungstherapie" *(shiliao)* deutlich mehr Zeit, um sich in Krankenhäusern, Ambulanzen und TCM-Universitäten zu etablieren. 1980 gab es im Xiyuan-Hospital in Beijing und in der Akademie für TCM in Hangzhou erste Versuche, die „Ernährungstherapie" *(shiliao)* einzuführen, aber schon nach wenigen Monaten mussten diese Abteilungen wieder schließen. Der einzige uns bekannte Ort, in dem sich die „Ernährungstherapie" *(shiliao)* bereits in den 1990er Jahren erfolgreich etablieren konnte, waren die Krankenhäuser und die TCM-Universität in Chengdu in Sichuan. Inzwischen gibt es an mehreren TCM-Universitäten Ausbildungsgänge für Diätassistenten.

> **„Ernährungstherapie" (*shiliao* 食療 oder *shizhi* 食治):**
> - Fast ausschließliche Verwendung von Lebensmitteln
> - Theoretische Verwurzelung in der TCM mit besonderer Betonung der drogenkundlichen Tradition *(bencao)*
> - Präventive und kurative Wirkung
> - Individuelle Diagnose
> - Relativ einfache Zubereitungsmethoden (z. B. Breie oder Abkochungen)
> - Klinische und akademische Ausrichtung

Die „Ernährungstherapie" *(shiliao)* ist die Form der chinesischen Diätetik, die diesem Buch zugrunde liegt. Sie eignet sich besonders gut für die Übernahme in eine andere Kultur, da die Wirkung der als milde Therapeutika eingesetzten Lebensmittel wie die von Arzneimitteln in Hinblick auf ihre Wirkung im menschlichen Organismus beschrieben wird. Es liegt ihnen also dasselbe Ordnungsschema zugrunde, auf dem auch die chinesische Diagnostik und die anderen Therapieverfahren der chinesischen Medizin, vor allem die Arzneimitteltherapie, aufbauen. Ein weiterer Vorteil dieser Form der chinesischen Diätetik liegt darin, dass sich viele unserer westlichen Nahrungsmittel trotz geringfügiger Unterschiede zu den chinesischen für den Einsatz nach dem gleichen drogenkundlichen Paradigma eignen. Darüber hinaus sind die einfachen Zubereitungsformen der chinesischen „Ernährungstherapie" *(shiliao)* (wie Getreidebreie, Reis- oder Gemüsepfannen) auch ohne Weiteres in unserer Kultur und Küche umzusetzen. Deshalb müssen Patienten oder interessierte Laien keineswegs von heute auf morgen rein „chinesisch" kochen.

1.4 Unterschiede zwischen westlicher und chinesischer Ernährungstherapie

Auch im Westen verschrieben die Ärzte des Altertums häufig Nahrungsmittel als Heilmittel, und im Zeitraum zwischen Antike und dem 16. Jh. gab es auch bei uns in der Medizin keine klare Trennlinie zwischen Lebens- und Arzneimitteln. Allerdings war die Qualifikation der Wirkung von Nahrungsmitteln nicht so kohärent in das medizinische System integriert, wie dies bei der chinesischen Medizin der Fall war. In der Neuzeit wurde dieses alte diätetische Wissen durch die moderne Ernährungswissenschaft abgelöst. Diese basiert heute auf der Analyse der in den einzelnen Nahrungsmitteln enthaltenen Nährstoffe und beschränkt sich im Wesentlichen auf die Darstellung quantitativer Zusammenhänge. So empfiehlt sie beispielsweise bei Hypercholesterinämie, cholesterinhaltige Nahrung zu meiden oder sich bei Diabetes nach einer quantitativ ausgerichteten Diät zu ernähren. Erst in jüngster Zeit beginnt man, auch qualitative Wirkungen von Nahrungsmitteln zu berücksichtigen und zu untersuchen, warum z. B. Patienten auf ein und dasselbe Nahrungsmittel völlig unterschiedlich reagieren. Die moderne westliche Ernährungslehre beginnt also erst jetzt, auf regulative und funktionelle Aspekte zu achten, die in der chinesischen Diätetik seit jeher im Vordergrund stehen. Deshalb kann hier der Ansatz der chinesischen Diätetik wertvolle Anregungen bieten.

In der folgenden Tabelle werden die Grundzüge der chinesischen Diätetik denen der westlichen Ernährungstherapie gegenübergestellt, um Vor- und Nachteile der beiden Therapieformen vergleichen zu können.

Ansatz der westlichen Ernährungstherapie	Ansatz der chinesischen Diätetik
• **Gesundheit** wird als Fehlen von pathologischen Störungen definiert und Diätetik als Zufuhr von Nährstoffen, die den Organismus am Leben erhalten.	• **Gesundheit** wird als aktiver Prozess definiert, der zur Verfeinerung der Körperessenzen und zur Pflege der Lebenskräfte dient: Konzept der „Lebenspflege" (*yangsheng*).
• Vorwiegende Ausrichtung auf **Parametern der modernen Natur- und Ernährungswissenschaft**: Nährstoffzufuhr, Blutwerte, messbare Veränderungen, Körpergewicht, Körperfettwerte.	• Vorwiegende Ausrichtung auf **traditionellen Parametern** wie Geschmacksrichtung (sapor, *wei*), Temperaturverhalten (natura, *xing*), Yin/Yang etc.; die subjektive Befindlichkeit des Patienten spielt eine große Rolle.
• **Quantitative** Ausrichtung	• **Qualitative** Ausrichtung
• **Lebensmittel** gelten als Nährstofflieferanten mit günstigen und ungünstigen zusätzlichen Inhaltsstoffen (Cholesterin, Transfettsäuren etc.).	• **Lebensmittel** gelten per se als milde Therapeutika.
Vorteile der westlichen Ernährungstherapie	**Vorteile der chinesischen Ernährungstherapie**
• Vermeidung von Mangelernährung und Nährstoffdefiziten	• Individuell abgestimmte Auswahl der Lebensmittel unter Berücksichtigung der Vorlieben des Patienten
• Gezielte Strategien zur Therapie von schweren Stoffwechselstörungen (z. B. Diabetes etc.)	• Unvoreingenommener Umgang mit Fleisch, Alkohol, Kaffee, Zucker; individuelle Entscheidungen statt Dogmatik
• Genaue standardisierte Mengenangaben	• Berücksichtigung von Klima, Jahreszeiten, Alter
	• Prophylaxe/Gesunderhaltung
	• Übertragung westlicher Befunde in einen chinesischen Therapieansatz ist möglich (z. B. bei Anämie, Fettstoffwechselstörungen)
Nachteile der westlichen Ernährungstherapie	**Nachteile der chinesischen Ernährungstherapie**
• Wenig Therapiemöglichkeiten bei unspezifischen Beschwerden	• Kaum standardisierte Mengenangaben (Nährstoffdefizite)
• Geringe Berücksichtigung von externen Einflüssen	• Beschränkte Wirksamkeit bei schweren Stoffwechselstörungen
• Starke Standardisierung, Tendenz zur Dogmatik	• Keine Wirkungsbeschreibungen für eine Reihe von westlichen Lebensmitteln

2 Die Anwendung der chinesischen Diätetik

Das Wirkspektrum der chinesischen Diätetik ist maßgeblich mit der energetischen Vorstellung von der „Lebenskraft" Qi 氣 verknüpft. Das Spannungsfeld äußerer energetischer Einflüsse, dem jeder Mensch unterliegt, und das innere energetische Potential, das durch die so genannten Funktionskreise bereitgestellt und mittels der Leitbahnen im Körper verteilt wird, nennen die Chinesen Qi. Ist die Ausgewogenheit des Qi im menschlichen Organismus gestört, spricht man von Krankheit. Der gezielte Einsatz von Nahrungsmitteln kann diese Ausgewogenheit wieder herstellen; Nahrungsmittel sind also milde Therapeutika. Man bedient sich der Qi-Kraft eines Nahrungsmittels, um auf das Qi im menschlichen Organismus korrigierend einzuwirken.

2.1 Kriterien für die Beschreibung von Lebensmitteln

In der chinesischen Diätetik wird die Wirkung eines Lebensmittels nach folgenden Kriterien definiert:

2.1.1 Das Temperatur-verhalten (natura, *xing* 性)

Das Temperaturverhalten (natura, *xing* 性), das von kalt bis heiß reicht, gibt Aufschluss über die energetische Dynamik eines Lebensmittels. Es zeigt an, ob ein Lebensmittel das Qi stark oder leicht bewegt beziehungsweise verlangsamt oder hemmt. Diese Angaben gelten grundsätzlich für das Lebensmittel im Rohzustand. Auf die möglichen Veränderungen durch unterschiedliche Zubereitungsmethoden wird später genauer eingegangen.

- **Kalte oder kühle Nahrungsmittel** stellen Säfte *(jinye)* bereit, verlangsamen die energetischen Prozesse, verfestigen, sammeln und senken ab. Banane und Wassermelone werden z. B. als kalt qualifiziert, Spinat, Birne und Gurke als kühl.
- **Heiße oder warme Nahrungsmittel** sind dagegen reich an aktiver Energie; sie dynamisieren, lösen, zerstreuen, beschleunigen und heben empor. Zum Beispiel gelten Chili und Pfeffer als heiß, Zwiebel, Ingwer, Rindfleisch und Pfirsiche als warm.
- **Neutrale Nahrungsmittel** vereinigen kalte und warme Aspekte in sich: Sie spenden und erhalten Säfte *(jinye)* und stellen aktive Energie in gut zu verarbeitendem Maß bereit. Neutral sind zum Beispiel Hafer, Mais, Karotte, Kartoffel und viele Bohnenarten.

Da jedes Nahrungsmittel über ein eindeutiges Temperaturverhalten verfügt, gilt bei seiner Anwendung der klinische Leitsatz: „Kühles wärme man, Warmes kühle man". Das heißt, dass man bei einer „Kälte"-Symptomatik (algor, *han*) (verminderte Dynamik und Hemmung des Qi-Flusses, die sich z. B. durch Neigung zu Durchfall, Wärmebedürfnis, Durstlosigkeit äußert) warme oder heiße Nahrungsmittel zu sich nehmen sollte, bei einer „Hitze"-Symptomatik (calor, *re*) (übermäßige Beschleunigung der Dynamik des Qi-Flusses, die sich z. B. in allgemeiner Unruhe, vermehrtem Durst, Verstopfung äußert) dagegen kühle oder kalte.

Da das Temperaturverhalten eines Nahrungsmittels eine aktive energetische Äußerung widerspiegelt, entspricht es dem Yang-Aspekt. Es sagt etwas über die Dynamik eines Nahrungsmittels aus und ist durch unterschiedliche Zubereitungsarten wie Kochen etc. leicht veränderbar.

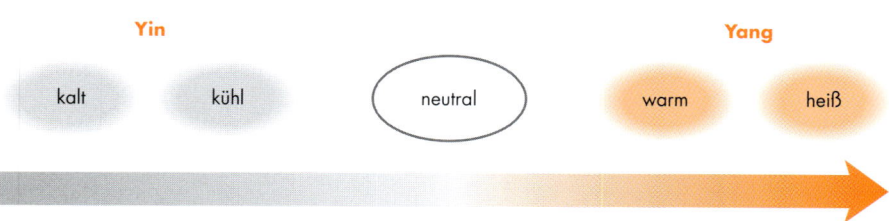

Abb. 5   Die Abstufung im Temperaturverhalten

Tabelle 2-1 Veränderungen des Temperaturverhaltens durch Zubereitung.

Veränderung in Richtung	Maßnahme
Veränderung des Temperaturverhaltens durch unterschiedliche Zubereitungsarten	
Kälte	kühlen (Eisfach, Eis/Sorbet, Eiswürfel)
Kühle	in kaltem Wasser einweichen, quellen, keimen lassen
leichte Wärme	Sirup, Kompott, Brei/Püree/Mus, zerkleinern oder reiben (Apfel, Karotte)
deutliche Wärme	kochen, dünsten, dämpfen, schmoren, blanchieren
Wärme bis Hitze	grillen/rösten, lange braten, frittieren, in Fett oder Wein schmoren, in Alkohol einlegen (je länger der Erwärmungsprozess andauert, desto stärker ist die Tendenz zu warmem Temperaturverhalten)
Veränderungen des Temperaturverhaltens durch Konservierung	
Kühle	kühlen, in Salz, Sojasauce oder Öl einlegen
neutral bis leichte Wärme	Fermentation, Gärung, Teigherstellung
Wärme	in Essig oder Wein einlegen
Hitze	in hochprozentigen Alkohol einlegen
Veränderungen des Temperaturverhaltens durch industrielle Bearbeitung	
Wärme	mahlen (Getreidemehl), schälen, polieren (Reis, Getreide)
deutliche Wärme bis Hitze	Raffinierung (Auszugsmehl), Zuckerraffinierung bei gleichzeitiger Trocknung

2.1.2 Die Geschmacksrichtung (sapor, *wei* 味)

Die Geschmacksrichtung (sapor, *wei* 味) gibt darüber Auskunft, in welcher Schicht ein Nahrungsmittel wirksam ist. Im Vergleich zum Temperaturverhalten ist die Geschmacksrichtung eines Nahrungsmittels stabil und durch Zubereitungsarten kaum veränderbar (s. unten). Aufgrund dieses stabilen und festgelegten Charakters wird die Geschmacksrichtung Yin zugeordnet.

Sie bezieht sich zwar im Wesentlichen auf das menschliche Geschmacksempfinden, gibt aber in der chinesischen Ernährungstherapie vor allem Aufschlüsse darüber, in welcher Schicht ein Lebensmittel wirksam ist. Aus diesem Grund wird z. B. der Gurke eine süße Geschmacksrichtung (sapor, *wei*) zugeschrieben, obwohl sie nicht süß schmeckt; vielmehr wird damit zum Ausdruck gebracht, dass sie eine Säfte *(jinye)* spendende und stützende Wirkung hat.

Die Geschmacksrichtungen (sapor, *wei*) reichen von scharf bis salzig:

- **Scharf:** entfaltet, löst, öffnet, mobilisiert die aktive Energie, wirkt an der Oberfläche (unter Umständen auch schweißtreibend). Typische Beispiele sind Chili, Ingwer, Fenchel, Rettich, Pfeffer.

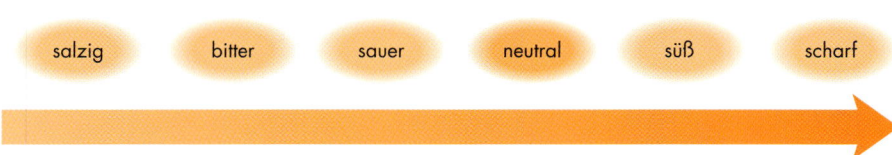

salzig bitter sauer neutral süß scharf

Abb. 6   Die sechs Geschmacksrichtungen in ihrer Tiefenwirkung

- **Süß:** spendet Säfte *(jinye)*, stützt, zieht Wasser an, spendet aktive Energie, reguliert, harmonisiert, puffert. Hierunter fallen fast alle Getreide- und Bohnenarten, Früchte und zahlreiche Fleischarten.
- **Neutral:** reguliert den Flüssigkeitshaushalt, regt die Ausscheidungen an. Beispiele sind Kürbisarten und Pilze.
- **Sauer:** adstringiert, zieht zusammen, erhält Säfte *(jinye)*, raut auf, stopft. Beispiele sind Zitrone, Pampelmuse, Essig, Litschi, Weintraube und Fasan.
- **Bitter:** trocknet, raut auf, schlägt nieder, bindet die Säfte *(jinye)*, klärt, drainiert. Als typische Beispiele gelten Löwenzahn, Sellerie, Salat und Schweineleber.
- **Salzig:** erzeugt Säfte *(jinye)*, zieht Wasser an, hält und sammelt Säfte

(jinye), befeuchtet, senkt ab, laxiert, erweicht, löst. Beispiele sind Algen, Ente, Taube, Schwein, Tintenfisch, Krebs und Sojabohne.

Neben Temperaturverhalten (natura, *xing*) und Geschmacksrichtung (sapor, *wei*) werden für jedes Nahrungsmittel noch zwei weitere Zuordnungskriterien angegeben:

2.1.3 Die Wirktendenz

Die Wirktendenz gibt an, ob ein Lebensmittel emporhebend, absenkend, an der Oberfläche oder in der Tiefe wirkt. Sie wird zwar zum Teil bereits durch die Geschmacksrichtung (sapor, *wei*) definiert, ist aber noch differenzierter als diese.

Tabelle 2-2 Veränderungen der Geschmacksrichtung durch Zubereitung.

Maßnahme	Veränderung in Richtung
Erwärmende Maßnahmen wie Kochen, Garen, Backen führen generell zu einer Zunahme und Konzentration der Süße. So werden Gemüse- oder Obstsorten, die in rohem Zustand sauer sind, süßer, wenn sie gekocht oder zu Kompott verarbeitet werden.	Süß
Kühlen und Keimen führt häufig zu einer salzigen Geschmacksrichtung.	Salzig
Konservieren (Pökeln, in Alkohol Einlegen etc.) führt je nach Art der verwendeten Konservierungsstoffe zu einer entsprechenden Veränderung der Geschmacksrichtung.	In Abhängigkeit vom Konservierungsstoff
Industrielle Raffinierung führt in der Regel zu einer Zunahme der Süße.	Süß

- **Emporhebende** Nahrungsmittel sind durch ein schwaches Qi gekennzeichnet (d. h. sie haben ein schwaches Temperaturverhalten [natura, *xing*]), verhindern das Eindringen von schrägläufigen (heteropathischen, *xie*) Prozessen in die Tiefe und heben das körpereigene Qi nach außen. Sie sind in der Regel warm und scharf. Ein typischer Vertreter ist die Frühlingszwiebel, die das Qi nach außen bringt und durch ihre erwärmende Wirkung gegen „Kälte" (algor, *han*) schützt.
- **An der Oberfläche** wirkende Lebensmittel sind durch ein kräftiges Qi gekennzeichnet (d. h. sie haben ein kräftiges Temperaturverhalten [natura, *xing*]) und wirken sehr weit außen. Aus diesem Grund sind sie scharf. Typische Vertreter sind Pfeffer, Zimt, Gewürznelken und alle Gewürze, die scharf und heiß sind und dadurch bis in die Oberfläche wirken.
- **Absenkende**, nach unten führende Nahrungsmittel sind durch eine schwache Geschmacksrichtung (sapor, *wei*) gekennzeichnet, die von süß bis salzig reichen kann. Ihr Temperaturverhalten (natura, *xing*) ist in der Regel kühl oder neutral. Beispiele hierfür sind Erdnussöl, Spinat und Sojabohne. All diese Nahrungsmittel

haben eine gewisse Schwere, führen hinab und binden.
- **In der Tiefe** wirkende Nahrungsmittel sind durch eine kräftige Geschmacksrichtung (sapor, *wei*) gekennzeichnet. Sie sind vor allem bitter und salzig und meistens kalt bis kühl. Krebse sind ein in der Tiefe wirkendes Mittel.

2.1.4 Der Funktions-
kreisbezug

Der Funktionskreis- oder Leitbahnbezug gibt Aufschluss darüber, in welchem Funktionskreis bzw. in welcher Leitbahn das Lebensmittel seine Wirkung entfaltet. Dieser Bezug wird zum einen durch das Temperaturverhalten (natura, *xing*) angegeben: Warme und heiße Nahrungsmittel wirken eher auf die Yang-Aspekte, also auf das Yang des Fk Herz, des Fk Niere, des Fk Leber und des Fk Milz sowie auf das Qi des Fk Lunge. Kühle bis warme Mittel wirken verstärkt auf die „Mitte" (Fk Milz und Magen, oo. lienalis et stomachi, *pi wei*), und die kühlen und kalten bis neutralen Lebensmittel wirken vor allem auf die Yin-Bereiche wie das Yin des Fk Lunge, des Fk Leber, des Fk Niere und des Fk Magen. In Hinblick auf die Geschmacksrichtungen (sapor, *wei*) bestehen folgende Funktionskreisbezüge:

Geschmacksrichtung (sapor, *wei*)	Funktionskreisbezug
Scharf	Fk Lunge (o. pulmonalis, *fei*)
Süß	Fk Milz (o. lienalis, *pi*)
Neutral	Fk Milz (o. lienalis, *pi*)
Sauer	Fk Leber (o. hepaticus, *gan*)
Bitter	Fk Herz (o. cardialis, *xin*)
Salzig	Fk Niere (o. renalis, *shen*)

Die Aussagen über Temperaturverhalten (natura, *xing*), Geschmacksrichtung (sapor, *wei*), Wirkrichtung und Funktionskreisbezug eines Nahrungsmittels sind wichtige Bausteine im Gesamtgefüge der chinesischen Medizin und ermöglichen eine genaue Abstimmung auf andere Therapieverfahren.

2.2 Die vier Hauptgruppen von Lebensmitteln

In der chinesischen Diätetik werden die Lebensmittel in die vier Hauptgruppen Getreide, Gemüse, Früchte und Fleisch unterteilt. Diese Einteilung findet sich bereits in den frühen chinesischen Arzneimittelbüchern und diätetischen Handbüchern und hat sich in den diätetischen Werken bis in die Neuzeit erhalten.

Das Zusammenspiel der vier Nahrungsmittelgruppen lässt sich gut anhand eines berühmten Zitates aus dem „Inneren Klassiker des Gelben Fürsten" (*Huang Di Neijing*, Teil *Suwen*, „Grundlegende Fragen", Kap. 22/4) illustrieren: „Mit giftigen Arzneimitteln (*duyao*) greift man Schrägläufigkeiten (Heteropathien, *xie*) an; die Fünf Getreidearten verwendet man zum Nähren, die Fünf Früchtearten dienen zum Unterstützen, die Fünf Fleischarten dienen der Mehrung, und die Fünf Gemüsearten vervollständigen. Wenn man auf diese Weise Temperaturverhalten (natura, *xing*) und Geschmacksrichtung (sapor, *wei*) verbindet und zu sich nimmt, vermag man das Struktivpotenzial (*jing*) zu suppletieren und das Qi zu mehren."

Aus diesem kurzen Zitat lassen sich bereits im Groben die Wirkweise der vier Nahrungsmittelgruppen und ihr Stellenwert ablesen:

- **Getreide** deckt das Grundbedürfnis nach Nahrung; es „nährt", wie es im Text heißt.
- **Gemüse** „vervollständigt" die Nahrung, indem es die Entfaltung des „Nahrungs-Qi" (qi frumentarium, *guqi*) unterstützt.
- **Früchte** haben eine „unterstützende" und die Säfte *(jinye)* mehrende Wirkung.
- **Fleisch** dient der zusätzlichen Stützung bzw. „Mehrung" des Qi und ist vor allem bei energetischer Schwäche (depletio, *xu*) (insbesondere im Alter) angezeigt.

An einer anderen Stelle des „Inneren Klassikers des Gelben Fürsten" (*Huang Di Neijing*, Teil *Suwen*, „Grundlegende Fragen", Kap. 70/6) heißt es: „Getreide, Fleisch, Früchte und Gemüse, das reicht zur Ernährung aus. Man sollte keines davon im Übermaß zu sich nehmen, sonst schädigt man seine Geradläufigkeit (Orthopathie, *zheng*)."

Aus diesem Zitat geht hervor, dass erst die ausgewogene Mischung zwischen den vier Haupt-Lebensmittelgruppen der Gesundheit förderlich ist. Dies entspricht in etwa auch der von der westlichen Ernährungstherapie postulierten ausgewogenen Ernährungsweise.

2.2.1 Das Getreide

Zur Lebensmittelgruppe „Getreide" werden traditionsgemäß nicht nur die einzelnen Getreidearten gezählt, sondern auch alle Hülsenfrüchte, Nüsse und sonstige Samen.

Getreide

Die unter diese Kategorie fallenden Lebensmittel haben in der Regel ein neutrales Temperaturverhalten (natura, *xing*) oder eine Tendenz zu Kühle oder Wärme; es gibt keine Getreideart mit extremem, d. h. heißem oder kaltem Temperaturverhalten. Ihre Geschmacksrichtung (sapor, *wei*) ist im Allgemeinen süß, was in ihrer Säfte *(jinye)* spendenden und aktive Energie bereitstellenden Wirkung Ausdruck findet. Entsprechend stützen sie speziell die Fk Milz und Magen (oo. lienalis et stomachi, *pi wei*), indem sie das Yang des Fk Milz (yang lienale, *piyang*) emporsteigen lassen und den Fk Milz (o. lienalis, *pi*) „trocken" halten sowie das Qi des Fk Magen (qi stomachi, *weiqi*) absenken und den Fk Magen (o. stomachi, *wei*) befeuchten.

Von den verschiedenen **Reisarten** eignet sich der Rundkornreis, der unserem Risotto- oder Milchreis entspricht, am besten zur diätetischen Behandlung. Mit seinem neutralen Temperaturverhalten (natura, *xing*) und dem Bezug zu den Fk Milz und Magen (oo. lienalis et stomachi, *pi wei*) gilt er als „das neutrale Mittel" schlechthin. Mit ihm lassen sich Diätfehler korrigieren und Schrägläufigkeiten (Heteropathien, *xie*) beseitigen. Langkorn-Reis tendiert leicht zur Wärme, weshalb er bei Befunden von „Kälte" aufgrund energetischer Schwäche (algor depletionis, *xuhan*) indiziert ist, während er bei „Hitze"-Prozessen (calor, *re*) mit Vorsicht einzusetzen ist. Hervorzuheben sind hier auch **Weizen** und **Hafer,** da sie „Hitze"-Prozesse (calor, *re*) im Fk Herz

(o. cardialis, *xin*) kühlen sowie den Schweiß zurückhalten. Grundsätzlich ist Weizen kühler als Hafer.

Die bei uns gebräuchliche **Rispenhirse** (Panicum miliaceum, *shumi, ji*) gilt als süß und neutral mit Tendenz zur Wärme; sie wirkt insbesondere auf die Fk Milz und Magen (oo. lienalis et stomachi, *pi wei*) und auf den Fk Dickdarm (o. intestini crassi, *dachang*). Mit Rispenhirse lässt sich das Qi nachhaltig stützen und die „Mitte" (Fk Milz und Magen, oo. lienalis et stomachi, *pi wei*) suppletieren. Die gängigste Zubereitungsart für Getreide ist das Kochen.

Bei Patienten mit einer energetischen Schwäche (depletio, *xu*) der „Mitte" (Fk Milz und Magen, oo. lienalis et stomachi, *pi wei*) sollte jedoch unbedingt darauf geachtet werden, dass sie hart gekörntes

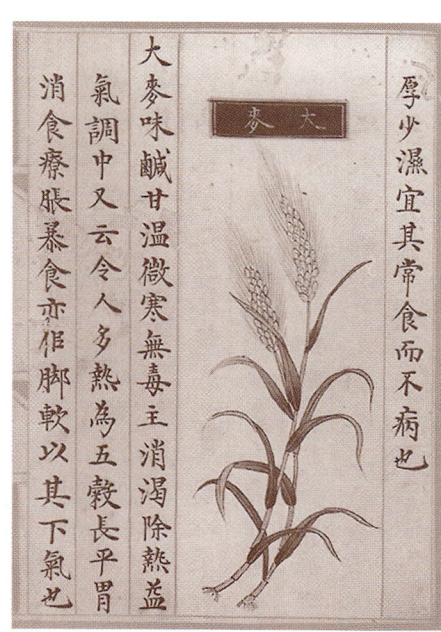

Abb. 7 Einzelmittelbeschreibung zu Gerste aus der illustrierten „Lebensmittel-Drogenkunde" *Shiwu bencao* 食物本草 aus dem 16. Jh.

Getreide weitgehend meiden, da dies zu Qi-Blockaden und Verdauungsstörungen führen kann. In der chinesischen Diätetik wird bei einer solchen Schwäche-Symptomatik der „Mitten"-Funktionskreise immer wieder die hohe Wirksamkeit von erwärmtem **Getreidebrei** betont. Dünne Breie und feine Getreidesuppen werden besonders bei Schädigungen der Säfte durch „Hitze"-Prozesse (calor, *re*) empfohlen.

Zu **Mehl** vermahlenes Getreide tendiert generell zu einem warmen Temperaturverhalten (natura, *xing*). Wird das Mehl anschließend noch weiter verarbeitet, beispielsweise zu Brot, werden die wärmenden und austrocknenden Eigenschaften verstärkt. Deshalb ist frisches Brot zwar unter Umständen bei „Kälte"-Symptomatiken (algor, *han*) und getrocknet als Zwieback bei Durchfall angezeigt, aber bei „Hitze"-Prozessen (calor, *re*) sollte es besser gemieden werden. Gut vermahlenes Vollkornbrot ist weniger warm und in solchen Fällen eher zu empfehlen.

Hülsenfrüchte/Bohnen

Die meisten Hülsenfrüchte/Bohnen weisen ein neutrales Temperaturverhalten (natura, *xing*) oder eine Tendenz zur Kühle auf. In der Regel haben sie eine süße Geschmacksrichtung (sapor, *wei*). Hülsenfrüchte stützen die Fk Milz und Magen (oo. lienalis et stomachi, *pi wei*) und leiten besser als die meisten Getreidearten „Feuchtigkeit" (humor, *shi*) aus.

Schwarze und gelbe **Sojabohnen** sind neutral und süß und unterstützen den Wirkmechanismus der „Mitte", d.h. sie halten den Fk Milz (o. lienalis, *pi*) „trocken" und befeuchten den Fk Magen (o. stomachi, *wei*). Aufgrund ihres Bezuges zum Fk Niere (o. renalis, *shen*) wird die schwarze Sojabohne besonders bei energetischer Schwäche (depletio, *xu* des Fk Niere (o. renalis, *shen*) (z. B. im Senium) empfohlen. Grundsätzlich sind aus gelben Sojabohnen hergestellte Produkte bekömmlicher als die gekochten Sojabohnen selbst. Gerade bei Feuchtigkeit-Hitze-Befunden (calor humidus, *shire*) im mittleren und unteren Wärmebereich (Calorium, *jiao*) sind die etwas kühleren Sojaprodukte wie Sojamilch oder Sojaquark (Tofu) oder Sojabohnen-Sprossen (-Keime) indiziert.

Nüsse und andere Samenfrüchte

Nüsse und andere Samenfrüchte sind in der Regel süß und neutral; einige tendieren zur Wärme, und grundsätzlich wirken sie vor allem suppletiv und stützend auf die „Mitte". Während Getreide und Hülsenfrüchte „Feuchtigkeit" (humor, *shi*) eher ausleiten, können Nüsse und andere Samenfrüchte durch ihre befeuchtende Wirkung „Feuchtigkeit"-/„Schleim"-Prozesse (humor/pituita, *shi tan*) begünstigen. Außerdem ist zu berücksichtigen, dass sie in geröstetem Zustand ein warmes oder gar heißes Temperaturverhalten (natura, *xing*) haben, weshalb sie bei „Hitze"-Prozessen (calor, *re*) kontraindiziert sind.

Die **Erdnuss** ist vielseitig verwendbar und hat je nach Zubereitungsart ein weites Wirkspektrum: Rohe Erdnüsse haben ein neutrales Temperaturverhalten (natura, *xing*) und wirken eher laxierend; in gekochtem Zustand stützen sie nachhaltig die „Mitte" (Fk Milz und Magen, oo. lienalis et stomachi, *pi wei*) und befeuchten den Fk Lunge (o. pulmonalis, *fei*); in gerösteter Form können sie bis in das Innere (intima, *li*) hinein erwärmen, sind allerdings bei „Hitze"- oder „Glut"-Prozessen (calor oder ardor, *re huo*) eher zu meiden. Wenn man Erdnüsse zusammen mit ihrer rötlich braunen Haut verzehrt oder nur die Haut (z. B. als Dekokt) verwendet, helfen sie, Blutungen zu stillen.

Zum Stützen der Fk Leber und Niere (oo. hepaticus et renalis, *gan shen*) eignen sich vor allem **Sesam** und **Walnüsse,** wobei Sesam als neutral und Walnüsse als warm eingestuft werden. Auch **Pinienkerne** können suppletiv auf den Fk Leber (o. hepaticus, *gan*) wirken und zugleich „Wind" (ventus, *feng*) vertreiben. Alle drei Mittel, die früher als „Nahrung zum Langen Leben" galten, sind insbesondere im Alter zu empfehlen.

2.2.2 Gemüse

Die Gemüsearten haben im Gegensatz zu Getreide ein sehr breites Wirkungsspektrum. Man könnte vereinfacht sagen: Während die Getreidearten generell nähren und vor allem die „Mitte" (Fk Milz und Magen, oo. lienalis et stomachi, *pi wei*) suppletieren, haben die Gemüsearten sehr spezifische und klar definierte Wirkrichtungen. Ähnlich vielfältig wie die verschiedenen Gemüsearten sind auch die ihnen zugeschriebenen diätetischen Wirkungen.

Im Groben lassen sich bei Gemüse folgende Unterscheidungen treffen:

- Die „**stark riechenden und scharfen" Gemüsearten,** wie Zwiebeln, Lauch, Knoblauch etc., die sich zum Teil mit unseren Zwiebelgemüsen decken, sind in ihrem Temperaturverhalten (natura, *xing*) meistens warm, besitzen eine scharfe Geschmacksrichtung (sapor, *wei*) und wirken die Oberfläche (extima, *biao*) öffnend, „Kälte"-Prozesse (algor, *han*) zerstreuend, die „Mitte" (Fk Milz und Magen, oo. lienalis et stomachi, *pi wei*) erwärmend, Qi absenkend und Verdauungsblockaden beseitigend. Bei energetischer Schwäche (depletio, *xu*) der „Mitte" sollten sie generell mit Vorsicht angewendet werden. Sie dienen vor allem zum Würzen.

Der **chinesische Lauch** hat im Vergleich zu den anderen Mitteln dieser Kategorie die umfassendste Wirkung und bewegt das Qi in allen drei Wärmebereichen (Calorien, *jiao*): Er erwärmt das Yang des Fk Niere (yang renale, *shenyang*) sowie die „Mitte" (Fk Milz und Magen, oo. lienalis et stomachi, *pi wei*) und bewegt das Qi bis in den oberen Wärmebereich (oberes Calorium, *shangjiao*), weshalb er auch bei durch „Kälte" (algor, *han*) oder Xue-Stasen bedingten Blockaden im Brustbereich (z. B. bei Dyskardien) eingesetzt werden kann. Am weitesten „außen" an der Oberfläche wirkt die **Frühlingszwiebel;** mit ihr können Schrägläufigkeiten (Heteropathien, *xie*) frühzeitig herausgelöst werden, weshalb sie bevorzugt bei beginnenden „Wind-Kälte"-Erkältungserkrankungen (algor venti, *fenghan*) einzusetzen ist. Besonders beliebt sowohl in der chinesischen Küche als auch in der Diätetik ist der **Ingwer.** Durch seine milde Wärme und Schärfe vermag er die Oberfläche (extima, *biao*) sanft zu öffnen und „Feuchtigkeit" (humor, *shi*) in der „Mitte" und im Fk Lunge (o. pulmonalis, *fei*) umzuwandeln; deshalb wird er bei verschiedensten Verdauungsbeschwerden und auch bei beginnender Erkältung empfohlen.

- **Wurzel- und Knollengemüse** wie Fenchel, Karotten und Kartoffeln, zu denen auch Kohl gezählt wird, zeichnen sich durch ihre Qi regulierende Wirkung auf die „Mitte" aus. Deshalb werden sie bevorzugt bei Verdauungsblockaden und Schmerzsymptomatiken eingesetzt. Die **Fenchelknolle** bewegt mit ihrem warmen Temperaturverhalten (natura, *xing*) und ihrer süßen und scharfen Geschmacksrichtung (sapor, *wei*) nicht nur das Qi der „Mitte", sondern erwärmt auch den

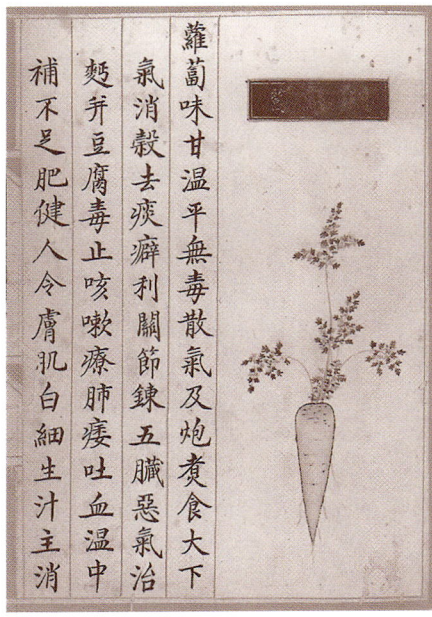

Abb. 8   Einzelmittelbeschreibung zu Karotte aus der illustrierten „Lebensmittel-Drogenkunde" *Shiwu bencao* 食物本草 aus dem 16. Jh.

Fk Niere (o. renalis, *shen*) und bewegt sanft das Qi des Fk Leber (qi hepatici, *ganqi*). Eine besondere Stellung kommt in diesem Zusammenhang dem **Rettich** zu, da er mit seinem kühlen Temperaturverhalten (natura, *xing*) und seiner scharfen und süßen Geschmacksrichtung (sapor, *wei*) einerseits die Oberfläche (extima, *biao*) sanft zu öffnen vermag, andererseits aber auch Säfte *(jinye)* erzeugt und zugleich blutungsstillend wirkt. Entsprechend eignet er sich bei vielen „Hitze"-Prozessen (calor, *re*) im Fk Lunge (o. pulmonalis, *fei*) und im Fk Magen (o. stomachi, *wei*). Erwähnenswert ist weiterhin der **Stangensellerie**, da er die Aktivität des Fk Leber (o. hepaticus, *gan*) besänftigt und zugleich „Hitze"-Prozesse (calor, *re*) kühlt. Entsprechend ist er bei emporschlagendem Yang des Fk Leber (yang hepatici, *ganyang*) mit Kopfschmerzen, Schwindel oder Hypertonie und auch bei „Wind-Hitze"-Prozessen (calor venti, *fengre*) wie beispielsweise allergischer Rhinitis indiziert.

- **Die „weichen und schlüpfrigen" Gemüsearten**, die zum Teil unseren Blattgemüsen wie Spinat, Löwenzahn oder Salat entsprechen, sind im Allgemeinen neutral oder kühl und süß. Sie wirken vor allem „Hitze"-Prozesse (calor, *re*) kühlend und laxierend oder diuretisch. Bei Patienten mit einer Schwäche des Fk Milz (o. lienalis, *pi*) mit Durchfallneigung sollten sie mit Vorsicht eingesetzt werden. Beispielsweise wirkt **Löwenzahn** besonders kühlend und entgiftend bei „Hitze"- oder „Feuchtigkeit-Hitze"-Prozessen (calor humidus, *shire*). Man nimmt diese Art von Gemüsen vor allem blanchiert zu sich.

- **Nachtschattengewächse** wie Tomaten und Auberginen sowie **Kürbisgewächse** sind in der Regel kühl oder neutral sowie süß; entsprechend können sie „Hitze"-Prozesse (calor, *re*) bis in den Bereich des Xue kühlen und zugleich befeuchten. Kürbisgemüse wirken zusätzlich diuretisch und abschwellend. Eine Sonderstellung kommt hier der **Aubergine** zu, da sie mit ihrem kühlen Temperaturverhalten (natura, *xing*) „Hitze" (calor, *re*) kühlt und zugleich Xue dynamisiert und Xue-Stasen zerstreut.

- **Pilze** haben gewöhnlich ein neutrales oder kühles Temperaturverhalten (natura, *xing*) sowie eine süße Geschmacksrichtung (sapor, *wei*); sie stützen die „Mitte" und befeuchten das Yin der Fk Lunge und Magen (yin pulmonale et stomachi, *fei wei yin*). Pilze können gebraten, gekocht oder gedünstet verzehrt werden. Weiß- oder Silbermorcheln sowie Judasohren wirken darüber hinaus blutungsstillend, während der Austernpilz mit seinem leicht warmen Temperaturverhalten „Feuchtigkeit" (humor, *shi*) umwandelt.

- Verschiedene **Tangarten** wie Brauntang und Rotalge tendieren zur Kühle, sind salzig und wirken relativ tief im Bereich der Fk Leber und Niere (oo. hepaticus et renalis, *gan shen*). Sie werden bevorzugt zur Kühlung von „Hitze" (calor, *re*) und gleichzeitigen Umwandlung von „Schleim" (pituita, *tan*), zur Ausleitung von „Feuchtigkeit" (humor, *shi*) (Ödeme,

Gedunsenheit) sowie zur Erweichung von Verhärtungen (z. B. bei Lymphknotenverdickungen, Strumen) eingesetzt. Sie werden meistens Suppen zugesetzt oder gekocht genossen.

Die Gemüsearten werden in China so gut wie nie roh zubereitet, sondern immer gedünstet, um die notwendige energetische Dynamik oder Wärme zu erzeugen und um vom Organismus optimal aufgenommen werden zu können.

2.2.3 Früchte

Im Gegensatz zum nährenden, die Basis der Ernährung bildenden Getreide und dem vervollständigenden bzw. richtungsgebenden Gemüse kommt den Früchten, wie bereits in obigem Zitat erwähnt, eine unterstützende und Säfte *(jinye)* bereitstellende Wirkung zu. Zugleich werden Früchte auch als Hilfsmittel für subtile Stimulation und Transformationen der Geschmacksrichtung (sapor, *wei*) eingesetzt.

Die meisten Früchte haben eine süße und/oder saure Geschmacksrichtung (sapor, *wei*) sowie ein zu Kälte bzw. Kühle tendierendes Temperaturverhalten (natura, *xing*). Sie wirken vor allem Säfte *(jinye)* hervorbringend und „Hitze"-Prozesse (calor, *re*) kühlend. Demzufolge lassen sich mit Früchten das Yin und der Säftebereich *(jinye)* stützen sowie „Hitze" (calor, *re*) kühlen; allerdings sind sie gleichzeitig latent „Feuchtigkeit" (humor, *shi*) erzeugend.

Besonders hervorzuheben ist hier die **Birne.** Mit ihrem kühlen Temperaturverhalten und ihrer süßen und leicht sauren Geschmacksrichtung kühlt sie „Hitze"-

Prozesse (calor, *re*) im Fk Lunge (o. pulmonalis, *fei*) und im Fk Magen (o. stomachi, *wei*) und wandelt zugleich „Feuchtigkeit"/„Schleim" (humor/pituita, *shi tan*) um. Gerade bei langwierigen bronchialen Infekten ist Birnenkompott das Mittel der Wahl, da es das Yin des Fk Lunge (yin pulmonale, *feiyin*) und die „Mitte" sanft stützt und gleichzeitig dafür sorgt, dass der Fk Lunge (o. pulmonalis, *fei*) seiner absenkenden Funktion wieder nachkommen kann. Im Vergleich dazu stützt der **Apfel** stärker das Yin des Fk Milz (yin lienale, *piyin*) und ist bei Verdauungsstörungen aufgrund anhaltender energetischer Schwäche (depletio, *xu*) des Qi des Fk Milz (qi lienale, *piqi*) oder nach chronischen Erkrankungen indiziert.

Bei **Zitrusfrüchten** muss zwischen Fruchtfleisch und Schale unterschieden werden. Während die Schale in der Regel warm, scharf und bitter ist und als Regulatorium des Qi und zur Umwandlung von „Feuchtigkeit"/„Schleim" (humor/pituita, *shi tan*) eingesetzt werden kann, ist das Fruchtfleisch kühl, süß und sauer, befeuchtet die Fk Lunge und Magen (oo. pulmonalis et stomachi, *fei wei*) nachhaltig und birgt somit die Gefahr von „Feuchtigkeit"-/„Schleim"-Bildung (humor/pituita, *shi tan*).

Einige Früchte eignen sich speziell zur Supplation von Xue und Yin. Hier ist an erster Stelle die **Longane** zu nennen, die Xue und Yin der Fk Herz und Milz (oo. cardialis et lienalis, *xin pi*) stützt und daher vor allem bei Schlaflosigkeit, Vergesslichkeit und Angstzuständen aufgrund energetischer Schwäche des Yin des Fk Herz (depletio yin cardiale, *xinyin xu*) angezeigt ist. Auch die neutralen **Weintrauben** stützen das Xue sowie die Fk Niere und Leber (oo. renalis et hepaticus, *shen gan*) und eignen sich als Rosinen besonders zur Stützung des Qi des Fk Niere (qi renale, *shenqi*). Früchte werden meistens frisch und roh verzehrt, aber auch in Form von Konfitüre oder Trockenobst genossen. In der Diätetik werden Früchte bevorzugt gekocht als Kompott oder Sirup verwendet, um das kühle Temperaturverhalten abzumildern und den stützenden Charakter insbesondere auf die „Mitten"-Funktionskreise zu betonen. Um bei „Hitze"-Prozessen (calor, *re*) die Säfte *(jinye)* hervorbringende Wirkung zu betonen und krankhaften Durst zu stillen, werden gerne frisch gepresste Frucht-Säfte verwendet.

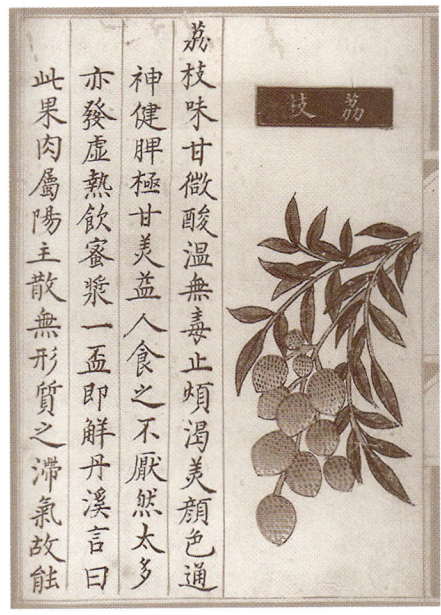

Abb. 9 Einzelmittelbeschreibung zu Litschi aus der illustrierten „Lebensmittel-Drogenkunde" *Shiwu bencao* 食物本草 aus dem 16. Jh.

2.2.4 Fleisch, Fische und Meeresfrüchte

Zur letzten Lebensmittelgruppe gehören sowohl **Fleisch** als auch **Fische und Meeresfrüchte**.

Das Muskelfleisch der meisten Geflügel- und Säugetierarten zeigt ein warmes, ausgewogenes Temperaturverhalten (natura, *xing*) und eine süße Geschmacksrichtung (sapor, *wei*). Es kräftigt das Yang oder befeuchtet das Yin. Fettes Fleisch sollte grundsätzlich gemieden werden, da Fett Stagnationen fördert und die Hervorbringung von trüber „Feuchtigkeit"/„Schleim" (humor/pituita, *shi tan*) begünstigt.

Zur Stützung des Yang ist zunächst **Hühnerfleisch** zu nennen. Es eignet sich hervorragend zur sanften Erwärmung des Yang des Fk Milz (yang lienale, *piyang*) und damit zur Stützung von Qi und Xue. Entsprechend wird es häufig bei jungen Müttern nach einer Entbindung und zur Rekonvaleszenz eingesetzt. **Schaf- und Ziegenfleisch** erwärmt neben dem Yang des Fk Milz (yang lienale, *piyang*) auch das Yang des Fk Niere (yang renale, *shenyang*), weshalb es bei energetischer Schwäche (depletio, *xu*) des Fk Niere (o. renalis, *shen*) mit Anzeichen wie Muskelziehen in Hüften und Knien, Impotenz, nächtliche Ejakulation, Schwindel und Tinnitus angewendet wird.

Viele Fleisch- und Geflügelarten befeuchten nachhaltig das Yin. Hier ist an erster Stelle das neutrale, süße und salzige **Schweinefleisch** zu nennen, das das Yin der Fk Milz, Magen und Niere (oo. lienalis, stomachi et renalis, *pi wei shen*) befeuchtet, aber auch bei „Trockenheit" (ariditas, *zao*) im Fk Lunge (o. pulmonalis, *fei*) mit trockenem Husten angezeigt ist.

Grundsätzlich ist zu beachten, dass alle Fleischarten bei „Feuchtigkeit"-/„Schleim"-Belastungen (humor/pituita, *shi tan*) mit Vorsicht genossen werden sollten.

Die essbaren Eingeweide der Haustiere wirken in der Regel suppletiv auf den entsprechenden Funktionskreis des Menschen. So wirkt z. B. **Geflügelleber** suppletiv auf den Fk Leber (o. hepaticus, *gan*) und das Xue.

Geflügeleier gelten ebenfalls als bewährte Mittel zum Stützen von Qi und Xue oder zum Stützen des Fk Niere (o. renalis, *shen*). Das neutrale Eigelb des Hühnereis wirkt das Yin der Fk Herz und Niere (yin cardiale et renale, *xin shen yin*) rigierend und das Xue stützend, während das kühle Eiweiß den Fk Lunge (o. pulmonalis, *fei*) befeuchtet und „Hitze"-Prozesse (calor, *re*) kühlt.

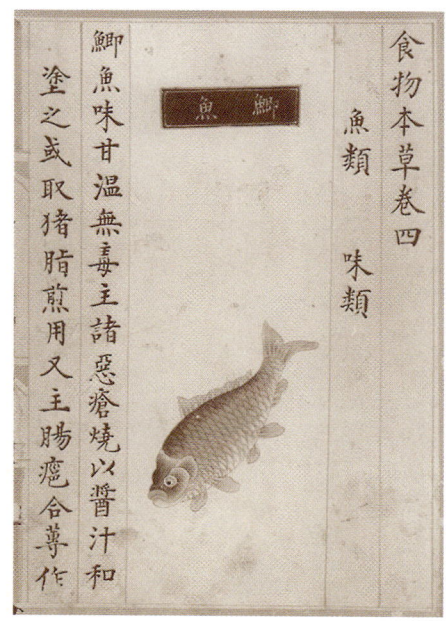

Abb. 10 Einzelmittelbeschreibung zu Karausche aus der illustrierten „Lebensmittel-Drogenkunde" *Shiwu bencao* 食物本草 aus dem 16. Jh.

Bei der Verwendung von Fleisch ist zu berücksichtigen, dass die unsachgemäße Anwendung in der Diätetik auch zu Schädigungen der „Mitte" (Fk Milz und Magen, oo. lienalis et stomachi, *pi wei*) führen kann. Dabei gilt es vor allem zwei Dinge zu beachten:

- Ausschlaggebend ist vor allem die Zubereitungsart: In Wasser gekochtes oder weich gedünstetes Fleisch stützt die „Mitte" besser als scharf in Öl angebratenes Fleisch.
- In kleine Stücke geschnittenes Fleisch gilt als besser verträglich als große Stücke.

Fische weisen generell eine süße Geschmacksrichtung (sapor, *wei*) und ein neutrales Temperaturverhalten (natura, *xing*) auf und wirken auf die Fk Milz und Magen (oo. lienalis et stomachi, *pi wei*) sowie auf das Qi kräftigend. Zugleich wirken die meisten Fischarten harntreibend und „Feuchtigkeit" (humor, *shi*) ausleitend. Sie eignen sich somit einerseits zur sanften Stützung des Fk Milz (o. lienalis, *pi*) und andererseits zur Ausleitung von „Feuchtigkeit" (humor, *shi*).

Karpfen, der ein neutrales Temperaturverhalten (natura, *xing*) und eine süße Geschmacksrichtung (sapor, *wei*) hat, wirkt im Vergleich zu den anderen Fischarten am stärksten „Feuchtigkeit" (humor, *shi*) ausleitend. Er stützt Qi und Xue bei energetischer Schwäche (depletio, *xu*) oder „Kälte" (algor, *han*) der „Mitte" und des Fk Lunge (o. pulmonalis, *fei*). Zusammen mit Azukibohnen wird er bevorzugt bei Ödemen und Gedunsenheit aufgrund energetischer Schwäche (depletio, *xu*) des Fk Milz (o. lienalis, *pi*) einge-

setzt. Die beiden neutralen und süßen Fischarten Meeräsche und Hering stützen die „Mitte" und damit auch Qi und Xue.

Barsch wirkt zusätzlich noch suppletierend auf die Fk Leber und Niere (oo. hepaticus et renalis, *gan shen*) und ist daher sowohl bei unruhigem Fetus aufgrund energetischer Schwäche des Yin der Fk Leber und Niere (depletio yin hepaticum et renale, *gan shen yin xu*) als auch bei Schwäche von Muskeln, Sehnen und Knochen angezeigt.

Bei der Zubereitung ist darauf zu achten, dass bei Fischen Braten oder Schmoren in Sojasauce das Temperaturverhalten (natura, *xing*) in Richtung Wärme und Trockenheit verändert. Für eine Stützung der „Mitte" ist also auch hier ein Kochen oder Dünsten des Fisches wesentlich angebrachter.

Meeresfrüchte sind in der Regel salzig, kühl oder kalt. Sie wirken vor allem auf die Fk Leber und Niere (oo. hepaticus et renalis, *gan shen*), befeuchten das Yin und kühlen „Hitze" (calor, *re*). Deshalb werden sie bevorzugt bei verschiedensten Anzeichen einer energetischen Schwäche (depletio, *xu*) des Yin wie z. B. nächtlichen Schweißen, Schwindel oder Diabetes eingesetzt. Aufgrund ihrer zum Teil „Feuchtigkeit-Hitze" (calor humidus, *shire*) lösenden Wirkung werden sie auch bei Ikterus und geröteten Augen angewendet.

Tintenfisch hat ein neutrales Temperaturverhalten (natura, *xing*), eine salzige Geschmacksrichtung (sapor, *wei*) und einen Bezug zu den Fk Leber und Niere (oo. hepaticus et renalis, *gan shen*) und eignet sich besonders zum Stützen des Yin des Fk Niere (yin renale, *shenyin*) und des Struktivpotenzials (*jing*). Entsprechend gilt er als eines der wirksamsten Mittel bei energetischer Schwäche (depletio, *xu*) von Yin und Xue, wie z. B. bei Amenorrhoe, Schwindel oder massiver Regelblutung oder auch bei energetischer Schwäche (depletio, *xu*) des Xue post partum.

Zum Stützen des Yang des Fk Niere (yang renale, *shenyang*) bei Schmerzen im Lumbalbereich, Impotenz und allgemeiner Kraftlosigkeit werden bevorzugt **Garnelen/Langusten** verwendet, die mit ihrem neutralen bzw. leicht warmen Temperaturverhalten (natura, *xing*) und ihrer süßen Geschmacksrichtung (sapor, *wei*) vor allem auf die Fk Leber und Niere (oo. hepaticus et renalis, *gan shen*) wirken.

Bei starker „Feuchtigkeits"-Belastung (humor, *shi*) der „Mitte", die mit Übelkeit oder Brechreiz einhergeht, sollten diese Nahrungsmittel nur in Maßen genossen werden.

Wenn Meeresfrüchte nach dem Kochen noch zusätzlich gebraten werden, tendieren sie sogar zu Hitze. Werden Meeresfrüchte getrocknet, gepökelt oder anderweitig verarbeitet, tritt keine nennenswerte Veränderung des Temperaturverhaltens (natura, *xing*) und der Wirkung ein.

Da in der westlichen Ernährungsweise **Milchprodukten** eine große Bedeutung zukommt, sei hier auf ihre Wirkung gesondert eingegangen.

Milch und ihre Produkte weisen generell eine süße Geschmacksrichtung (sapor, *wei*) und ein neutrales Temperaturverhalten (natura, *xing*), z. T. mit einer Tendenz zur Kälte, auf; sie befeuchten „Trockenheit" (ariditas, *zao*), senken das Qi stark ab, kühlen „Hitze" (calor, *re*) und wirken

entgiftend. Zusätzlich stützen sie den Fk Niere (o. renalis, *shen*) und das Strukturpotenzial (*jing*). Kontraindiziert sind Milchprodukte bei energetischer Schwäche (depletio, *xu*) der „Mitte" mit Durchfallneigung oder bei „Feuchtigkeit"-/ „Schleim"-Belastung (humor/pituita, *shi tan*).

Die neutrale, leicht kühle und süße **Kuhmilch** mit ihrem Bezug zu den Fk Lunge, Magen und Herz (oo. pulmonalis, stomachi et cardialis, *fei wei xin*) eignet sich nicht nur dazu, Säfte (*jinye*) hervorzubringen, sondern sie ist auch bei energetischer Schwäche (depletio, *xu*) an Qi und Xue, bei Schwindel und verschwommener Sicht sowie bei „Hitze"-Symptomatiken (calor, *re*) indiziert.

Schaf- und Ziegenmilch ist hingegen wärmer und häufig besser verträglich als Kuhmilch, weshalb sie dieser z. B. bei Kindern mit energetischer Schwäche (depletio, *xu*) des Yin der Fk Magen und Lunge (yin stomachi et pulmonale, *wei fei yin*) vorzuziehen ist. Schaf-, Ziegen- und auch Kuhmilch eignen sich ausgezeichnet zum Befeuchten von „Trockenheit" (ariditas, *zao*) in den Fk Dick- und Dünndarm (oo. intestinorum, *chang*) und werden daher bei Obstipation im Senium empfohlen.

Joghurt, Quark und Kefir, die ebenfalls besser verträglich sind als Kuhmilch, wirken zur Befeuchtung des Yin nicht nur pulmonal, sondern auch auf die Fk Dick- und Dünndarm (oo. intestinorum, *chang*). Darüber hinaus werden sie äußerlich zur Befeuchtung von trockener, welker Haut angewendet sowie bei latenten Exanthemen mit Juckreiz.

Butter, Sahne und Frischkäse ergänzen und stützen alle Funktionsbereiche sowie Qi, Xue und das Struktivpotenzial (*jing*); außerdem wird der Neben-Fk Rückenmark (paraorbis medullae, *sui*) suppletiert und „Trockenheit" (ariditas, *zao*) grundlegend befeuchtet, weshalb diese Milchprodukte vor allem bei trockenem Husten, blutigem Auswurf, trockener Haut und Geschwüren im Mundbereich angezeigt sind.

Bereits Sun Simiao betont 650 n. u. Z. in seinen „Rezepturen, die tausend Goldstücke wert sind" (*Qianjin fang*, Kap. 26), dass kalte oder kühle Lebensmittel, im Übermaß genossen, den Menschen schädigen können, und beschreibt in diesem Zusammenhang die ambivalente Wirkung von Milchprodukten:

„Nun ist es so, dass viele Krankheiten im Körper auf den übermäßigen Verzehr von Kaltem im Frühling und Sommer sowie auf diätetische Fehler zurückzuführen sind. Weiterhin gilt, dass Gerichte aus feingeschnittenem rohem Fisch und alles rohe Fleisch und kühle Lebensmittel den Menschen auf vielfältige Weise schädigen können, deshalb sollte man sie nicht mehr zu sich nehmen.

Der regelmäßige Verzehr von Milch, Joghurt/Kefir, Butter usw. führt dazu, dass der Mensch kräftige Muskeln und Sehnen bekommt und mutig wird und dass sein Körper und die Muskulatur glatt und glänzend werden. Isst man allerdings zu viel davon, kann dies zu Spannungsgefühlen im Abdomen und Durchfall führen, so dass man (den Genuss von Milchprodukten) allmählich von sich selbst aus einstellen sollte."

2.3 Grundsätzliches zur Zubereitung

Die Art der Zubereitung kann die ursprüngliche Wirkung von Lebensmitteln entweder erhalten oder deutlich verändern, weshalb zu jeder guten Ernährungsberatung genaue Hinweise zur Zubereitung gehören. Durch die Zubereitung in der Küche, durch Konservierung und durch industrielle Verarbeitung lässt sich besonders das Temperaturverhalten (natura, *xing*) eines Nahrungsmittels leicht verändern (s. S. 16). Auch die Geschmacksrichtung (sapor, *wei*) kann durch Zubereitung in der Küche oder durch industrielle Bearbeitung verändert werden. Allerdings sind hier die Veränderungen nicht so tiefgreifend, sondern führen meistens nur zu einer Zunahme der Süße (s. S. 17).

In der chinesischen Diätetik sollten die Zubereitungsarten und die Zusammensetzung der Zutaten in erster Linie auf **„Klarheit/Reinheit"** (*qing* 清) und **„Neutralität"** (*dan* 淡) abzielen. Mit „Klarheit/Reinheit" (*qing* 清) ist gemeint, dass die Nahrung so frisch und unbelastet wie möglich sein sollte. Weiterhin sollten die Lebensmittel in „klarer/reiner" Form zubereitet werden. Das bedeutet, dass möglichst einfache und schonende Maßnahmen wie Dünsten oder Kochen einzusetzen sind, während stark erhitzende und klebrig-ölige Zubereitungsformen wie Grillen oder Frittieren eher zu meiden sind. Deshalb sollten auch Suppen und Saucen möglichst „klar/rein" (*qing* 清) sein (z. B. Brühen), während „dicke, klebrige" Sahnesaucen und Suppen nicht zu empfehlen sind.

Der Begriff „**Neutralität**" (*dan* 淡) bezieht sich sowohl auf ein ausgewogenes, neutrales Temperaturverhalten (natura, *xing*) als auch auf eine neutrale Geschmacksrichtung (sapor, *wei*). Extreme, wie besonders heiße oder scharfe Speisen sowie kalte oder salzige Speisen, sind daher in den meisten Fällen zu meiden.

Ein weiteres Kriterium für die Auswahl einer Zubereitungsart bzw. einer Rezeptur sollte das Bewahren und Unterstützen der Funktionen der „Mitte" (Fk Milz und Magen, oo. lienalis et stomachi, *pi wei*) sein. Werden die Zutaten und Zubereitungsarten entsprechend aufeinander abgestimmt, können die Hauptwirkrichtungen der „Mitte" (Anheben, Absenken, Öffnen und Schließen) so gut miteinander verwoben werden, dass ein gestörter Qi-Mechanismus nachhaltig wiederhergestellt werden kann. Die gezielte Stützung der Funktionen der „Mitte" ist die Grundlage jeder erfolgreichen chinesischen Ernährungstherapie.

Darüber hinaus sollten die Zubereitungsarten und Rezepturen grundsätzlich der Konstitution und den Lebensumständen des jeweiligen Patienten sowie der entsprechenden Jahreszeit angepasst werden. Bei der Lebensmittelauswahl sollte man auf eine möglichst große Vielfalt achten, wobei, wie oben bereits erläutert wurde, dem Getreide eine vorrangige Stellung zukommt. Außerdem sollten auch persönliche Vorlieben und individuelle Kochgewohnheiten berücksichtigt werden.

Wichtige Darreichungsformen der chinesischen Diätetik

Unter den zahlreichen verschiedenen Darreichungsformen sollen an dieser Stelle vor allem diejenigen erwähnt werden, die in der chinesischen Diätetik traditionell eine wichtige Rolle spielen und auch in den folgenden Rezepten zum Tragen kommen:

Breigerichte (*zhou* 粥)

Im Allgemeinen verwendet man dazu Getreidearten wie Reis, Hirse, Hafer oder Weizen, denen man entweder andere Lebensmittel oder auch Arzneimittel hinzufügt. Das Getreide wird entweder in ganzer Form, geschrotet oder in Flocken zusammen mit Wasser so lange gekocht, bis es einen halbflüssigen Zustand erreicht.

Falls man andere Lebens- oder Arzneimittel zufügen will, sollte man diese in der Regel nicht mit dem Getreide zusammen kochen, sondern separat andünsten beziehungsweise abkochen oder kleingeschnitten unter den fertig gekochten Brei mischen. Anschließend kann man den Brei abschmecken und würzen. Auf diese Weise lassen sich zahlreiche schmackhafte süße oder pikante Breigerichte herstellen.

Die therapeutischen Anwendungsmöglichkeiten der Breigerichte sind sehr breit gefächert. Grundsätzlich ist diese aufgeschlossene, warme Zubereitungsart den Wirkfunktionen der „Mitte" (Fk Milz und

Magen, oo. lienalis et stomachi, *pi wei*) besonders zuträglich, weshalb sie generell zur Stützung der Fk Milz und Magen (oo. lienalis et stomachi, *pi wei*) und vor allem am Morgen zu empfehlen ist. Auch in der Rekonvaleszenz oder nach einer Geburt lässt sich durch Breie die Genesung fördern. (s. Kap. 1 „Breie", S. 48)

Gedämpfte oder gekochte Getreidegerichte (*mifan* 米飯)

Dazu verwendet man hauptsächlich Rundkornreis oder andere Getreidearten, die mit den Zutaten zusammen gedämpft (oder gekocht) werden können. Eine andere Möglichkeit besteht darin, zuerst das Getreide oder auch die Nudeln zu kochen oder zu dämpfen. Die anderen Zutaten werden in einer Pfanne angedünstet und mit dem fertig gekochten Getreide (bzw. Nudeln) vermischt, um auf diese Weise eine Getreidepfanne zu erhalten.

Hierbei handelt es sich um eine häufig einzusetzende und sehr variable Darreichungsform auf Getreidebasis, der grundsätzlich eine das Qi suppletierende und den Fk Milz (o. lienalis, *pi*) stützende sowie das Xue nährende Wirkung zugesprochen wird.

Häufig verwendete Getreidegerichte sind Getreidepfannen wie die Nudel-Pfanne mit Rucola und Austernpilzen, s. S. 132, oder die Chinakohl-Hirse-Pfanne, s. S. 140, oder die Bunte Reispfanne mit Brokkoli und Shrimps, s. S. 184.

Hauptgerichte (*caiyao* 菜餚)

Hier kann eine große Vielfalt von Lebensmitteln verwendet werden wie Gemüse, Fleisch, Gefügel, Eier, Fische und Meeresfrüchte. Entsprechend zahlreich wie die verwendbaren Nahrungsmittel sind auch die Zubereitungsarten, wie z. B. kalte, salatähnliche Zubereitungen, Gedämpftes, kurz Angebratenes oder Blanchiertes. Bei der Zubereitung von derartigen Gerichten können je nach Wirkrichtung geeignete Gewürze hinzugefügt werden wie Ingwer, Zwiebel, Knoblauch, Pfeffer, Salz, Essig, Wein und Zucker.

Im Allgemeinen tendieren Gerichte aus Fleisch, Fisch und Geflügel zu einer suppletiven, mehrenden Wirkung, während Gemüsegerichte eine Vielzahl verschiedener Wirkungen aufweisen können.

In diesem Zusammenhang sind als typische Beispiele zu nennen: Gemüse-Allerlei, s. S. 125, Hühnerfleisch mit gebratenem Lauch und Erdnüssen, s. S. 148, und Garnelen mit Chinesischem Lauch, s. S. 182.

Suppen und Brühen (*tanggeng* 湯羹)

Dazu verwendet man hauptsächlich Nahrungsmittel wie Fleisch, Eier, Milch, Fisch oder Pilze, die meistens längere Zeit gekocht werden. Je nach Geschmacksrichtung (sapor, *wei*) und Wirkung des verwendeten Lebensmittels kann man den Suppen oder Brühen zum Abschmecken geeignete Würzmittel wie Zucker, Salz, Sojasauce und Ingwer hinzufügen. Die fertigen Suppen oder Brühen werden entweder abgeseiht und direkt getrunken oder zusammen mit den Zutaten gegessen.

In der chinesischen Diätetik wird dieser Darreichungsform eine suppletierende, befeuchtende und nährende Wirkung zugeschrieben. Sie wird gerne in der Rekonvaleszenz oder post partum zur allgemeinen Kräftigung eingesetzt. Beispiele dafür sind Kürbissuppe, s. S. 94, Miso-Suppe, s. S. 100, oder mit Brauntang gedünstetes Entenfleisch, s. S. 116.

Dekokte (Abkochungen) (*tangji* 湯劑)

Man versetzt Lebens- oder Arzneimittel mit Wasser und bringt alles zum Kochen, anschließend wird die Flüssigkeit abgeseiht. Die Kochdauer und die Flüssigkeitsmenge richten sich nach den jeweils verwendeten Nahrungsmitteln. Für die meisten Lebensmittel beträgt die Kochzeit 10 bis 20 Minuten.

Das Dekokt ist eine der wichtigsten Darreichungsformen in der chinesischen Medizin und wird hauptsächlich zu therapeutischen Zwecken verwendet. Das Dekokt wird gewöhnlich warm eingenommen.

In der Diätetik gibt es zahlreiche berühmte Dekokte, wie z. B. das Dekokt aus Frühlingszwiebeln, Ingwer und braunem Zucker (s. S. 272) oder das Dekokt aus frischem Ingwer und getrockneter Mandarinenschale (s. S. 280).

Sirup (*gao* 膏)

Hier wählt man im Allgemeinen das Yin befeuchtende Lebensmittel wie Früchte. Diese kocht man mit Wasser, entnimmt den Saft und lässt ihn auf ein bestimmtes Maß eindicken. Anschließend gibt man Honig oder Zucker hinzu und dickt alles nochmals ein, bis es einen halbfesten sirupartigen Zustand erreicht. Zur Einnahme nimmt man einen Löffel Sirup und verrührt ihn mit heißem Wasser. Sirup verstärkt grundsätzlich die befeuchtende und suppletierende Wirkung von Lebensmitteln und wird vor allem zur Befeuchtung von „Trockenheit" (ariditas, *zao*) eingesetzt. Ein bekanntes Beispiel ist das Elixier für ein jadeglänzendes Antlitz (s. S. 234), das sich besonders zur Befeuchtung des Yin der Fk Magen, Milz und Lunge (yin stomachi, lienale et pulmonale, *wei pi fei yin*) eignet.

2.4 Richtlinien für gesundes Essen

Die Nahrungsmittel, die wir zu uns nehmen, sollten grundsätzlich möglichst frisch und unbearbeitet sowie weitestgehend unbelastet (frei von Fremd- oder Schadstoffen) sein. Wünschenswert ist zudem, dass die Ernährung vielseitig ist und die Speisen geschmacklich und optisch ansprechend sind. Berücksichtigt werden sollten auch Konstitution, Lebensalter und individuelle Vorlieben.

Vorrangig dient die Ernährung in der chinesischen Diätetik

- dem Auffüllen von Reserven
- dem Stützen der Konstitution.

Aus diesem Grund ist es das zentrale Anliegen der täglichen Ernährung, die „Mitte", das heißt die Fk Milz und Magen (oo. lienalis et stomachi, *pi wei*), zu stützen, indem ihr aktiver Aspekt (Yang des

Fk Milz, yang lienale, *piyang*) und ihr Säfteanteil (Yin des Fk Magen, yin stomachi, *weiyin*) so ergänzt werden, dass mit diesem Reservoir das gesamte Funktionskreisgefüge des Menschen versorgt werden kann. Hierfür sind mindestens eine, besser zwei bis drei warme Mahlzeiten täglich (zur Stützung des Yang des Fk Milz) mit ausreichender Feuchtigkeitszufuhr (zur Befeuchtung des Yin des Fk Magen) nötig. Dafür am besten geeignet sind die verschiedenen Getreidearten (s. o. S. 20) in Form von Breien oder Getreidepfannen (s. u. S. 48f. und S. 122f.).

2.4.1 Allgemeine Richtlinien

Klarheit und Neutralität

Wie oben bereits erwähnt, sollten die Speisen „klar/rein" (*qing* 清) und „neutral" (*dan* 淡) sein, um die Funktionen der „Mitte" zu unterstützen. Mit „Klarheit/Reinheit" (*qing* 清) ist gemeint, dass die Nahrung so frisch und unbelastet wie möglich sein sollte. Weiterhin sollten die Lebensmittel in „klarer/reiner" Form zubereitet werden und somit möglichst einfache und schonende Maßnahmen wie Dünsten oder Kochen eingesetzt werden, während stark erhitzende und klebrig-ölige Zubereitungsformen wie Grillen oder Frittieren zu meiden sind. Deshalb sollten auch Suppen und Saucen möglichst „klar/rein" (*qing* 清) sein (z. B. Brühen), während „dicke, klebrige" Sahnesaucen und Suppen nicht zu empfehlen sind.

Der Begriff „Neutralität" (*dan* 淡) bezieht sich sowohl auf ein ausgewogenes, neutrales Temperaturverhalten (natura, *xing*) als auch auf eine neutrale Geschmacksrichtung (sapor, *wei*). Extreme wie besonders heiße oder scharfe Speisen sowie kalte oder besonders salzige Speisen sind daher in den meisten Fällen nicht empfehlenswert.

Richtiges Maß und richtiger Rhythmus

Unregelmäßiges oder übermäßiges Essen kann die „Mitte" schwächen oder auch zu Nahrungsstagnationen führen. Wichtig ist, die Mahlzeiten in regelmäßigen Abständen zu sich zu nehmen, langsam zu essen und gut zu kauen. Zubereitetes, d. h. gegartes, gekochtes oder gedünstetes Essen, ist für die „Mitte" zuträglich, rohes eher nicht. Auch beim Trinken sollte man sein eigenes Maß finden und sich nach dem subjektiven Durstempfinden richten.

Zu schnelles und hastiges Essen in angespannter Atmosphäre sowie fette, heiße oder zu kalte Speisen sind zu meiden. Darüber hinaus sollten die Mahlzeiten nicht zu spät eingenommen werden. Außerdem sollte man beim Essen seinen eigenen Rhythmus finden und zum Beispiel nicht versuchen, bis mittags nichts zu essen oder sich wegen eines ständigen Hungergefühls durch den Tag zu naschen. Auch bei der Arbeit oder beim Lesen und Fernsehen nebenbei zu essen, ist nicht zuträglich.

2.4.2 Ernährungs-empfehlungen für die verschiedenen Tageszeiten

Morgens

Im Verlauf der Nacht kommt es zu einer Absenkung und Beruhigung des Yang sowie zu einer Verdichtung des Yin. Daher treten morgens häufig Symptome auf wie:

- Müdigkeit
- leichte Schwellungen
- Gedunsenheit oder leichte Gesichts-ödeme
- Völlegefühl
- vermehrter Zungenbelag

In solchen Fällen sollte morgens das Yang bewegt und dynamisiert werden. Dazu eignen sich warme, dynamisie-rende Speisen, die die „Mitte" und die Säfte (jinye) wenig belasten, zum Bei-spiel Getreidebreie, die je nach Sym-ptomatik unterschiedlich abgewandelt werden können (s. S. 48ff.). Zu meiden sind in diesem Zusammenhang Kaltes, zu stark Säftespendendes und Schweres (wie kaltes Müsli, kalte Säfte, Frucht-säfte), da sie „Feuchtigkeit" (humor, shi) erzeugen können.

Als Getränke eignen sich am Morgen am besten verschiedene Teesorten, die je-doch nicht zu stark zubereitet werden sollten. Schwarzer Tee kann in dieser Phase „Feuchtigkeits"-Prozesse beseitigen und für eine Dynamisierung des Yang sorgen. Auch Kaffee ist, maßvoll genos-sen, erlaubt, ausgenommen bei Personen mit deutlicher Neigung zu „Hitze" (calor, re) und bei hochschlagendem Yang des

Fk Leber (yang hepatici, ganyang). Ge-gen Brot ist grundsätzlich nichts einzu-wenden, sofern es aus Vollwertgetreide hergestellt ist. Grundsätzlich sind aller-dings Getreidebreie Brot vorzuziehen; sie halten auch länger vor.

Mittags

Auch mittags steht die Stützung der „Mitte" im Vordergrund. Deshalb sollte das Mittagessen reichlich und warm sein, ohne jedoch zu sehr zu belasten. Außer Getreidezubereitungen sind hier Suppen besonders empfehlenswert. Gemüse (je nach Jahreszeit) und in geringer Menge auch mageres Fleisch, Geflügel oder Fisch können ergänzt werden. Kalte Nah-rungsmittel (wie Salate, Joghurt) sowie fette, schwere oder süße Speisen (z. B. fettes Fleisch, Kuchen), die „Feuchtig-keit"/„Schleim" (humor/pituita, shi tan) erzeugen und damit zu Müdigkeit füh-ren, sind zu meiden.

Abends

In den Abendstunden sollten die Yang-Kräfte in Vorbereitung auf die Nacht langsam zur Ruhe kommen. Es ist also eine leichte Stützung des Yin nötig, wes-halb keine stark dynamisierenden (zu heiße oder zu scharfe) Nahrungsmittel gegessen werden sollten. Weil sich die Yang-Kräfte gegen Abend erschöpfen, sind zu kalte und zu schwere Gerichte zu meiden. Um die Physiologie der „Mitte" nicht zu stark zu belasten, sollte man abends nur mäßig und nicht zu spät essen. Empfehlenswert sind auch hier wieder warme Gerichte aus Getreide mit Gemüse, eventuell mit mäßigen Mengen Fleisch. Als Getränke eignen sich beson-ders warme Teesorten (z. B. Früchtetee), während zu stark dynamisierende Getränke wie schwarzer Tee oder Kaffee gemieden werden sollten.

2.4.3 Ernährungs-
empfehlungen für
die verschiedenen
Jahreszeiten

„Der Frühling bringt hervor, der Sommer lässt gedeihen, der Herbst sammelt, und der Winter speichert, das ist das Dao des Meister Pengzu." (*Yinshu,* 168 v. u. Z., Engelhardt 2001b)

Frühjahr
Nach der Sammlungsphase des Winters beginnt im Frühling die Zeit der Dynamisierung. Das junge Yang erhebt sich und will sich entfalten. Die Kräfte des Fk Leber (o. hepaticus, *gan*) zeigen in dieser Jahreszeit eine besonders starke Bewegung und schlagen leicht nach oben (z. B. bei Heuschnupfen). Da der Fk Leber eine besondere Affinität zu „Wind"-Schädigungen (ventus, *feng*) aufweist, sollte man im Frühjahr darauf achten, dass ihn keine „Wind"-Schädigungen attackieren (grippale Infekte, Erkältungskrankheiten).

Zur Beseitigung von „Feuchtigkeits"-Belastungen (humor, *shi*) aus dem Winter sollte man überdies die „Mitte" stützen und wärmen.

Zur Harmonisierung des Fk Leber eignen sich besonders: Stangensellerie, Karotten, Spinat, chinesischer Lauch.

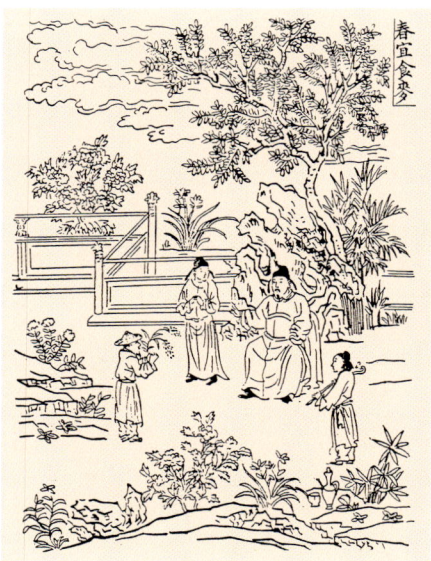

Abb. 11 „Im Frühling sollte man Weizen essen", Illustration aus den „Richtlinien zu Getränken und Speisen" (*Yinshan zhengyao,* 14. Jh.), Reprint einer Ming-zeitlichen Ausgabe, Taibei 1993, S. 69

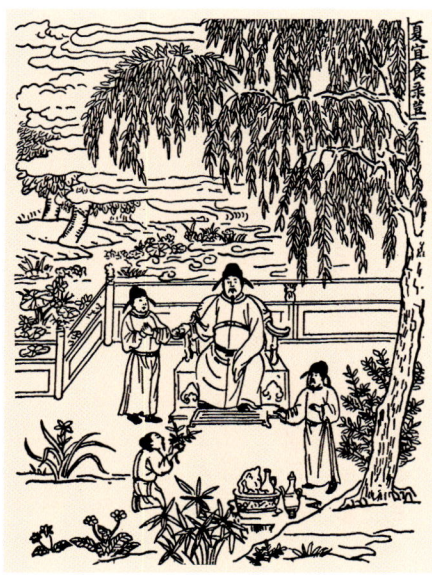

Abb. 12 „Im Sommer sollte man Mungbohnen essen", Illustration aus den „Richtlinien zu Getränken und Speisen" (*Yinshan zhengyao,* 14. Jh.), Reprint einer Ming-zeitlichen Ausgabe, Taibei 1993, S. 71

Zum Schutz vor „Wind" bei mäßiger Öffnung der Oberfläche (extima, *biao*) sind zu empfehlen: Frühlingszwiebeln, Ingwer, Stangensellerie, Fenchel, Aubergine, grüner Tee.

Zur Erwärmung der „Mitte" und Beseitigung von „Feuchtigkeit" sind vorsichtig zu ergänzen: warme Gemüse und Gewürze wie Knoblauch, Chilis, Paprika, Koriander, Ingwer.

Sommer

Der Sommer ist die Phase des voll entfalteten Yang. In dieser Zeit können sich leicht „Hitze"- und „Sommerhitze"-Prozesse (calor und aestus, *re shu*) festsetzen (wie Sommergrippe). Durch das Schwitzen in der heißen Jahreszeit werden die Säfte (*jinye*) geschmälert, weshalb auf eine Stützung des Yin des Fk Magen (yin stomachi, *weiyin*, Säftebereich des Fk Magen) sowie auf eine allgemeine Mehrung der Säfte und des Yin zu achten ist. Die Nahrung sollte frisch und neutral bis leicht kühl sein, jedoch nicht zu kalt, damit die wärmenden Kräfte des Yang des Fk Milz (yang lienale, *piyang*) erhalten bleiben. Darüber hinaus sollten im Sommer weniger schwere und fette Nahrungsmittel genossen werden, um die Entstehung von „Schleim" (pituita, *tan*) zu vermeiden.

Herbst

Der Herbst ist die Zeit des jungen Yin, in der die Sammlung der körperlichen Energien beginnt. Im Vordergrund steht die Stützung des Fk Lunge (o. pulmonalis,

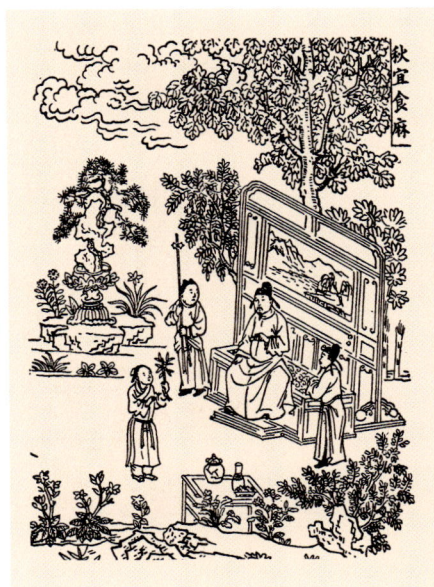

Abb. 13 „Im Herbst sollte man Sesam essen", Illustration aus den „Richtlinien zu Getränken und Speisen" (*Yinshan zhengyao*, 14. Jh.), Reprint einer Ming-zeitlichen Ausgabe, Taibei 1993, S. 73

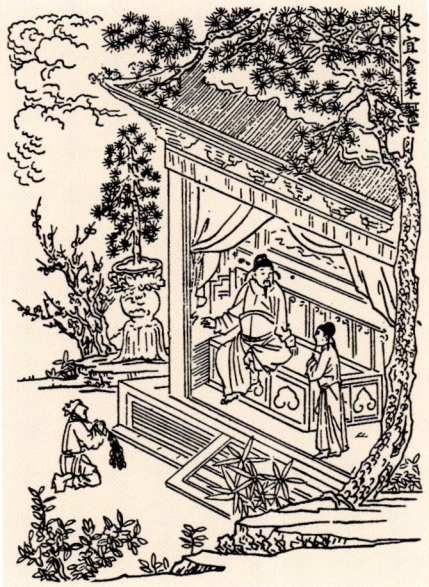

Abb. 14 „Im Winter sollte man Rispenhirse essen", Illustration aus den „Richtlinien zu Getränken und Speisen" (*Yinshan zhengyao*, 14. Jh.), Reprint einer Ming-zeitlichen Ausgabe, Taibei 1993, S. 75

fei), insbesondere des Yin des Fk Lunge (yin pulmonale, *feiyin*). Eine Labilität des Yin des Fk Lunge kann sich in trockener Haut oder Hautekzemen zeigen. Zugleich ist bei der Ernährung auf eine ausreichende Stützung der „Mitte" zu achten. Hierfür eignen sich vor allem warme Getreideprodukte, die zum Stützen des Yin des Fk Lunge durch Nüsse und Samenkerne zu ergänzen sind (wie Erdnüsse, Sesam, Pinienkerne, Mandeln, Sonnenblumenkerne). Von den Gemüsesorten eignen sich zur Stützung des Yin besonders: Kürbis, Chinakohl, Aubergine, Champignons, Karotte.

Von den Früchten ist vor allem die Birne (als Kompott) zu empfehlen sowie Aprikosen, Feigen und Mandarinen.

Winter

Im Winter, der dem Yin im Yin zugeordnet wird, geht es vorrangig um die Erhaltung des Yin und um die Konservierung sowohl der aktiven als auch der stofflichen Kräfte. In dieser Phase der Sammlung sollte man ausreichend Ruhe finden, genügend schlafen und wärmende, energiereiche Nahrung zu sich nehmen. Da im Winter die Gefahr besteht, dass eine „Kälte"-Belastung (algor, *han*) die dynamischen Kräfte blockiert (z. B. Erkältungen, Herzbeschwerden), empfehlen sich wärmende, das Yang des Fk Niere (yang renale, *shenyang*) stützende und dynamisierende Lebensmittel wie Walnuss, chinesischer Lauch, Fenchel, Esskastanie, Hühnerfleisch, Schaf- oder Ziegenfleisch, Garnelen, Gewürznelken, Anis und Zimt.

2.4.4 Ernährungsempfehlungen für bestimmte Altersstufen

Kindheit

Bei Kindern sind die Funktionskreise noch zart und nicht voll ausgebildet, „ihr Qi und ihr Xue sind noch nicht stabil". Demnach ist die „Mitte" noch nicht sehr kräftig und gilt bei Kindern als der anfälligste Bereich, sowohl für Verstopfungen als auch für Durchfälle. Deshalb sollten Kinder Nahrungsmittel verzehren, die von ihrer Geschmacksrichtung (sapor, *wei*) und ihrem Temperaturverhalten (natura, *xing*) nicht extrem, sondern harmonisch und ausgewogen sind und zugleich die Verdauung unterstützen. Anderenfalls können Verdauungsunregelmäßigkeiten auftreten.

Zu stark suppletierende Lebensmittel sind zu meiden, denn sie können die „Mitte" zu stark belasten, den Qi-Mechanismus blockieren und „Feuchtigkeit" (humor, *shi*) erzeugen. Auch kalte Nahrungsmittel wie kalte Milch, Eis, Rohkost und kalter Joghurt sind nicht empfehlenswert, da sie das Yang des Fk Milz (yang lienale, *piyang*) schwächen und zu „Kälte" (algor, *han*) oder „Feuchtigkeit" (humor, *shi*) in der „Mitte" führen können. Zu empfehlen sind all jene Nahrungsmittel, die die Verdauung fördern und behutsam die „Mitte" stärken, wie zum Beispiel Hirse, Reis, Karotte und Kartoffel.

Frauen in der Schwangerschaft und während der Menstruation

Menstruation, Schwangerschaft, die Zeit nach einer Geburt und die Stillzeit sind bei Frauen besonders kritische Phasen, in denen es leicht zu einer Schädigung des Xue kommen kann. Deshalb sollte man während der Menstruation bevorzugt Lebensmittel essen, die das Xue mehren und den Fk Niere (o. renalis, *shen*) und den Fk Leber (o. hepaticus, *gan*) stützen (wie Weintrauben, Auberginen, Walnüsse, Erdnüsse). In jedem Fall sollte man auf zu stark Xue mobilisierende Lebensmittel verzichten (wie Pfirsich, Kirsche, Alkohol). Wenn im Lauf der Periode verstärkt weißlicher Ausfluss auftritt, sollte man bei der Ernährung darauf achten, den Fk Milz (o. lienalis, *pi*) zu stützen und „Feuchtigkeit" (humor, *shi*) zu vertreiben.

In der Schwangerschaft gilt es vom ersten bis fünften Monat vor allem, das Xue zu stützen, den Fk Leber zu stabilisieren und das Yin des Fk Leber (yin hepaticum, *ganyin*) zu ergänzen (mit Mitteln wie Tomate, schwarze Sojabohne, Spinat, Pinienkerne, Hühnerei). Da sich während der Schwangerschaft das Xue der Funktionskreise und des gesamten Leitbahnsystems in die Breite Trossstraße (s. impedimentalis, *chongmai*) und die Aufnehmende Leitbahn (s. respondens, *renmai*) ergießt, tendiert der gesamte Körper zu einer energetischen Schwäche (depletio, *xu*) von Yin und Xue, während das Yang-Qi dazu neigt, nach oben zu schlagen. Um eine weitere Schädigung des Yin und eine Schmälerung der Säfte *(jinye)* zu vermeiden, sollten Frauen während der Schwangerschaft keine scharfen, heißen und trocknenden Lebensmittel wie alkoholische Getränke und nicht zu viel Ingwer, Zimt, Pfeffer, Paprika und Wild zu sich nehmen. Nach dem fünften Schwangerschaftsmonat sollte man in erster Linie darauf achten,

die Fk Niere und Milz (oo. renalis et lienalis, *shen pi*) zu ergänzen und zu kräftigen, da in dieser Zeit zusätzlich der Fetus zu ernähren und die konstitutionellen Reserven zu erhalten sind.

Nach der Schwangerschaft ist eine umfassende Ergänzung mit Qi und Xue nötig. Damit es nach der Entbindung nicht zu Xue-Stasen kommt, empfehlen sich überdies Nahrungsmittel, die das Xue in Bewegung halten (wie chinesischer Lauch, Azukibohne). Da die junge Mutter zugleich Milch erzeugen muss, um den Säugling zu ernähren, sollte sie auf eine ausgewogene Ernährung achten und leicht verdauliche Nahrung zu sich nehmen und sowohl scharfe und trocknende als auch kalte, saure und zusammenziehende Lebensmittel meiden. Hierunter fallen auch rohe und kühle Lebensmittel (z. B. besonders kalte Früchte wie Melonen oder Bananen).

Die Ernährung im Alter

Bei älteren Menschen steht bei der Ernährung der präventive Gedanke im Vordergrund. Sie sollten durch eine ausgewogene, ergänzende Ernährung einer energetischen Schwäche (depletio, *xu*) vorbeugen, damit es nicht zu Mangelerscheinungen kommt. Deshalb sollten die Lebensmittel nach Temperaturverhalten (natura, *xing*) und Geschmacksrichtung (sapor, *wei*) eher ausgeglichen und neutral sein und in erster Linie die „Mitte" (die erworbene Konstitution) und den Fk Niere (o. renalis, *shen*) (die angeborene Konstitution) stützen. Bei älteren Menschen nimmt die Lebenskraft ab, Qi und Xue werden defizient, Yin und Yang allmählich schwächer. Deshalb empfehlen sich besonders leicht verdauliche und zugleich mehrende Lebensmittel (wie Getreidebreie, Getreidepfannen, Suppen). Einige klassische Grundsätze für ältere Menschen sind:

- Nicht zu viel, nicht wahllos und nicht zu viele verschiedene Nahrungsmittel essen
- Regelmäßige Essenszeiten und Essensmengen
- Die „Mitte" bewahren, d.h. viel Brei, besonders aus Getreide
- Das Qi des Fk Niere (qi renale, *shenqi*) bewahren und stützen, z.B. mit geringen Mengen an Lamm- oder Hühnerfleisch, Milch, Eiern oder Meeresfrüchten (alles bevorzugt gedünstet)
- Den Fk Niere (o. renalis, *shen*) ergänzen (z.B. mit Sesam, Walnüssen oder Lotossamen).

2.4.5 Fasten

Fasten ist eine heutzutage oft angepriesene und praktizierte Methode. Für Menschen, bei denen im Bereich der „Mitten"-Funktionskreise (Fk Milz und Magen, oo. lienalis et stomachi, *pi wei*) eine Nahrungsmittelstagnation besteht oder „Feuchtigkeit"-/„Schleim"-Prozesse (humor/pituita, *shi tan*) vorliegen, kann dies zuträglich sein. Aus Sicht der chinesischen Medizin können durch eine Fastenkur die beiden Funktionskreise entlastet werden, so dass sie danach ihrer Aufgabe der „Trennung von Trübem und Klarem" wieder besser gerecht werden können. Die genauen Modalitäten und die Dauer des Fastens sollten allerdings mit einem qualifizierten Therapeuten besprochen werden. Um Rückfälle zu vermeiden, sind der anschließende Kost-

aufbau und die weitere Ausrichtung der Ernährung schon vorher festzulegen. Dabei gelten die oben genannten allgemeinen Richtlinien.

Menschen, bei denen bereits eine energetische Schwäche (depletio, *xu*) in den Fk Milz oder Magen besteht, ist vom Fasten abzuraten, da eine weitere Schwächung erfolgen würde und Beschwerden neu auftreten oder sich verschlimmern können.

Die chinesische Ernährungslehre erlaubt also einen individuellen und flexiblen Umgang mit dem Thema Fasten, der von den jeweiligen diagnostischen Überlegungen abhängig ist.

2.5 Von der Diagnose zur Therapie

Zum besseren Verständnis und um der Anschaulichkeit willen soll anhand zweier Fallbeispiele gezeigt werden, wie eine chinesische Diagnose erstellt und therapeutisch umgesetzt wird. Die umfangreiche Theorie der Diagnostik und die Physiologie der chinesischen Medizin kann in diesem Zusammenhang allerdings nur kurz skizziert werden. Weiterführende Angaben finden sich im Literaturverzeichnis (s. S. 313).

2.5.1 Fallbeispiel 1

Eine Mutter kommt mit ihrem drei Jahre alten Sohn in die Praxis, weil er sehr anfällig für grippale Infekte ist. Nach einer normal verlaufenen Schwangerschaft und Geburt traten bereits während der sechsmonatigen Stillzeit fiebrige Mittelohrentzündungen auf. Zur Zeit besteht kein akuter Infekt, die Mutter befürchtet jedoch vor dem Eintritt in den Kindergarten und der nahenden feucht-kalten Jahreszeit erneute Erkrankungen und erkundigt sich daher nach Möglichkeiten der Prophylaxe.

Die weitere **Befragung** – die Erhebung der Krankengeschichte (Anamnese) ist in der chinesischen Medizin ein sehr wichtiger Baustein in der Diagnosefindung – erbringt noch folgende Besonderheiten:

Der Junge friert leicht und neigt zu Verschleimung. Bei nicht allzu großem Appetit klagt er häufig über Bauchweh. Der Stuhl ist regelmäßig, aber weich. Bezüglich der Essgewohnheiten betont die Mutter, dass ihr Sohn warme Speisen und Getränke mag. Trotzdem besteht sein Frühstück aus Cornflakes-Variationen, die mit kalter Milch zubereitet werden. Gewöhnlich bekommt er drei Hauptmahlzeiten und kleine Zwischenmahlzeiten. Um die Abwehrkräfte zu stärken und ein mögliches Vitamindefizit auszugleichen, achtet die Mutter dabei auf die Gabe von Salaten, rohem Gemüse und Orangensaft.

Ein weiteres wichtiges Verfahren in der chinesischen Diagnostik ist die **Betrachtung** des Patienten, insbesondere der Zunge. Das Kind wirkt geistig und körperlich normal entwickelt, es fallen jedoch seine Blässe und die dunklen Ringe unter den Augen auf. Die Zunge ist vergleichsweise hell und weich. (Die der chinesischen Medizin eigene Methode der Pulstastung ist bei Kindern nur eingeschränkt anwendbar. Stattdessen wird häufig die Zeigefingerdiagnostik durchgeführt.)

Die Wertung der diagnostischen Daten erfolgt in der chinesischen Medizin unter qualitativen und funktionellen Aspekten. Quantitative, messbare Befunde sind dabei weniger wichtig als das Befinden des Patienten sowie die durch den Arzt mittels Betrachtung, Befragung und Pulsdiagnose festgestellten Veränderungen. Analysiert man diese nach den so genannten **acht Leitkriterien (*bagang* 八綱)**, versucht man zunächst festzustellen, wie tief eine Erkrankung eingedrungen ist. Eine akute Erkältung ist ein Beispiel für eine oberflächliche Erkrankung (extima, *biao*). Die hier vorliegende Erkältungsanfälligkeit, die schon seit langer Zeit besteht, lässt auf einen Prozess im Inneren (intima, *li*) schließen.

Eine zweite Betrachtungsebene ist die Achse der Dynamik einer Erkrankung. Die Verfrorenheit, die Blässe, die blasse Zunge und die Bauchschmerzen sind Zeichen für „Kälte" (algor, *han*). Sie deuten auf einen gehemmten und verlangsamten Fluss des Qi hin. Dazu passt auch die Vorliebe für warme Speisen. (Zeichen für „Hitze" (calor, *re*), die auf einen krankhaft gesteigerten und beschleunigten Qi-Fluss weisen würden, sind im zweiten Fallbeispiel beschrieben.)

Mit dem dritten Paar der Leitkriterien schließlich bestimmt man den energetischen Zustand: Der Begriff energetische Schwäche (depletio, *xu*) bezeichnet eine Schwäche an gesunden Energien, die in aktive (Yang) und struktive (Yin) differenziert werden. Die Infektanfälligkeit, der weiche Stuhl und die weiche Zunge weisen auf eine Schwäche der aktiven Energieformen eines Individuums hin, nämlich Qi und Yang. (Symptome für

41

eine Yin-Schwäche werden im zweiten Beispiel geschildert.)

Wenn bei einem akuten Infekt Kopfdruck, eine verstopfte Nase und verschleimte Atemwege gegeben sind und die Zunge dick belegt ist, so liegt eine krankmachende energetische Überladung (repletio, *shi*) vor.

Neben den Leitkriterien *(bagang)* werden beim Erstellen der Diagnose die **krankmachenden Faktoren (Agenzien, *bingyin* 病因)** betrachtet. Sie werden unterteilt in die äußeren Agenzien (klimatische Faktoren wie „Wind" [ventus, *feng*] oder „Feuchtigkeit" [humor, *shi*]), die inneren Agenzien (emotionale Faktoren wie „Sorge" [solicitudo, *you*] oder „Zorn" [ira, *nu*]) und die neutralen Agenzien (z.B. Ernährungsfehler oder Mangel an körperlicher Aktivität).

Den obigen Angaben kann man entnehmen, dass der energetische Zustand des Jungen nicht durch äußere oder innere Faktoren bedingt ist. Allerdings wirken das kalte Frühstück, die Milch und der Orangensaft sowie Salate nach der chinesischen Ernährungslehre abkühlend und somit hemmend auf den Fluss der aktiven Energien.

Zum Abschluss sind noch die beteiligten **Funktionskreise (orbes, *zangfu* 臟腑)** genau zu bestimmen. Die Funktionskreise spielen eine zentrale Rolle im chinesischen medizinischen Denken. In einem Entsprechungssystem werden alle menschlichen Äußerungen überschaubar in Beziehung gesetzt. Die Funktionskreise tragen die in der westlichen Medizin verwendeten Organbezeichnungen, sind aber keine anatomisch definierten Orte, sondern funktionelle Konzepte. Zuordnungen wie Farben, Tierarten oder Jahreszeiten runden die Angaben zum jeweiligen Funktionskreis ab.

Bei unserem Patienten sind die Funktionskreise Niere (o. renalis, *shen*), Milz (o. lienalis, *pi*) und Lunge (o. pulmonalis, *fei*) beeinträchtigt.

Der Fk Niere (o. renalis, *shen*) repräsentiert unsere angeborene Konstitution, die hier geschwächt ist: Die dunklen Augenringe und die Blässe sind typische Zeichen dafür. Die Mittelohrentzündungen weisen ebenso auf den Fk Niere (o. renalis, *shen*) hin, dem die Ohren im Entsprechungssystem der chinesischen Medizin zugeordnet sind.

Der Fk Milz (o. lienalis, *pi*) ist für die Verdauung geistiger wie stofflicher Nahrung zuständig. Daraus gewinnt er die Kraft und die Wärme, die er dem restlichen Körper für das alltägliche Leben zur Verfügung stellt. Die Kälteempfindlichkeit, der mäßige Appetit und die weichen Stühle zeigen wie die weiche Zunge eine Schwäche an Qi in diesem Funktionskreis. Die geschilderten Ernährungsgewohnheiten bedingen diese Schwäche mit.

Haut und Schleimhäute werden dem Fk Lunge (o. pulmonalis, *fei*) zugeordnet, der die Oberfläche (extima, *biao*) des Menschen repräsentiert. Die Atmung, die Nase, der Herbst und die Wehrenergie (qi defensivum, *weiqi*) werden ebenfalls diesem Funktionskreis zugeordnet. Die Infektanfälligkeit, die der Grund des Praxisbesuches ist, zeigt eine Schwäche dieses Bereiches an.

Zusammenfassend lässt sich sagen, dass der Junge unter einer energetischen Schwäche des Qi (depletio qi, *qixu*) der Fk Niere, Milz und Lunge (oo. renalis, lienalis et pulmonalis, *shen pi fei*) leidet,

die mit „Kälte"-Zeichen (algor, *han*) einhergeht.

Als **Therapieprinzip** wird deshalb eine
Stärkung des Qi und eine Wärmung der
Fk Niere, Milz und Lunge (oo. renalis,
lienalis et pulmonalis, *shen pi fei*) ange-
strebt.

Hierfür gibt es im Rahmen der chinesischen Medizin mehrere Möglichkeiten:
Es kann eine Akupunktur oder Moxa-
therapie erfolgen. Moxen nennt man
die Erwärmung bestimmter Akupunkturpunkte oder Körperregionen mittels
Abbrennen von Moxakraut. Die Methode
eignet sich insbesondere zur stützenden
Erwärmung, während die Akupunktur,
das Einstechen dünner Nadeln in genau
beschriebene Akupunkturpunkte, mehr
der Ausleitung und Regulation dient.
Möglich ist auch die Anwendung von
Techniken aus der Tuina-Therapie, die
Methoden der Massage, der Kranken-
gymnastik und der Akupressur in sich
vereint. Qigong ist eine wichtige und
effektive Methode zur Stützung der kör-
pereigenen Qi-Kräfte. (Überblick über
die genannten Therapieformen, s. auch
oben S. 7)

Die wichtigste und am häufigsten ange-
wandte Therapieform ist die Behandlung
mit Heilkräutern (selten auch mit minera-
lischen oder tierischen Bestandteilen),
die meist in Form einer Abkochung,
eines so genannten Dekoktes, eingenommen werden. Was theoretische Grundlagen und Anwendungsmöglichkeiten
angeht, ist die chinesische Diätetik eng
mit der Arzneimitteltherapie verwandt.
Der vorgestellte Junge sollte seine Mahlzeiten langsam und regelmäßig einnehmen und kalte und schwere Speisen
meiden, da diese die bereits bestehende

„Kälte" (algor, *han*) verstärken und die
aktiven Energien noch weiter absinken
lassen. Warme und leichte Lebensmittel
sowie Speisen, die die erwähnten drei
Funktionskreise stützen, können die vor-
handene Störung hingegen langfristig
korrigieren, was im konkreten Fall zum
gewünschten Erfolg führte.

Empfehlenswerte Rezepturen

- Hühnerfleisch mit gebratenem Lauch
  und Erdnüssen (s. S. 148)
- Chinesischer Lauch mit Walnüssen
  (s. S. 128)
- Breie: vor allem mit Walnüssen oder
  mit Frühlingszwiebel und Ingwer
  (s. S. 74) oder mit Shiitake-Pilzen und
  Frühlingszwiebel (s. S. 78)
- Bunte Reispfanne mit Brokkoli und
  Shrimps (s. S. 184)
- Feine Dinkelsuppe (s. S. 98)
- Kräftige Hühnersuppe (s. S. 104)
- Teigtaschen: Hühnerbrustfilet mit
  Frühlingszwiebeln (s. S. 206)
- Garnelen mit Chinesischem Lauch
  (s. S. 182)

2.5.2 Fallbeispiel 2

Die etwas nervös und fahrig wirkende
53-jährige Patientin befindet sich in den
Wechseljahren. Die Periode hatte bei ihr
schon vor einigen Jahren ausgesetzt, und
die seitdem durchgeführte Hormonersatz-
therapie musste wegen Nebenwirkungen
und Risiken vor einiger Zeit beendet
werden. Bereits bestehende Durchschlaf-
störungen sowie eine allgemeine Nervosität und Reizbarkeit haben sich daraufhin noch verstärkt. Vor allem nachts
treten Hitzewallungen mit Schweißen
auf. Die Patientin berichtet über ein

ebenfalls seit Jahren wiederkehrendes Sodbrennen. Durch eine Magenspiegelung wurde eine Entzündung der Speiseröhre festgestellt. Die Patientin nimmt deshalb Medikamente zur Hemmung der Magensäureproduktion. Es besteht eine Neigung zur Verstopfung.

Die Zunge ist rissig, sie ist auch deutlich gerötet. Bei der Pulstastung lassen sich an den Taststellen, die der oberen Körperhälfte zugeordnet sind, so genannte überflutende Pulse (pp. exundantes, *hongmai*) feststellen. Die Pulse, die der unteren Körperhälfte zugeordnet werden, sind zart (pp. minuti, *ximai*).

Die Diagnose anhand der **Leitkriterien** ergibt ein Geschehen des Inneren (intima, *li*), das eine gesteigerte Dynamik aufweist (nervös, Hitzewallungen, Sodbrennen, rote Zunge, die überflutenden [exundantes, *hong*] Pulse). Diese „Hitze" (calor, *re*) beruht auf einer energetischen Schwäche (depletio, *xu*) des Yin, die zu einem Überwiegen der aktiven (Yang-) Energien geführt hat. Die rissige Zunge, der zarte (minutus, *xi*) Puls und die nächtliche Verstärkung der Symptome belegen die energetische Schwäche (depletio, *xu*) des Yin. Diese Konstellation ist typisch für eine Wechseljahrssymptomatik.

Als **krankmachende Faktoren (Agenzien, *bingyin* 病因)** sind bei der Befragung Ernährungsfehler (die Patientin isst allgemein unregelmäßig und hastig, trinkt abends gerne Rotwein und nimmt das eher üppige Abendessen spät ein) zu eruieren, in deren Gefolge zusätzlich „Hitze" (calor, *re*) entsteht und Yin verbraucht wird: Rotwein wird als sehr warm qualifiziert, unregelmäßiges, hastiges und vor allem spätes Essen am

Abend verbraucht nach Ansicht der chinesischen Medizin besonders viel Yin des Fk Magen (yin stomachi, *weiyin*). Zusätzlich angefacht wird die sich im Inneren (intima, *li*) entwickelnde „Hitze" (calor, *re*) durch äußere Belastungen wie die Pflege einer kranken Mutter und berufliche Anspannungen.

Von den Funktionskreisen ist primär der Fk Niere (o. renalis, *shen*) betroffen. Ihm ordnet man nicht nur die angeborene Konstitution zu, sondern auch die sexuellen Reifungs- und Alterungsprozesse wie Pubertät, Fruchtbarkeit und Wechseljahre. Im Gegensatz zum ersten Beispiel ist es in diesem Fall jedoch der Yin-Aspekt, der vermindert ist. Dadurch können die sich sonst harmonisch ausgleichenden Yang-Kräfte ein Übergewicht gewinnen und in den Fk Herz (o. cardialis, *xin*) aufsteigen. Der Fk Herz (o. cardialis, *xin*), der „Fürst", repräsentiert unsere sich nach außen zeigende Persönlichkeit. Schlafstörungen und Schwitzverhalten, zwei Bereiche, die dem Fk Herz (o. cardialis, *xin*) zugeordnet sind, belegen ebenso wie Nervosität und Reizbarkeit die relative Übersteigerung der aktiven Yang-Kräfte.

Sodbrennen und Verstopfung sind Zeichen für „Hitze" (calor, *re*) im Fk Magen (o. stomachi, *wei*), die zum Verbrauch von Säften *(jinye)* und Yin geführt hat. Somit lautet die Diagnose energetische Schwäche des Yin (depletio yin, *yinxu*) in den Fk Niere, Magen und Herz (oo. renalis, stomachi et cardialis, *shen wei xin*). Daraus hat sich „Hitze" (calor, *re*) entwickelt, die durch Ernährungsfehler und seelische Faktoren noch verstärkt wird.

Zur **Therapie** ist deshalb eine Befeuchtung und Stützung des Yin angezeigt, die mit einer Kühlung und Beruhigung des Fk Herz (o. cardialis, *xin*) kombiniert werden sollte.

Auch hierzu können verschiedene therapeutische Methoden eingesetzt werden: Akupunktur, Phytotherapie und Diätetik. Bezüglich der Ernährung wurde der Patientin geraten, scharfe und warm oder heiß wirkende Speisen und Getränke zu meiden. Die Mahlzeiten sollten regelmäßiger erfolgen, das Abendessen weniger üppig und früher eingenommen werden.

Empfehlenswerte Rezepturen

- Gebratenes Schweinefleisch mit Bocksdornfrüchten (s. S. 160)
- Tintenfisch mit Staudensellerie (s. S. 174)
- Breie mit Rosinen/mit Longanen/mit Sesam/mit Walnüssen (s. S. 62, 64, 68, 70)
- Tofu-Avocado-Paste (s. S. 224)
- Teigtaschen: Spinat mit Sesam (s. S. 218)
- Mit Brauntang gedünstetes Entenfleisch (s. S. 116)
- Gedünsteter Tintenfisch mit Schweinefleisch (s. S. 178)
- Dekokt mit Weizen, chinesischen Datteln und Longanen (s. S. 268)
- Tomaten- und Wassermelonensaft (s. S. 274)

TEIL II

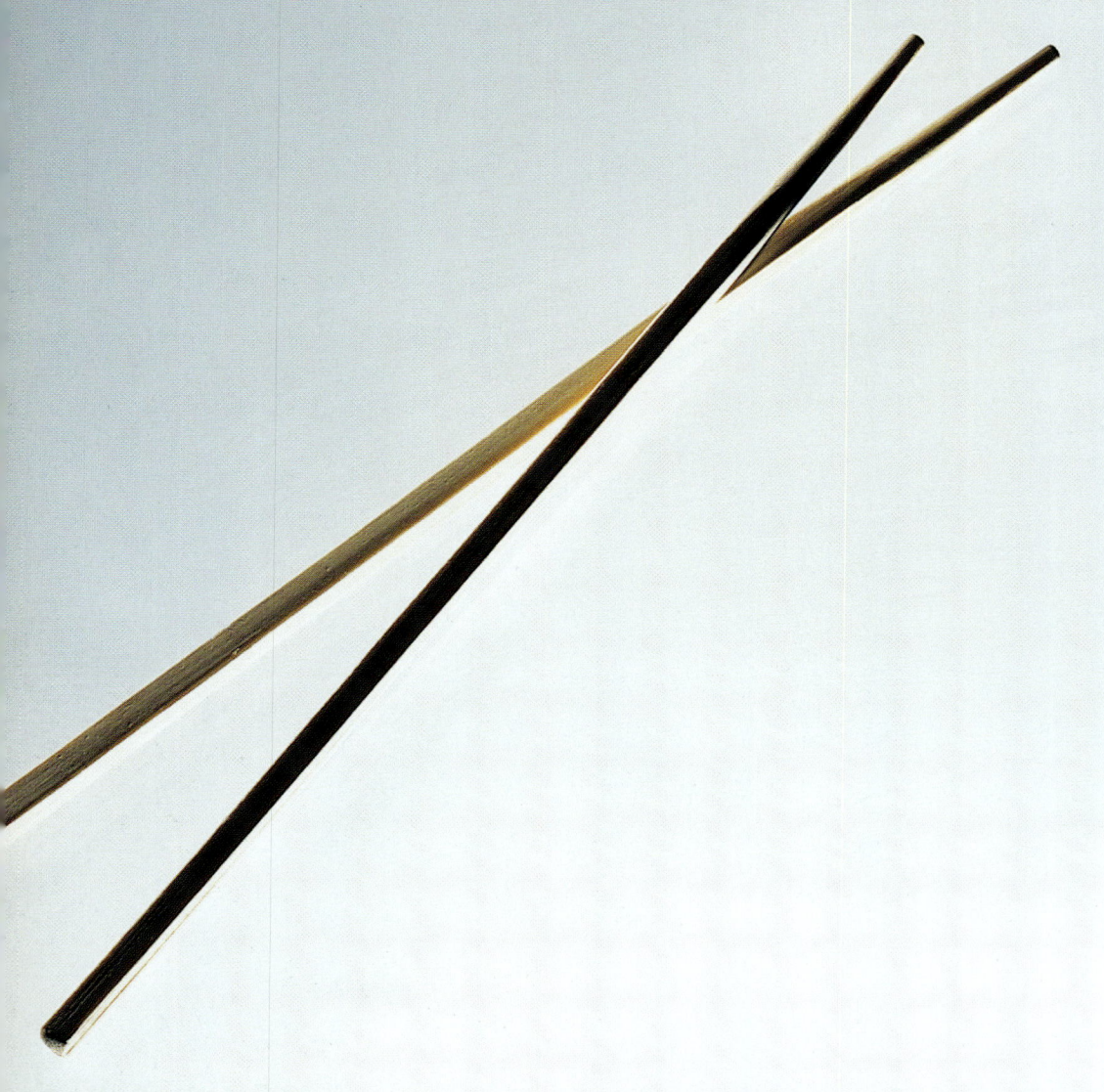

REZEPTE

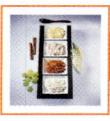

1 Breie

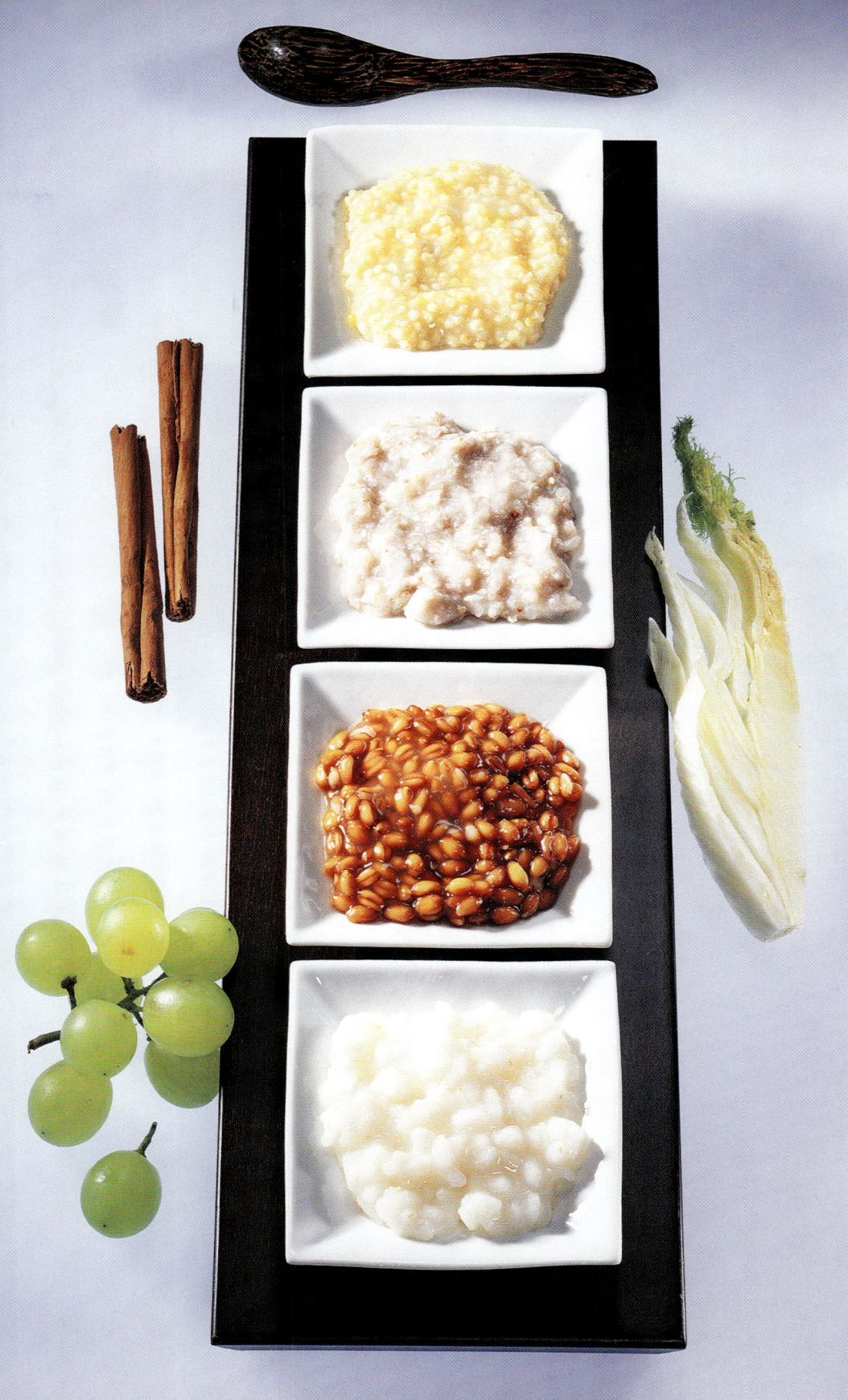

1 Breie

1.1 Grundrezepte Breie

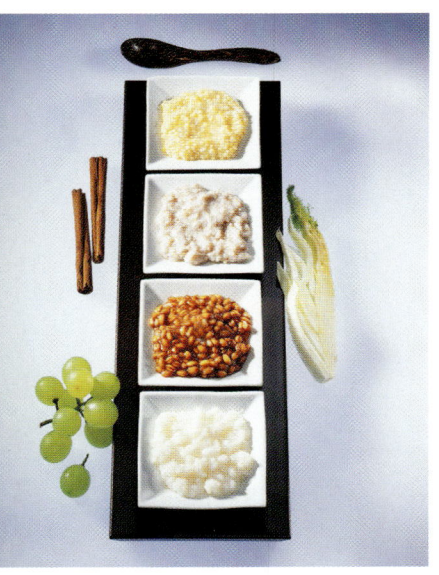

Grundrezept: Ganze Getreidekörner

für 1 Portion

2–3 EL Getreide
Meersalz
etwas Zitronensaft

- Getreide mit Wasser bedeckt über Nacht einweichen. Am nächsten Morgen zum Kochen bringen, bei kleiner Hitzezufuhr weichkochen. Dabei auf ausreichende Flüssigkeitsmenge achten, bei ausgeschalteter Herdplatte nachquellen lassen.
- Mit Meersalz erst als letztes würzen, eventuell pürieren und etwas Zitronensaft mit anderen Zutaten verwenden.

Zubereitungszeit: ca. 30 Minuten

Grundrezept: Getreideschrot

für 1 Portion

Es eignen sich Reis, Hirse, Hafer, Buchweizen, Dinkel, Weizen.

2–3 EL Getreideschrot
Meersalz
etwas Zitronensaft

- Getreideschrot gut mit Wasser bede-
  cken, unter Rühren zum Kochen bringen, (je nach Mahlgrad) ca. 10 Minuten auf kleiner Flamme leicht köcheln,
  dabei auf ausreichende Flüssigkeitsmenge achten, auf der ausgeschalte-
  ten Herdplatte 5 Minuten nachquellen
  lassen.
- Mit Meersalz und etwas Zitronensaft
  würzen.

Zubereitungszeit: ca. 20 Minuten je nach
Schrotgrad des Getreides

Garzeiten für ganze Körner

pro 100 g	Flüssigkeit	Einweichzeit	Garzeit	Nachquellzeit
Weizen	200 ccm	6–12 Std.	40–60 Min.	20–30 Min.
Dinkel	200 ccm	6–12 Std.	35–45 Min.	15 Min.
Gerste	200 ccm	6–12 Std.	40–60 Min.	20–30 Min.
Hafer	160 ccm	6–12 Std.	20–30 Min.	15 Min.

Ausnahmen

Buchweizen	200 ccm	0 Std.	15–20 Min.	5 Min.
Hirse	200 ccm	0 Std.	15–20 Min.	5 Min.

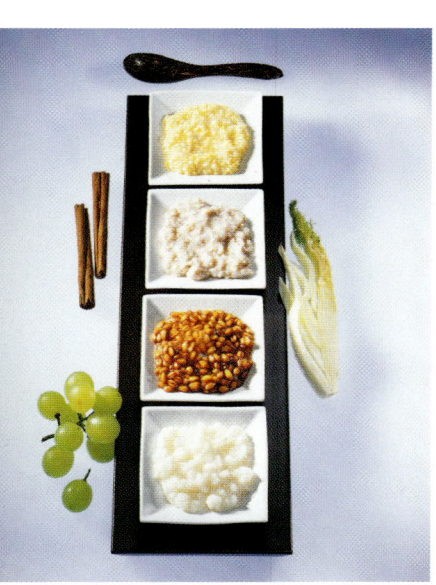

Grundrezept: Getreideflocken

für 1 Portion

Es eignen sich Reis, Hirse, Hafer, Buchweizen, Dinkel, Weizen.

2–3 EL Flocken
Meersalz
etwas Zitronensaft

- Flocken mit kochendem Wasser bedeckt 5–10 Minuten abgedeckt quellen lassen. Dabei auf ausreichende Flüssigkeitsmenge achten, danach kräftig durchrühren.
- Mit Meersalz und etwas Zitronensaft würzen.

Zubereitungszeit: 5– 10 Minuten

Wirkung

Stützung und Kräftigung der „Mitte" (Fk Milz und Magen, oo. lienalis et stomachi, *pi wei*).

Funktionskreisbezug	Fk Milz (o. lienalis, *pi*) zusätzliche Funktionskreise je nach Getreideart Fk Magen (o. stomachi, *wei*)	++ +
Temperaturverhalten	warm	+
Geschmack	süß	+
Wirkung	stützt das Qi des Fk Milz (qi lienale, *piqi*) befeuchtet den Fk Magen (o. stomachi, *wei*)	++ +
Indikation	Erschöpfung Verdauungsbeschwerden Gewichtsregulation	

Erläuterung

Alle Getreidearten haben einen Bezug zur „Mitte", d.h. zu den Fk Milz (o. lienalis, *pi*) und/oder Magen (o. stomachi, *wei*). Sie stützen das Qi des Fk Milz (qi lienale, *piqi*) und befeuchten den Fk Magen (o. stomachi, *wei*). In der Zubereitung als warmer Brei wird die Aufschlüsselung des Getreides durch den Organismus optimal unterstützt. So kann die „Mitte" (Fk Milz und Magen, oo. lienalis et stomachi, *pi wei*) harmonisierende und kräftigende Wirkung des Getreides zur vollen Entfaltung gelangen.

Angaben zur Einnahme

Tägliche Anwendung insbesondere als Frühstück möglich und empfehlenswert.

Indikationen

Ungeachtet der unterschiedlichen Wirkweise jeder Getreideart dienen alle Getreidebreie als ideale Grundlage zur diätetischen Behandlung bei körperlicher und geistiger Erschöpfung, zur Gewichtsregulation und bei Verdauungsbeschwerden.

Die einzelnen Getreidearten und ihre Wirkungen

Zu beachten! Hier ist zu berücksichtigen, dass gekörntes bzw. grob geschrotetes oder gekeimtes Getreide in der Regel neutral bis kühl ist, während raffiniertes Mehl warm bis heiß ist und „Hitze"-Prozesse (calor, *re*) begünstigen kann.

Weizen (in gekörnter, grob geschroteter oder Flockenform)
- Kühl, süß; Fk Herz (o. cardialis, *xin*), Fk Milz und Niere (oo. lienalis et renalis, *pi shen*)
- Stützt den Fk Herz (o. cardialis, *xin*), beseitigt Unruhe und „Hitze" (calor, *re*), wirkt harntreibend, hält den Schweiß zurück
- Vor allem bei Erregungszuständen, Unruhe, Schlafstörungen sowie spontanen oder nächtlichen Schweißen.

Gerste (in gekörnter, grob geschroteter oder Flockenform)

- Kühl, süß und salzig; Fk Blase (o. vesicalis, *pangguang*), Fk Milz und Magen (oo. lienalis et stomachi, *pi wei*)
- Kühlt „Hitze" (calor, *re*) vor allem im unteren Wärmebereich (unteres Calorium, *xiajiao*) (Fk Blase, o. vesicalis, *pangguang*), wirkt „Feuchtigkeit" (humor, *shi*) ausleitend und harntreibend
- Kräftigt und harmonisiert den Fk Milz (o. lienalis, *pi*), beseitigt Verdauungsblockaden
- Vor allem bei Harnwegsbeschwerden (z. B. Blasenentzündung), Verdauungsblockaden mit Schmerzen und Völlegefühl im Unterbauch, auch bei westlichen Krankheitsbildern wie Magen- und Zwölffingerdarmgeschwüren.

Dinkel (in gekörnter, grob geschroteter oder Flockenform)

- Warm, süß; Fk Milz (o. lienalis, *pi*)
- Stützt und erwärmt die „Mitte" (Fk Milz und Magen, oo. lienalis et stomachi, *pi wei*), wandelt „Feuchtigkeit" (humor, *shi*) um
- Vor allem bei allgemeiner Schwäche, Durchfall.

Hafer (in gekörnter, grob geschroteter oder Flockenform)

- Neutral, süß; Fk Milz und Magen (oo. lienalis et stomachi, *pi wei*), Fk Herz (o. cardialis, *xin*)
- Macht die „Mitte" (Fk Milz und Magen, oo. lienalis et stomachi, *pi wei*) frei, senkt Qi ab, beseitigt „Feuchtigkeit" (humor, *shi*), stützt den Fk Herz (o. cardialis, *xin*), kräftigt Muskeln und Sehnen, hält Schweiß zurück
- Vor allem bei Schwäche der „Mitte" (Fk Milz und Magen, oo. lienalis et stomachi, *pi wei*) (z. B. nach Erbrechen), bei spontanen und nächtlichen Schweißen, Nervosität, wirkt aber weniger stark als Weizen.

Reis (bevorzugt ist Rundkornreis, d. h. Milchreis oder Risottoreis; Langkornreis, z. B. Basmati-Reis, ist etwas wärmer)

- Neutral, süß; Fk Milz und Magen (oo. lienalis et stomachi, *pi wei*)
- Stützt und harmonisiert die „Mitte" (Fk Milz und Magen, oo. lienalis et stomachi, *pi wei*), mehrt das Qi, behebt Durchfall
- Bei Verdauungsbeschwerden (z. B. chronische Gastritis), Infektionsneigung, bronchialen Infekten und auch zur Korrektur von Diätfehlern. Gilt als das „neutrale Nahrungsmittel" schlechthin.

Buchweizen (in ganzen Körnern oder in Flockenform)

- Neutral/kühl, süß; Fk Milz, Magen und Dickdarm (oo. lienalis, stomachi et intestini crassi, *pi wei dachang*)
- Beseitigt „Feuchtigkeit" (humor, *shi*), stützt die „Mitte" (Fk Milz und Magen, oo. lienalis et stomachi, *pi wei*), senkt Qi ab, macht den Fk Dickdarm (o. intestini crassi, *dachang*) frei, wirkt entgiftend
- Wichtiges Mittel zur Ausleitung von „Feuchtigkeit" (humor, *shi*) und „Hitze" (calor, *re*); z. B. bei Spannungsgefühlen und Schmerzen im Unterbauch, Colitis, Hepatitis, rheu-

matischen Beschwerden, Harnwegsinfekten.

Hirse (Rispenhirse, in gekörnter, grob
geschroteter oder Flockenform)
- Warm, süß; Fk Milz und Magen
  (oo. lienalis et stomachi, *pi wei*),
  Fk Niere (o. renalis, *shen*)
- Stützt das Qi und die „Mitte"(Fk Milz
  und Magen, oo. lienalis et stomachi,
  pi wei)
- Schönes Mittel zur Stabilisierung der
  „Mitte" (Fk Milz und Magen, oo. lienalis et stomachi, *pi wei*) und des
  Fk Niere (o. renalis, *shen*); auch gut
  für Kinder geeignet
- Vor allem bei Durchfall, Gedeihstörungen, Kraftlosigkeit.

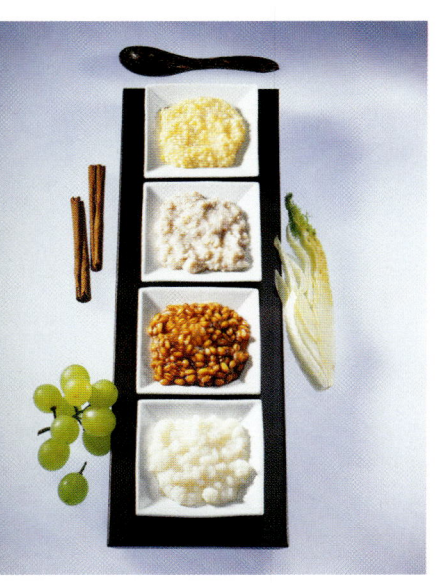

1.2 Süße Abwandlungen

Die Wirkung des Grundrezeptes von Breien auf die „Mitte" (Fk Milz und Magen, oo. lienalis et stomachi, *pi wei*) bleibt weiter gültig. Die folgenden Erläuterungen beziehen sich nur auf die jeweilige Abwandlung des Grundrezeptes (z. B. „mit Birne") und seine charakteristischen Merkmale. Um eine optimale Wirkung zu erzielen, sollte man dafür die jeweils besonders geeigneten Getreidesorten verwenden. Sie werden unter der Überschrift „Indikationen" hervorgehoben (z. B. „Reis oder Haferflocken").

1 Mit Birne

pro Portion

1 Birne
etwas Wasser
wenig Zimtpulver
Honig

- Birne vorbereiten und in kleine Stücke schneiden.
- Etwas Wasser erhitzen.
- Mit wenig Zimtpulver die Birnenstücke erhitzen, weich dünsten.
- Honig nach Belieben zufügen.

Zum fertigen Brei dazureichen oder untermengen.

Zubereitungszeit: 5– 10 Minuten

Wirkung

Bei langwierigen Hals- und Rachen-
infekten zur Mehrung des Yin des
Fk Lunge (yin pulmonale, *feiyin*) und
Umwandlung von „Schleim" (pituita, *tan*).

Funktionskreisbezug	Fk Lunge (o. pulmonalis, *fei*)	++
Temperaturverhalten	warm	+
Geschmack	süß	+++
Wirkung	befeuchtet das Yin des Fk Lunge (yin pulmonale, *feiyin*)	++
	wandelt Schleim des Fk Lunge (pituita pulmonale, *feitan*) um	+
Indikation	trockener Husten mit zähem Schleim	

Erläuterung

Birne gedünstet und zerkleinert befeuchtet und stützt das Yin des Fk Lunge (yin
pulmonale, *feiyin*) ebenso wie Honig.
Daneben besitzt Honig entgiftende und
Husten stillende, Birne „Schleim" (pituita,
tan) umwandelnde Funktionen. Der
Getreidebrei stützt die „Mitte" (Fk Milz
und Magen, oo. lienalis et stomachi,
pi wei) und fördert damit die Erzeugung
von Säften *(jinye)*.

Indikationen

Diese Rezeptur ist ideal bei hartnäcki-
gem, trockenem Husten, zähem Schleim
oder trockenem und wundem Rachen.
Häufig wird sie bei Kindern nach bronchialen Infekten oder Keuchhusten verwendet. Sehr gut ist sie dabei mit Reis
oder Haferflocken zur Stützung der
„Mitte" (Fk Milz und Magen, oo. lienalis
et stomachi, *pi wei*) zu kombinieren.

Angabe zur Einnahme

Bei Beschwerden tägliche Anwendung
insbesondere als Frühstück empfehlenswert. Auch vorbeugend kann die Rezeptur eingenommen werden.

Die einzelnen Zutaten und ihre Wirkungen

Birne

- Kühl, süß, etwas sauer; Fk Lunge und
  Magen (oo. pulmonalis et stomachi,
  fei wei)
- Kühlt, befeuchtet und wandelt
  zugleich „Schleim" (pituita, *tan*) um
- In rohem Zustand: kühlt „Hitze"
  (calor, *re*); gegart: befeuchtet und
  stützt das Yin
- Gilt als **das** Mittel für den Fk Lunge
  (o. pulmonalis, *fei*)
- Vor allem bei Husten, Schluckbeschwerden, Halsentzündung, Unruhe,
  vermehrtem Durst

Zimt

- Warm, scharf, Funktionskreise „Mitte"
  (Fk Milz und Magen), Fk Leber und Niere
- Erwärmt die „Mitte" (Fk Milz und
  Magen, oo. lienalis et stomachi, *pi
  wei*), zerstreut „Kälte" (algor, *han*),
  bewegt das Xue, lindert Schmerzen
- Vor allem bei Frösteln, kalten Extremitäten, Durchfall, Schmerzen in Knien
  und Hüften, Übelkeit und Erbrechen

2 Mit Apfel

Bei der Zubereitung wie unter Rezept 1 beschrieben vorgehen oder

- Apfel reiben oder in kleine Stücke schneiden und in der Quellphase des Getreides zum Brei hinzugeben.
- Die Obststücke werden etwa 5 Minuten mit dem Brei „erwärmt".

Tipp: Statt der Zugabe von Zimt, wie unter Rezept 1 beschrieben, ist hier auch die Zugabe von Vanille zur geschmacklichen Abrundung möglich.

Wirkung
Mehrung des Yin des Fk Milz (yin lienale, *piyin*).

Funktionskreisbezug	Fk Milz (o. lienalis, *pi*)	+++
Temperaturverhalten	warm	+
Geschmack	süß	++
	sauer	+
Wirkung	mehrt das Yin des Fk Milz (yin lienale, *piyin*)	++
Indikation	verminderter Appetit Abmagerung Kraftlosigkeit	

Erläuterung

Im Vergleich zur ersten Variation zielt die Wirkung mehr auf die „Mitte" (Fk Milz und Magen, oo. lienalis et stomachi, *pi wei*), um dort die Hervorbringung von Säften *(jinye)* und Bauenergie (qi constructivum, *yingqi*) zu fördern, in zweiter Linie auf den Fk Lunge (o. pulmonalis, *fei*).

Indikationen

Verminderter Appetit, Verdauungsstörungen wie postprandiale Völle, Trockenheit von Mund und Lippen, Abmagerung und Kraftlosigkeit sowie Verstopfung weisen auf eine energetische Schwäche des Yin des Fk Milz (depletio yin lienale, *piyin xu*) hin. Die Zunge ist zart gerötet mit dünnem, eventuell in der Mitte fehlendem Belag, die Pulse sind erschöpft (depleti, *xu*) und zart (minuti, *xi*). Von den Getreidearten kommen Reis und Hafer dem Anliegen der Kräftigung der „Mitte" (Fk Milz und Magen, oo. lienalis et stomachi, *pi wei*) am nächsten.

Angaben zur Einnahme

Bei Beschwerden ist die tägliche Anwendung, insbesondere als Frühstück, empfehlenswert. Auch zur Gesunderhaltung kann die Rezeptur regelmäßig eingenommen werden.

Die einzelnen Zutaten und ihre Wirkungen

Apfel

- Kühl (gerieben: leicht warm), süß und etwas sauer; Fk Milz und Magen (oo. lienalis et stomachi, *pi wei*), Fk Lunge (o. pulmonalis, *fei*)
- Kühlt „Hitze" (calor, *re*) und befeuchtet, stützt das Yin des Fk Milz (yin lienale, *piyin*)
- Vor allem bei Verdauungsstörungen, vermindertem Appetit
- **Zu beachten!** Durch das Reiben des Apfels verstärkt sich die wärmende und das Qi des Fk Milz (qi lienale, *piqi*) stützende Wirkung des Breies.

Zimt

- Warm, scharf, Funktionskreise „Mitte" (Fk Milz und Magen, oo. lienalis et stomachi, *pi wei*), Fk Leber und Niere (oo. hepaticus et renalis, *gan shen*)
- Erwärmt die „Mitte" (Fk Milz und Magen, oo. lienalis et stomachi, *pi wei*), zerstreut „Kälte" (algor, *han*), bewegt das Xue, lindert Schmerzen
- Vor allem bei Frösteln, kalten Extremitäten, Durchfall, Schmerzen in Knien und Hüften, Übelkeit und Erbrechen.

3 Mit Bananen-
stücken

- Bananen zerdrücken oder in kleine Stücke schneiden und in der Quellphase des Getreides zum Brei hinzugeben.
- Die Obststücke werden etwa 5 Minuten mit dem Brei „erwärmt".

Tipp: Zur geschmacklichen Abrundung können wenig Zimt, Vanille, Zitronensaft oder Rosinen zugegeben werden.

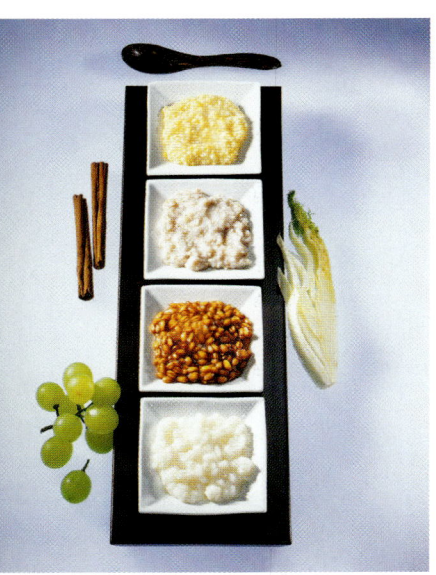

Wirkung

Kühlung und Befeuchtung.

Funktionskreisbezug	Fk Dickdarm (o. intestini crassi, *dachang*)	++
	Fk Magen (o. stomachi, *wei*)	++
Temperaturverhalten	kühl	+
Geschmack	süß	++
Wirkung	befeuchtet „Trockenheit" (ariditas, *zao*)	++
	kühlt „Hitze" des Fk Magen (calor stomachi, *weire*)	+
Indikation	Verstopfung	
	gesteigerter Durst	

Erläuterung

Banane kühlt und befeuchtet die Fk Magen und Dickdarm (oo. stomachi et intestini crassi, *wei dachang*).

Indikationen

Diese Breiabwandlung ist bei Trockenheit im Rachen, bei Durst und Verstopfungsneigung geeignet. An Getreidearten finden am besten die als kühl qualifizierten Weizen, Buchweizen oder Gerste Verwendung.

Zu beachten! Wird eine reife und zerdrückte Banane verwendet, erhält das Rezept eine leicht warme Wirkrichtung und ist zur Stützung des Fk Milz (o. lienalis, *pi*) bei Schwäche und Durchfallneigung einzusetzen.

Angaben zur Einnahme

Bei Beschwerden ist die tägliche Anwendung, insbesondere als Frühstück, empfehlenswert. Bei Zeichen einer energetischen Schwäche (depletio, *xu*) oder „Kälte" (algor, *han*) im Fk Milz (o. lienalis, *pi*) wie Blähungen oder Durchfall sollte die Anwendung beendet werden.

Die einzelnen Zutaten und ihre Wirkungen

Banane

- Kalt (zerdrückt: neutral), süß; Fk Magen und Dickdarm (oo. stomachi et intestini crassi, *wei dachang*)
- Kühlt „Hitze" (calor, *re*), befeuchtet den Fk Dickdarm (o. intestini crassi, *dachang*), entgiftet
- Vor allem bei Schmälerung der Säfte (*jinye*), z. B. Trockenheit des Rachens, Durst, Unruhe, chronischem Husten (ohne Schleim), Verstopfung, blutigen Hämorrhoiden.

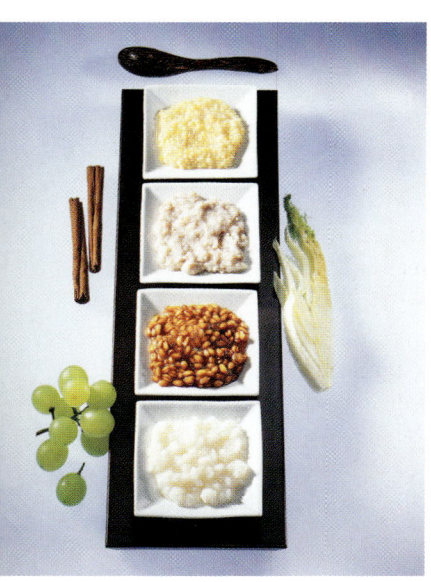

4 Mit Rosinen

Rosinen ganz oder grob gehackt unter
den fertigen Brei mischen.

Wirkung

Stützung der Fk Leber und Niere
(oo. hepaticus et renalis, *gan shen*).

Funktionskreisbezug	Fk Leber (o. hepaticus, *gan*)	++
	Fk Niere (o. renalis, *shen*)	++
Temperaturverhalten	warm	+
Geschmack	süß	++
	sauer	+
Wirkung	stützt den Fk Niere (o. renalis, *shen*)	++
	befeuchtet das Yin des Fk Leber (yin hepatici, *ganyin*)	+
Indikation	Schwäche der Muskeln, Sehnen und Knochen	
	Konzentrationsmangel	
	Schwindel	

Erläuterung

Rosinen stützen die „Mitte" (Fk Milz und
Magen, oo. lienalis et stomachi, *pi wei*)
und die Fk Leber und Niere (oo. hepaticus et renale, *gan shen*).

Indikationen

Bei allgemeiner Kraftlosigkeit, die mit
einer Schwäche im Bewegungsapparat –
insbesondere der Lendenwirbelsäule,
Hüften und Beine – verbunden ist, sollte
diese Breivariation über längere Zeit eingenommen werden. Zur energetischen
Schwäche (depletio, *xu*) in den Fk Leber
und Niere (oo. hepaticus et renalis, *gan
shen*) können auch Schwindel, Konzent-
rationsmangel oder nächtliche Schweiße
gehören. Gut mit Hirse oder Hafer zu
kombinieren.

Angaben zur Einnahme

Bei Beschwerden ist die tägliche Anwendung, insbesondere als Frühstück, empfehlenswert. Auch vorbeugend kann die
Rezeptur regelmäßig eingenommen
werden.

Die einzelnen Zutaten und ihre Wirkungen

Weintraube/Rosine

- Neutral, süß und sauer; Fk Lunge,
  Milz und Niere (oo. pulmonalis, liena-
  lis et renalis, *fei pi shen*), Fk Leber
  (o. hepaticus, *gan*)
- Stützt die Fk Niere und Leber (oo.
  renalis et hepaticus, *shen gan*), bringt
  Säfte *(jinye)* hervor, wirkt leicht harn-
  treibend, stärkt die Funktionen der
  Muskeln, Sehnen und Knochen
- Vor allem bei allgemeiner Kraftlosig-
  keit, Schwäche und Schmerzen in
  Hüften und Knien, Palpitationen,
  Schwindel, geistiger Abgeschlagen-
  heit, Schweißen.

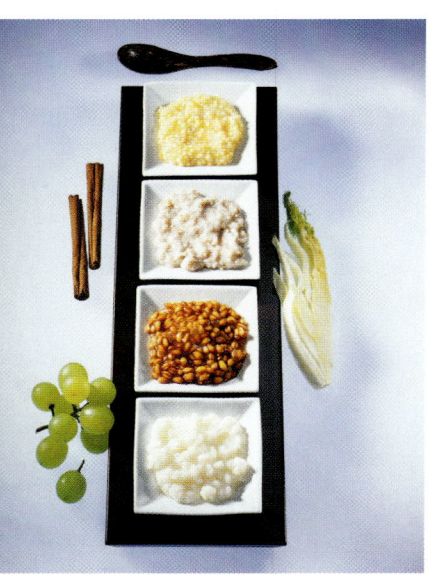

5 Mit Longanen (getrocknet)

- Longanen kleinschneiden, unter den Brei mengen und ziehen lassen.
- Oder je nach Qualität und Feuchtigkeitsgrad der Longanen (z. B. bei im Block gepressten Früchten) mit ausreichender Menge Wasser zu Kompott kochen und zum fertigen Brei reichen.

Tipps:
- Longanen werden von verschiedenen Herstellern getrocknet und zum Teil auch zu einem Block gepresst angeboten. Man erhält sie in ausgewählten Apotheken und Chinaläden.
- Daraus ergibt sich die Kochzeit der Früchte.
- Das Kompott ist 4–6 Tage im Kühlschrank haltbar.

Wirkung

Stützung und Beruhigung des Fk Herz
(o. cardialis, *xin*).

Funktionskreisbezug	Fk Herz (o. cardialis, *xin*)	+++
Temperaturverhalten	warm	+
Geschmack	süß	++
Wirkung	mehrt das Xue des Fk Herz (xue cardiale, *xinxue*)	+++
Indikation	Schlafstörungen Blutarmut Schweißneigung Konzentrationsstörungen Erschöpfung	

Erläuterung

Die Longane stützt den Fk Herz (o. cardialis, *xin*), indem sie das Xue des Fk Herz (xue cardiale, *xinxue*) suppletiert. Dies führt zu einer Beruhigung und Sedierung.

Indikationen

Diese Breivariation stellt eine milde, aber effektive Therapie bei Schlafstörungen dar, die durch eine energetische Schwäche des Xue (depletio xue, *xuexu*) bedingt sind. Die Zunge ist blass und etwas trocken und verschmälert, der Puls ist zart (minutus, *xi*). Zusätzlich sind Anämie, Palpitationen, Erschöpfungszustände und Konzentrationsstörungen möglich. Diese Konstellation ist besonders nach Operationen, bei Frauen nach Geburten oder mit starker Regelblutung anzutreffen. Besonders gute Kombinationen sind Hafer und Weizen mit ihrem Bezug zum Fk Herz (o. cardialis, *xin*).

Angaben zur Einnahme

Bei entsprechenden Beschwerden ist eine tägliche Anwendung, insbesondere als Frühstück, möglich und empfehlenswert. Für die genannten Situationen ist eine vorbeugende regelmäßige Einnahme sinnvoll.

Die einzelnen Zutaten und ihre Wirkungen

Longane (Drachenauge, Longanae arillus, *longyanrou*)

- Neutral/etwas warm, süß; Fk Herz und Milz (oo. cardialis et lienalis, *xin pi*)
- Stützt das Yin der Fk Herz und Milz (yin cardiale et lienale, *xin pi yin*) und das Xue dieser Funktionskreise, ergänzt das Xue, wirkt beruhigend
- Stärkungsmittel, das oft mit Ginseng verglichen wird
- Vor allem bei Schlaflosigkeit, Vergesslichkeit, Unruhe, Angstzuständen, spontanen und nächtlichen Schweißen, Erschöpfungssymptomatik auch nach Geburten oder Operationen (Blutverluste) (gut mit Hafer oder Weizen zu kombinieren).
- Die maximale Tagesdosis für Longanen beträgt 15 g.

6 Mit Mandelmus

Mandelmus unter den fertig gekochten
Brei mischen, eventuell Flüssigkeit
zugeben.
(Zur Herstellung von Mandelmus vgl.
Rezeptur S. 230)

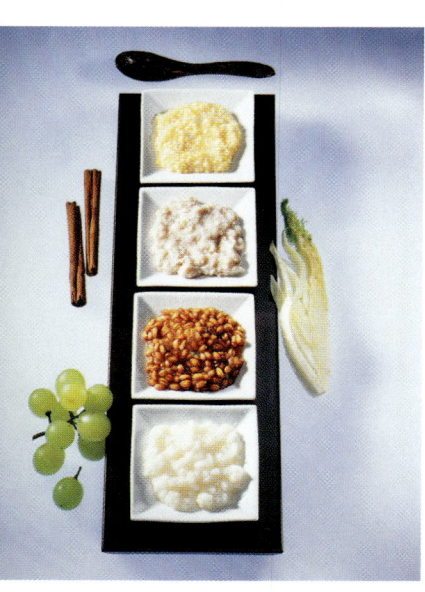

Wirkung

Befeuchtung der Fk Lunge und Dickdarm (oo. pulmonalis et intestini crassi,
fei dachang).

Funktionskreisbezug	Fk Lunge (o. pulmonalis, *fei*)	++
	Fk Dickdarm (o. intestini crassi, *dachang*)	+
Temperaturverhalten	warm	+
Geschmack	süß	++
Wirkung	befeuchtet „Trockenheit" des Fk Lunge (ariditas pulmonale, *feizao*)	++
	befeuchtet „Trockenheit" des Fk Dickdarm (ariditas intestini crassi, *dachangzao*)	++
Indikation	trockener Husten	
	Keuchatmung	
	Verstopfung	

Erläuterung

Mandeln wirken befeuchtend auf die Fk
Lunge und Dickdarm (oo. pulmonalis et
intestini crassi, *fei dachang*) und stärken
die notwendige Qi absenkende Funktion
dieser Funktionskreise.

Indikationen

Chronischer trockener Husten mit Keuchatmung oder Verstopfung stellen Indikationen für diese Rezeptur dar. Häufiger
Einsatz in der Kinderheilkunde, wenn
nach Rachen- und Lungeninfekten der
beschriebene Husten und eine Stuhlver-
härtung bestehen bleibt. Reis, Hirse oder
Haferflocken stellen die ideale Kombination zur Stützung der „Mitte" (Fk Milz
und Magen, oo. lienalis et stomachi, *pi
wei*) dar, Buchweizen ist bei Verstopfung
zum Öffnen des Fk Dickdarm (o. intestini crassi, *dachang*) vorzuziehen.
Diese Rezeptur lässt sich gut mit
Abwandlung 1, also mit Birne (S. 56),
kombinieren.

Angaben zur Einnahme

Bei Beschwerden ist die tägliche Anwendung, insbesondere als Frühstück, empfehlenswert. Auch anschließend kann die
Rezeptur vorbeugend eingenommen
werden.

Die einzelnen Zutaten und ihre Wirkungen

Mandeln

- Neutral, süß; Fk Lunge und Dickdarm (oo. pulmonalis et intestini crassi, *fei dachang*)
- Befeuchten die Fk Lunge und Dick-darm (oo. pulmonalis et intestini crassi, *fei dachang*), senken Qi ab, wirken abführend
- Vor allem bei trockenem Husten, Ver-stopfung.

7 Mit geröstetem Sesam

Sesam in einer Pfanne ohne Fett leicht rösten und unter den fertigen Brei mischen.

Zubereitungszeit: 5 Minuten

Tipps:
- Gerösteten Sesam abgekühlt in einem Schraubdeckelglas 3–4 Wochen aufbewahren.
- Geröstetes Sesammus gibt es in Bioläden oder Reformhäusern.

Wirkung

Stützung der Fk Niere und Leber
(oo. renalis et hepaticus, *shen gan*).

Funktionskreisbezug	Fk Leber (o. hepaticus, *gan*)	++
	Fk Niere (o. renalis, *shen*)	++
Temperaturverhalten	warm	+
Geschmack	süß	++
Wirkung	stützt das Xue des Fk Leber (xue hepatici, *ganxue*)	++
	stützt das Xue und das Struktivpotenzial *(jing)* des Fk Niere (o. renalis, *shen*)	++
Indikation	Hörstörungen	
	Schwindel im Alter	
	Schwäche der Hüften und Knie	

Erläuterung

Gerösteter Sesam stützt das Xue und das Struktivpotenzial *(jing)* der Fk Leber und Niere (oo. hepaticus et renalis, *gan shen*).

Indikationen

Dieser Brei ist vor allem für ältere Menschen mit Schwäche und Schmerzen von Gelenken oder Wirbelsäule (insbesondere der unteren Körperhälfte), Schwindel und Tinnitus geeignet. Durch die stützende Wirkung des Sesam kann man die Rezeptur auch bei vorzeitigem Ergrauen der Haare, Verstopfung, trockenem Husten oder postpartalen Problemen wie verminderter Milchfluss, Haarausfall oder Wochenbettdepression einsetzen. Die Zunge wird trocken und verschmälert sein, der Puls zart (minutus, *xi*).

Der Weizen ist hier besonders zur Kombination geeignet, da er im Fk Niere (o. renalis, *shen*) ebenfalls die Säfte *(jinye)* schützt und stützt.

Angaben zur Einnahme

Bei Beschwerden ist eine tägliche Anwendung, insbesondere als Frühstück, empfehlenswert. Auch anschließend kann die Rezeptur vor allem im Alter vorbeugend eingenommen werden. Wegen der wärmenden Wirkung und der damit verbundenen Gefahr der Trocknung sollte der geröstete Sesam in dieser Rezeptur nicht bei „Hitze"-Zeichen (calor, *re*) wie Geschwüren, rotem Zungenkörper, Hitzegefühl oder Blutungen verwendet werden.

Die einzelnen Zutaten und ihre Wirkungen

Sesam

- Neutral, süß; Fk Leber und Niere (oo. hepaticus et renalis, *gan shen*)
- Stützt die Fk Leber und Niere (oo. hepaticus et renalis, *gan shen*) und befeuchtet sie, wirkt abführend
- Gutes Mittel im Alter; vor allem bei verschwommener Sicht, Drehschwindel, Tinnitus, allgemeiner Kraftlosigkeit, Schwäche und Schmerzen in Hüften und Knien, Palpitationen und Verstopfung
- **Zu beachten!** Gerösteter Sesam ist wärmer, daher Vorsicht bei „Hitze"-Prozessen (calor, *re*).

8 Mit Walnüssen

Walnüsse grob hacken und unter den
fertigen Brei mischen.

Tipps:
- Walnüsse in einer trockenen
  Pfanne ohne Fett leicht rösten.
- Abgekühlt in einem Schraubdeckel-
  glas 3–4 Wochen haltbar.

Wirkung

Stützung des Fk Niere (o. renalis, *shen*).

Funktionskreisbezug	Fk Niere (o. renalis, *shen*)	++
	Fk Lunge (o. pulmonalis, *fei*)	+
Temperaturverhalten	warm	+
Geschmack	süß	++
Wirkung	stützt das Yang des Fk Niere (yang renale, *shenyang*)	++
	stützt das Yin des Fk Niere (yin renale, *shenyin*)	+
	stützt das Qi des Fk Lunge (qi pulmonale, *feiqi*)	+
Indikation	Schwäche der Hüften und Knie	
	Blasenschwäche	
	Keuchatmung	
	Verstopfung	

Erläuterung

Walnüsse stützen insbesondere den Yang-Aspekt des Fk Niere (o. renalis, *shen*), erwärmen und stärken aber auch den Fk Lunge (o. pulmonalis, *fei*) und befeuchten den Fk Dickdarm (o. intestini crassi, *dachang*).

Indikationen

Neben Schwäche und Schmerzen des Bewegungsapparates (vor allem der unteren Körperhälfte) ist die Rezeptur bei Störungen der Potenz und des Wasserlassens (häufiges Wasserlassen, Blasenschwäche) indiziert.

Bezüglich der Wirkung auf den Fk Lunge (o. pulmonalis, *fei*) kann der Brei bei Keuchatmung und Husten, im Hinblick auf seine befeuchtende Fähigkeit bei Verstopfung eingenommen werden (hierbei gut mit Abwandlung 6, mit Mandelmus, S. 66, zu kombinieren).

Hirse, Dinkel und bei Störungen des Fk Lunge (o. pulmonalis, *fei*) Reis sind von den Getreidearten zu bevorzugen.

Angaben zur Einnahme

Bei Beschwerden ist die tägliche Anwendung insbesondere als Frühstück empfehlenswert. Wenn kein Durchfall besteht, kann die Rezeptur vorbeugend regelmäßig eingenommen werden.

Die einzelnen Zutaten und ihre Wirkungen

Walnusskerne

- Warm, süß; Fk Lunge und Niere (oo. pulmonalis et renalis, *fei shen*), Fk Dickdarm (o. intestini crassi, *dachang*)
- Erwärmen die Fk Lunge und Niere (oo. pulmonalis et renalis, *fei shen*) und stützen ihr Yang, befeuchten den Fk Dickdarm (o. intestini crassi, *dachang*) und wirken abführend
- Vor allem bei Schwäche und Schmerzen in Hüften und Knien, Rückenschmerzen, bei chronischem trockenem Husten und Verstopfung.

9 Mit Pinienkernen

Pinienkerne ganz oder grob gehackt
unter den fertigen Brei mischen.

Tipps:
- Pinienkerne in einer trockenen
  Pfanne ohne Fett leicht rösten.
- Abgekühlt in einem Schraubdeckel-
  glas 3–4 Wochen haltbar.

Wirkung

Befeuchtung der Fk Lunge und Dickdarm (oo. pulmonalis et intestini crassi,
fei dachang).

Funktionskreisbezug	Fk Lunge (o. pulmonalis, *fei*)	++
	Fk Dickdarm (o. intestini crassi, *dachang*)	+
Temperaturverhalten	warm	+
Geschmack	süß	++
Wirkung	befeuchtet das Yin des Fk Lunge (yin pulmonale, *feiyin*)	++
	befeuchtet die Fk Dick- und Dünndarm (oo. intestinorum, *chang*)	+
Indikation	chronischer Husten	
	trockene Haut	
	Verstopfung	

Erläuterung

Pinienkerne wirken befeuchtend auf die
Fk Lunge und Dickdarm (oo. pulmonalis
et intestini crassi, *fei dachang*).

Indikationen

Wie Abwandlung 6 (mit Mandelmus,
S. 66) ist diese Variation gut bei chronischem, trockenem Husten oder Verstopfung geeignet. Während die Mandeln zusätzlich hilfreich für begleitende
Keuchatmung und Atemnot sind, stützen
Pinienkerne das Yin des Fk Lunge (yin
pulmonale, *feiyin*) umfassender. So lassen sich auch trockene Haut und glanz-
lose, spröde Haare mit dieser Rezeptur
bessern. Steht die Verstopfung im Vordergrund, bietet sich Buchweizen als Brei-
grundlage zum Öffnen des Fk Dickdarm
(o. intestini crassi, *dachang*) und zur
Behebung eventuell damit verbundener
Bauchschmerzen an. Bei den anderen
genannten Indikationen unterstützen
besonders Reis und Haferflocken die
Säftebildung *(jinye)* durch Stützung der
„Mitte" (Fk Milz und Magen, oo. lienalis
et stomachi, *pi wei*).

Angaben zur Einnahme

Bei Beschwerden ist eine tägliche
Anwendung insbesondere als Frühstück
empfehlenswert. Auch anschließend
kann die Rezeptur vorbeugend eingenommen werden, solange kein Durchfall
oder Verschleimungen bestehen.

Die einzelnen Zutaten und ihre Wirkungen

Pinienkerne

- Leicht warm, süß; Fk Leber, Lunge
  und Dickdarm (oo. hepaticus, pulmonalis et intestini crassi, *gan fei
  dachang*)
- Stützen Xue und Yin, befeuchteten
  den Fk Lunge (o. pulmonalis, *fei*),
  vertreiben „Wind" (ventus, *feng*)
- Vor allem bei chronischem, trockenem
  Husten, Gelenkschmerzen.

1.3 Pikante Abwandlungen

Die Wirkung des Grundrezeptes von Breien auf die „Mitte" (Fk Milz und Magen, oo. lienalis et stomachi, *pi wei*) bleibt weiter gültig. Die folgenden Erläuterungen beziehen sich nur auf die jeweilige Abwandlung des Grundrezeptes (z.B. „mit Frühlingszwiebel und Ingwer") und seine charakteristischen Merkmale. Um eine optimale Wirkung zu erzielen, sollte man dafür die jeweils besonders geeigneten Getreidesorten verwenden. Sie werden unter der Überschrift „Indikationen" hervorgehoben (z.B. „Dinkel...").

1 Mit Frühlingszwiebel und Ingwer

pro Portion

1 Frühlingszwiebel
ganz wenig Ingwer
1 EL Öl

- Frühlingszwiebel schräg in feine Streifen schneiden.
- Ingwer fein hacken oder reiben.
- Öl erhitzen, beides darin anbraten und zum fertigen Brei geben.

Zubereitungszeit: 5 Minuten

> **Tipp:** Zum Würzen eignen sich sehr gut Sojasauce und/oder Brühe.

Wirkung

Erwärmung der „Mitte" (Fk Milz und Magen, oo. lienalis et stomachi, *pi wei*) und Öffnung der Oberfläche (extima, *biao*).

Funktionskreisbezug	Fk Lunge (o. pulmonalis, *fei*)	+++
	Fk Magen (o. stomachi, *wei*)	+++
	Fk Milz (o. lienalis, *pi*)	+
Temperaturverhalten	warm	+++
Geschmack	scharf	+++
Wirkung	leitet „Wind-Kälte" des Fk Lunge (algor venti pulmonale, *fei fenghan*) aus	+++
	erwärmt den Fk Magen (o. stomachi, *wei*)	++
Indikation	beginnende Erkältung	
	Übelkeit, Erbrechen	
	Bauchschmerzen	

Erläuterung

Sowohl Frühlingszwiebel als auch Ingwer erwärmen die „Mitte" (Fk Milz und Magen, oo. lienalis et stomachi, *pi wei*). Beide wirken durch ihre Schärfe auch auf den Fk Lunge (o. pulmonalis, *fei*) und wärmen bzw. öffnen die Oberfläche (extima, *biao*).

Indikationen

Diese pikante Variante stellt eine effektive Rezeptur bei Übelkeit und Bauchschmerzen aufgrund von „Kälte" (algor, *han*) dar. Erbrechen, Durchfall oder verminderter Appetit sind dabei mögliche Begleitsymptome. Die Zunge ist blass und feucht, der Puls verlangsamt (tardus, *chi*) oder gespannt (intentus, *jin*). Beginnende Erkältungen mit Kälteabneigung, Schüttelfrost, fehlenden Schweißen, Kopfschmerzen und verstopfter Nase (Zunge feucht, Puls oberflächlich [superficial, *fu*]) können mit diesem Brei frühzeitig abgefangen werden. Verschleimungen lassen sich ebenfalls lösen. Von den Getreidesorten unterstützen besonders die als warm qualifizierten wie Dinkel, Langkornreis und Hirse die Intention dieser Rezeptur.

Angaben zur Einnahme

Bei Beschwerden ist eine tägliche Anwendung insbesondere als Frühstück möglich und empfehlenswert. Bei Erkältungsneigung kann dieser Brei im Herbst und Winter zur Vorbeugung regelmäßig eingenommen werden. Tritt stärkeres Schwitzen auf, ist die Einnahme zu beenden.

Die einzelnen Zutaten und ihre Wirkungen

Frühlingszwiebel

- Warm, scharf; Fk Lunge und Magen (oo. pulmonalis et stomachi, *fei wei*)
- Öffnet die Oberfläche (extima, *biao*), stützt das Yang, zerstreut „Kälte" (algor, *han*), wirkt entgiftend; vor allem bei „Wind-Kälte"-Erkältungen (algor venti, *fenghan*) mit Schüttelfrost, Schweißlosigkeit.
- **Zu beachten!** Aufgrund ihrer Wärme sollten Frühlingszwiebeln bei „Hitze" (calor, *re*) sowie bei energetischer Schwäche (depletio, *xu*) des Qi nur in geringen Maßen verwendet werden.
- Weiterhin sollte man sie nicht mit Honig kombinieren.

Ingwer

- Warm, scharf; Fk Lunge, Milz und Magen (oo. pulmonalis, lienalis et stomachi, *fei pi wei*)
- Öffnet die Oberfläche (extima, *biao*), erwärmt die „Mitte" (Fk Milz und Magen, oo. lienalis et stomachi, *pi wei*), wandelt „Feuchtigkeit" (humor, *shi*) um, wirkt entgiftend
- Vor allem bei Erbrechen, Appetitlosigkeit und Klumpengefühl, Husten, Keuchatmung, beginnenden Erkältungen
- **Zu beachten!** Bei „Hitze"-Prozessen (calor, *re*) und energetischer Schwäche (depletio, *xu*) des Yin sowie bei Augenkrankheiten und Hämorrhoiden sollte Ingwer mit Vorsicht angewendet werden.

2 Mit Spinatblättern

pro Portion

1 Handvoll Spinatblätter
1 EL Öl
Meersalz oder Sojasauce

- Spinatblätter vorbereiten, in 1 cm breite Streifen schneiden.
- Öl in einer Pfanne erhitzen, Spinatblätter nur zerfallen lassen.
- Mit Meersalz oder Sojasauce würzen und zum fertigen Brei reichen oder untermischen.

Zubereitungszeit: 5– 10 Minuten

Wirkung

Befeuchtung und Absenkung des Qi der Fk Magen und Leber (qi stomachi et hepatici, *wei gan qi*).

Funktionskreisbezug	Fk Leber (o. hepaticus, *gan*)	++
	Fk Magen (o. stomachi, *wei*)	++
	Fk Dickdarm (o. intestini crassi, *dachang*)	++
Temperaturverhalten	kühl	+
Geschmack	süß	+
Wirkung	befeuchtet das Yin des Fk Leber (yin hepatici, *ganyin*)	++
	kühlt „Hitze" des Fk Leber (calor hepatici, *ganre*)	+
	kühlt „Hitze" des Fk Magen (calor stomachi, *weire*)	+
	befeuchtet die Fk Dick- und Dünndarm (oo. intestinorum, *chang*)	++
Indikation	trockene, gerötete Augen	
	verschwommene Sicht	
	erhöhter Blutdruck	
	Schwindel	
	Unruhe, Durst	
	Verstopfung	
	Hämorrhoiden	

Erläuterung

Spinat hat besonderen Bezug zu den Fk Dickdarm, Magen und Leber (oo. intestini crassi, stomachi et hepatici, *dachang wei gan*). Hier wirkt er kühlend und befeuchtend. Zusätzlich erhält und nährt er das Xue und das Yin dieser Funktionskreise.

Indikationen

Der Brei ist vor allem im Alter bei Verstopfungsneigung wie auch bei Hämorrhoiden, Analfisteln und -blutungen einzusetzen. Trockener Mund und gesteigerter Durst deuten ebenfalls auf Säftemangel *(jinye)* und „Hitze"-Prozesse (calor, *re*). Als Getreideart ist Buchweizen zu empfehlen, der ebenfalls kühlt, absenkend wirkt und den Fk Dickdarm (o. intestini crassi, *dachang*) öffnet. Kommt es zu arteriellem Hypertonus, Schwindel, geröteten Augen oder Unruhe, kann mit dieser Rezeptur, speziell als Weizen- oder Gerstenbrei, eine Beruhigung und Absenkung erzielt werden.

Die Zunge ist bei allen genannten Störungen trocken, eventuell rissig und gerötet. Der Puls ist beschleunigt (celer, *shu*) und zart (minutus, *xi*).

Angaben zur Einnahme

Eine tägliche Anwendung ist insbesondere als Frühstück möglich und empfehlenswert, solange die Beschwerden anhalten. Auch vorbeugend kann die Rezeptur eingenommen werden, jedoch nicht bei Durchfall, Durstlosigkeit und blasser, weicher Zunge.

Die einzelnen Zutaten und ihre Wirkungen

Spinat

- Kühl, süß; Fk Dickdarm und Magen (oo. intestini crassi et stomachi, *dachang wei*), Fk Leber (o. hepaticus, *gan*)
- Kühlt und stützt den Fk Leber (o. hepaticus, *gan*) und das Xue, stillt Blutungen, befeuchtet den Fk Dickdarm (o. intestini crassi, *dachang*), senkt das Qi ab
- Vor allem bei Unruhe, Kopfschmerzen, Bluthochdruck, Schwindel, Blähungen, chronischer Verstopfung auch im Alter, Hämorrhoiden.

3 Mit Shiitake-Pilzen und Frühlingszwiebel

pro Portion

1 Frühlingszwiebel
5–7 Shiitake-Pilze
2 EL Öl
Meersalz oder Sojasauce

- Frühlingszwiebel schräg in feine Ringe schneiden.
- Bei den Shiitake-Pilzen die Stiele entfernen, die Pilze in feine Scheiben schneiden.
- Öl erhitzen, Pilze 3–5 Minuten anbraten, Frühlingszwiebel zugeben, fertig garen.
- Mit Meersalz oder Sojasauce würzen.
- Zu fertigem Brei reichen oder untermischen.

Zubereitungszeit: 5–10 Minuten

Wirkung

Sanfte Stützung der „Mitte" (Fk Milz und Magen, oo. lienalis et stomachi, *pi wei*) und unterstützende Lösung der Oberfläche (extima, *biao*).

Funktionskreisbezug	Fk Milz (o. lienalis, *pi*)	++
	Fk Lunge (o. pulmonalis, *fei*)	+
Temperaturverhalten	warm	++
Geschmack	süß	+
	scharf	+
Wirkung	stützt das Qi des Fk Milz (qi lienale, *piqi*)	++
	löst die Oberfläche (extima, *biao*)	+
Indikation	Abgeschlagenheit	
	verminderter Appetit	
	weicher Stuhl	
	beginnende Erkältung	

Erläuterung

Der Shiitake-Pilz stützt die „Mitte" (Fk Milz und Magen, oo. lienalis et stomachi, *pi wei*) und mehrt das Qi. Damit betont und verstärkt er die Grundwirkung des Getreidebreies. Frühlingszwiebeln sind dabei durch die wärmende Wirkung auf den Fk Magen (o. stomachi, *wei*) eine sinnvolle Ergänzung.

Durch ihre Schärfe wirken die Frühlingszwiebeln auch auf den Fk Lunge (o. pulmonalis, *fei*) und wärmen bzw. öffnen die Oberfläche (extima, *biao*).

Indikationen

Schwächezustände des Fk Milz (o. lienalis, *pi*) mit Appetitminderung, Abgeschlagenheit, vermehrtem (klarem) Wasserlassen oder weiche Stühle mit weicher Zunge und erschöpftem (depletus, *xu*) Puls sind durch diesen Brei anhaltend zu beheben, insbesondere wenn er aus Dinkel, Hafer, Reis oder Hirse hergestellt wird.

Beginnende Erkältungen mit Kälteabneigung können bei frühzeitigem Einsatz abgefangen werden. Dazu bietet sich die pikante Variation 1 (mit Frühlingszwiebel und Ingwer, S. 74) zur Kombination an.

Angaben zur Einnahme

Eine tägliche Anwendung insbesondere als Frühstück ist möglich und empfehlenswert, solange die Beschwerden anhalten. Bei dieser Rezeptur ist auch vorbeugend gerade im Herbst und Winter eine regelmäßige und längerfristige Einnahme sinnvoll.

Tritt stärkeres Schwitzen auf, ist die Einnahme zu beenden.

Die einzelnen Zutaten und ihre Wirkungen

Shiitake-Pilz

* Neutral, süß; Funktionskreise der „Mitte" (Fk Milz und Magen, oo. lienalis et stomachi, *pi wei*)
* Stützt die „Mitte" (Fk Milz und Magen, oo. lienalis et stomachi, *pi wei*) und das Qi, verhilft Exanthemen zum Durchbruch (z. B. bei Kinderkrankheiten)
* Vor allem bei vermindertem Appetit, Kraftlosigkeit, häufigem Wasserlassen.

Frühlingszwiebel

* Warm, scharf; Fk Lunge und Magen (oo. pulmonalis et stomachi, *fei wei*)
* Öffnet die Oberfläche (extima, *biao*), stützt das Yang, zerstreut „Kälte" (algor, *han*), wirkt entgiftend; vor allem bei „Wind-Kälte"-Erkältungen (algor venti, *fenghan*) mit Schüttelfrost, Schweißlosigkeit.
* **Zu beachten!** Aufgrund ihrer Wärme sollten Frühlingszwiebeln bei „Hitze" (calor, *re*) sowie bei energetischer Schwäche (depletio, *xu*) des Qi nur in geringen Maßen verwendet werden.
* Weiterhin sollte man sie nicht mit Honig kombinieren.

4 Mit Austernpilzen und Frühlingszwiebel

Bei der Zubereitung wie oben unter pikante Abwandlung 3 beschrieben vorgehen.

Wirkung

Sanfte Stützung der „Mitte" (Fk Milz und Magen, oo. lienalis et stomachi, *pi wei*), Behebung von „Feuchtigkeits"-Blockaden (humor, *shi*) sowie unterstützende Lösung der Oberfläche (extima, *biao*).

Funktionskreisbezug	Fk Milz (o. lienalis, *pi*)	++
	Fk Leber (o. hepaticus, *gan*)	+
	Fk Lunge (o. pulmonalis, *fei*)	+
Temperaturverhalten	warm	++
Geschmack	süß	+
	scharf	+
Wirkung	stützt das Qi des Fk Milz (qi lienale, *piqi*)	++
	öffnet „Feuchtigkeits"-Blockaden (humor, *shi*)	+
	löst die Oberfläche (extima, *biao*)	+
Indikation	Abgeschlagenheit	
	weicher Stuhl	
	Gelenkschwellungen	
	Muskelkrämpfe	
	beginnende Erkältung	

Erläuterung

Wie durch die Variation 3 (mit Shiitake-Pilzen und Frühlingszwiebel, S. 78) wird mit dieser Zubereitung die „Mitte" (Fk Milz und Magen, oo. lienalis et stomachi, *pi wei*) gestützt und die Oberfläche gelöst. Daneben mehrt der Austernpilz das Xue des Fk Leber (xue hepatici, *ganxue*) und leitet „Feuchtigkeit" (humor, *shi*) aus. Der Ingwer unterstützt letztere Absicht durch seine warme, „Feuchtigkeit" (humor, *shi*) umwandelnde Schärfe.

Indikationen

Neben den bei Variation 3 genannten Symptomen ist die Austernpilz-Rezeptur auch bei Schwellungen und Schmerzen der Gelenke sowie Muskelkrämpfen und Taubheitsgefühlen der Extremitäten nützlich. Dinkel oder Hafer lassen sich dazu besonders gut kombinieren.

Angaben zur Einnahme

Eine tägliche Anwendung insbesondere als Frühstück ist möglich und empfehlenswert, solange die Beschwerden anhalten. Bei dieser Rezeptur ist auch vorbeugend gerade im Herbst und Winter eine regelmäßige und längerfristige Einnahme sinnvoll.

Tritt stärkeres Schwitzen auf, ist die Einnahme zu beenden.

Die einzelnen Zutaten und ihre Wirkungen

Austernpilz

- Tendenz zur Wärme, süß; Funktionskreise der „Mitte" (Fk Milz und Magen, oo. lienalis et stomachi, *pi wei*), Fk Leber (o. hepaticus, *gan*)

- Stützt die „Mitte" (Fk Milz und Magen, oo. lienalis et stomachi, *pi wei*) und wandelt „Feuchtigkeit" (humor, *shi*) um

- Vor allem bei allgemeiner Schwäche z.B. nach der Geburt, Gelenkbeschwerden.

Frühlingszwiebel

- Warm, scharf; Fk Lunge und Magen (oo. pulmonalis et stomachi, *fei wei*)

- Öffnet die Oberfläche (extima, *biao*), stützt das Yang, zerstreut „Kälte" (algor, *han*), wirkt entgiftend; vor allem bei „Wind-Kälte"-Erkältungen (algor venti, *fenghan*) mit Schüttelfrost, Schweißlosigkeit.

- **Zu beachten!** Aufgrund ihrer Wärme sollten Frühlingszwiebeln bei „Hitze" (calor, *re*) sowie bei energetischer Schwäche (depletio, *xu*) des Qi nur in geringen Maßen verwendet werden.

- Weiterhin sollte man sie nicht mit Honig kombinieren.

5 Mit Kürbis und Ingwer

pro Portion

1 Stück Kürbis
wenig Ingwer
1 EL Öl
Meersalz oder Sojasauce

- Kürbis schälen, Kerne entfernen, in dünne Stücke schneiden oder grob raffeln.
- Ingwer fein hacken oder reiben.
- Öl erhitzen, Kürbis zugeben, anbraten, Ingwer zufügen, etwas Wasser oder Brühe zugeben, fertig garen.
- Mit Meersalz oder Sojasauce würzen und zum fertigen Brei reichen oder untermischen.

Zubereitungszeit: 10–15 Minuten

Wirkung

Sanfte Stützung der „Mitte" (Fk Milz und Magen, oo. lienalis et stomachi, *pi wei*) und Ausleitung von „Feuchtigkeit" (humor, *shi*).

Funktionskreisbezug	Fk Milz (o. lienalis, *pi*)	++
	Fk Lunge (o. pulmonalis, *fei*)	+
Temperaturverhalten	warm	++
Geschmack	süß	++
	scharf	+
Wirkung	stützt das Qi des Fk Milz (qi lienale, *piqi*)	++
	wandelt „Feuchtigkeit" (humor, *shi*) um	+
	löst die Oberfläche (extima, *biao*)	+
Indikation	Abgeschlagenheit	
	weicher Stuhl	
	Gedunsenheit, Ödeme	
	Adipositas	
	beginnende Erkältung	

Erläuterung

Kürbis vermag über eine Stärkung der „Mitte" (Fk Milz und Magen, oo. lienalis et stomachi, *pi wei*) „Feuchtigkeit" (humor, *shi*) auszuleiten. Der Ingwer unterstützt diese Wirkung durch seine warme, „Feuchtigkeit" (humor, *shi*) umwandelnde Schärfe.

Indikationen

Neben den bei Variation 3 (mit Shiitake-Pilzen und Frühlingszwiebel, S. 78) genannten Symptomen ist dieser Brei bei Gedunsenheit, verringerter Wasserausscheidung und Ödemen einzusetzen. Durch die besonders sättigende Wirkung ist er zur Verringerung eines Übergewichtes gut geeignet.

Dinkel und Hafer lassen sich dazu besonders gut kombinieren.

Angaben zur Einnahme

Eine tägliche Anwendung insbesondere als Frühstück ist möglich und empfehlenswert, solange die Beschwerden anhalten. Bei dieser Rezeptur ist auch vorbeugend gerade im Herbst und Winter sowie zur Gewichtsregulation eine regelmäßige und längerfristige Einnahme sinnvoll.

Tritt stärkeres Schwitzen auf, ist die Einnahme zu beenden.

Die einzelnen Zutaten und ihre Wirkungen

Kürbisgemüse (verschiedener Arten wie Gartenkürbis oder Moschuskürbis)
- Leicht warm, süß; Funktionskreise der „Mitte" (Fk Milz und Magen, oo. lienalis et stomachi, *pi wei*)
- Stützen sanft die „Mitte" (Fk Milz und Magen, oo. lienalis et stomachi, *pi wei*), wandeln „Feuchtigkeit" (humor, *shi*) und „Schleim" (pituita, *tan*) um und wirken harntreibend
- Vor allem bei Gedunsenheit und Ödemen, Übergewicht, bronchialer Verschleimung.

Ingwer
- Warm, scharf; Fk Lunge, Milz und Magen (oo. pulmonalis, lienalis et stomachi, *fei pi wei*)
- Öffnet die Oberfläche (extima, *biao*), erwärmt die „Mitte" (Fk Milz und Magen, oo. lienalis et stomachi, *pi wei*), wandelt „Feuchtigkeit" (humor, *shi*) um, wirkt entgiftend
- Vor allem bei Erbrechen, Appetitlosigkeit und Klumpengefühl, Husten, Keuchatmung, beginnenden Erkältungen
- **Zu beachten!** Bei „Hitze"-Prozessen (calor, *re*) und energetischer Schwäche (depletio, *xu*) des Yin sowie bei Augenkrankheiten und Hämorrhoiden sollte Ingwer mit Vorsicht angewendet werden.

6 Mit Chinakohl

pro Portion

Chinakohl
2 EL Öl
Meersalz oder Sojasauce

- Chinakohl-Stiele in sehr feine Streifen schneiden, Blätter in 1 cm breite Streifen schneiden.
- Öl erhitzen, zuerst die Stiele andünsten, danach die Blätter zugeben, eventuell unter Zugabe von Wasser oder Brühe fertig garen.
- Mit Meersalz oder Sojasauce würzen und zum fertigen Brei reichen oder untermischen.

Zubereitungszeit: 10–15 Minuten

Tipp: Geschmacksvariationen entstehen durch Zugabe von Koriandergrün oder 1–2 EL Sesamöl oder Muskat.

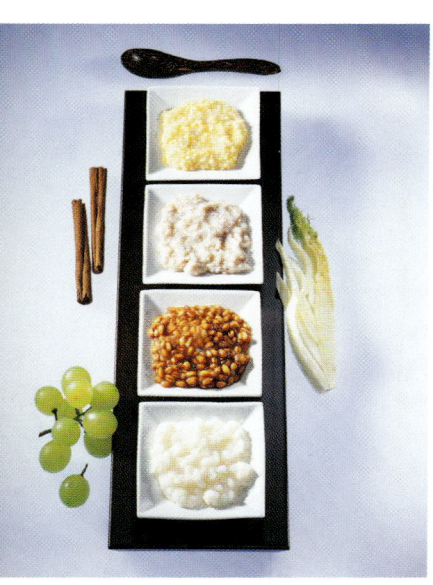

Wirkung

Kühlung und Befeuchtung der Fk Lunge,
Magen und Dickdarm (oo. pulmonalis,
stomachi et intestini crassi, *fei wei
dachang*).

Funktionskreisbezug	Fk Magen (o. stomachi, *wei*)	++
	Fk Dick- und Dünndarm (oo. intestinorum, *chang*)	+
Temperaturverhalten	kühl	+
Geschmack	süß	+
Wirkung	kühlt „Hitze" des Fk Magen (calor stomachi, *weire*)	++
	kühlt „Hitze" des Fk Lunge (calor pulmonale, *feire*)	+
	kühlt „Hitze" der Fk Dick- und Dünndarm (calor intestinorum, *changre*)	+
Indikation	gesteigerter Durst trockener Husten Verstopfung	

Erläuterung

Chinakohl kühlt „Hitze" (calor, *re*) in den
Fk Lunge, Magen und Dickdarm (oo.
pulmonalis, stomachi et intestini crassi,
fei wei dachang) und bringt dort Säfte
(*jinye*) hervor.

Indikationen

Kommt es durch Infektionskrankheiten
zu trockenem Husten, Trockenheit im
Mund-Rachen-Raum, Unruhe und Durst,
ist die Zunge trocken und gerötet und
der Puls zart (minutus, *xi*) und beschleunigt (celer, *shu*), so sollte man zu dieser
Breivariante greifen.
Im Rahmen dieses Prozesses treten
gehäuft auch Verstopfung und verminderte Urinausscheidung auf. Hierfür ist
die Kombination mit Gerste oder Buchweizen empfehlenswert, da beide kühlend wirken.

Angaben zur Einnahme

Solange die Beschwerden anhalten, ist
eine tägliche Anwendung insbesondere
als Frühstück empfehlenswert, auch vorbeugend kann die Rezeptur eingenommen werden. Zu meiden ist sie bei
Durchfallneigung, Wasseransammlungen
oder Verschleimungen.

Die einzelnen Zutaten und ihre Wirkungen

Chinakohl

- Neutral/kühl, süß; Fk Magen, Dick- und Dünndarm (oo. stomachi et intestinorum, *wei chang*), Fk Lunge (o. pulmonalis, *fei*)
- Kühlt „Hitze" (calor, re) in den Fk Magen und Lunge (oo. stomachi et pulmonalis, *wei fei*), wirkt befeuch-tend, harntreibend und abführend
- Vor allem bei Husten, fiebrigen Erkäl-tungen, Nervosität, Harnwegsentzün-dungen.

7 Mit Fenchel

pro Portion

1 Stück Fenchel
2 EL Öl
Meersalz oder Sojasauce

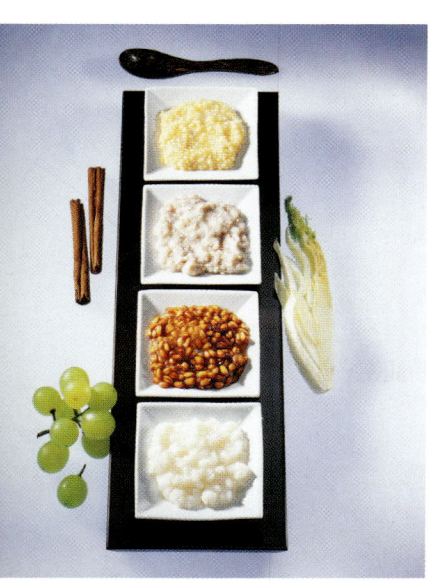

- Fenchel ohne Strunk in feine Streifen schneiden, Fenchelgrün hacken und beiseite stellen.
- Öl erhitzen, Fenchel darin anbraten, eventuell etwas Wasser oder Brühe zugeben, fertig garen.
- Mit Meersalz oder Sojasauce würzen, Fenchelgrün darüberstreuen und zum fertigen Brei reichen oder untermischen.

Zubereitungszeit: 10– 15 Minuten

Tipp: Geschmacksvariationen entstehen durch Zugabe von gerösteter Fenchelsaat oder Koriandergrün oder Muskat oder geriebener Orangenschale.

Wirkung

Lösung von Qi-Stagnationen, Stillung von
Schmerzen.

Funktionskreisbezug	Fk Leber (o. hepaticus, *gan*)	++
	Fk Magen (o. stomachi, *wei*)	+
	Fk Niere (o. renalis, *shen*)	+
Temperaturverhalten	warm	++
Geschmack	süß	++
	scharf	+
Wirkung	treibt „Kälte" der Leber-Leitbahn (algor c. hepatica, *ganjing han*) aus	++
	wärmt „Kälte" des Fk Magen (algor stomachi, *weihan*)	++
Indikation	Schmerzen Leisten-/Genitalregion; Schmerzen Oberbauch; Aufstoßen, Erbrechen; Gelenkschmerzen	

Erläuterung

Der wärmende, süß-scharfe Fenchel löst
Qi-Stagnationen, vertreibt „Kälte" (algor,
han) und wirkt somit schmerzstillend.
Diese Wirkung richtet sich vor allem auf
die Leber-Leitbahn (c. hepatica, *ganjing*),
den Fk Niere (o. renalis, *shen*) und den
Fk Magen (o. stomachi, *wei*).

Indikationen

„Kälte" (algor, *han*) in der Leber-Leitbahn
(c. hepatica, *ganjing*) äußert sich mit
Schmerzen in der Leisten- und Genital-
region, „Kälte" (algor, *han*) im Fk Niere
(o. renalis, *shen*) und Fk Magen (o. stomachi, *wei*) mit Kältegefühl, Bauchschmerzen sowie Aufstoßen und Erbrechen. Die Zunge ist bei „Kälte" aufgrund
energetischer Schwäche (algor depletionis, *xuhan*) blass, weich und feucht mit
erschöpftem (depletus, *xu*) und verlang-
samtem (tardus, *chi*) Puls. Bei „Kälte"
(algor, *han*) durch klimatische Faktoren
oder Fehlernährung ist nur der Belag
verändert, er erscheint weiß und eventuell dick, der Puls ist dabei angefüllt

(repletus, *shi*) und typischerweise
gespannt (intentus, *jin*).
Diesen Brei kann man gut mit Variation 1
(mit Frühlingszwiebel und Ingwer, S. 74)
kombinieren (Getreidesorten: Dinkel,
Langkornreis und Hirse).

Angaben zur Einnahme

Bei Beschwerden ist eine tägliche
Anwendung insbesondere als Frühstück
empfehlenswert.

Die einzelnen Zutaten und ihre Wirkungen

Fenchel

- Warm, süß und scharf; Fk Leber, Niere
  und „Mitte" (oo. hepaticus, renalis,
  lienalis et stomachi, *gan shen pi wei*)
- Harmonisiert die „Mitte" (Fk Milz und
  Magen, oo. lienalis et stomachi, *pi
  wei*), reguliert und bewegt das Qi,
  wirkt leicht erwärmend
- Vor allem bei Schmerzen im Unterbauch, Blähungen, Aufstoßen, Erbrechen, Gelenkschmerzen.

8 Reisbrei mit Azukibohnen

Rezept für 4–6 Portionen

120 g Azukibohnen
30 g Rundkornreis (Vollkorn)
½ l Wasser

- Azukibohnen 6–8 Stunden einweichen, abseihen.
- Rundkornreis (Vollkorn), Azukibohnen in Wasser aufkochen, etwa 75 Minuten leicht köcheln lassen, pürieren.

Zubereitungszeit: 15 Minuten

Tipps:

- Pikante Geschmacksvariationen durch Zugabe von gekörnter Brühe, Ingwer, Lorbeerblatt, Petersilie, Koriandergrün oder Sojasauce.
- Süße Geschmacksvariationen durch Zugabe von Honig, gepresstem Zuckerrohrsaft oder Agavensirup.
- Durch Zugabe von Wasser zur Suppe verdünnen und diese durch gekochte Karotten- oder Kartoffelwürfel verfeinern.

Wirkung

Stützung der „Mitte" (Fk Milz und Magen, oo. lienalis et stomachi, *pi wei*), Förderung des Milchflusses.

Funktionskreisbezug	Fk Milz (o. lienalis, *pi*)	++
	Fk Magen (o. stomachi, *wei*)	+
	FK Dünndarm (o. intestini tenuis, *xiaochang*)	+
Temperaturverhalten	neutral	
Geschmack	süß	+
Wirkung	stützt das Qi des Fk Milz (qi lienale, *piqi*)	++
	leitet „Feuchtigkeit" (humor, *shi*) aus	+
	unterstützt Milchbildung und -fluss	++
	entgiftet	+
Indikation	verminderter Appetit	
	weicher Stuhl	
	Gedunsenheit	
	verminderter Milchfluss	

Erläuterung

Azukibohnen kräftigen wie der Reis den Fk Milz (o. lienalis, *pi*). Somit können Qi und Xue vermehrt werden, und mit den Azukibohnen lässt sich gezielt „Feuchtigkeit" (humor, *shi*) ausleiten. Zudem wirken Azukibohnen entgiftend und zerstreuen Xue-Stasen.

Indikationen

Die Rezeptur kann bei Schwächegefühl mit vermindertem Appetit, weichem Stuhl bzw. Durchfall sowie Wasseransammlungen eingesetzt werden. Durch die Xue-Bildung und Xue-Bewegung ist der Brei besonders sinnvoll bei Stillschwäche durch verminderten oder gehemmten Milchfluss. Die ausleitende, entgiftende und kühlende Eigenschaft der Azukibohnen vermindert zusätzlich die Gefahr von Brustentzündungen.

Angaben zur Einnahme

Bei Stillschwäche ist eine tägliche Anwendung insbesondere als Frühstück empfehlenswert. Die Einnahme kann auch prophylaktisch erfolgen, solange keine Symptome von „Trockenheit" (ariditas, *zao*) bestehen wie z. B. trockene Zunge oder Verstopfung.

Die einzelnen Zutaten und ihre Wirkungen

Azukibohnen

- Neutral, süß, sauer; Fk Milz und Dünndarm (oo. lienalis et intestini tenuis, *pi xiaochang*)
- Stützen den Fk Milz (o. lienalis, *pi*), leiten „Feuchtigkeit" (humor, *shi*) aus, wirken harntreibend, zerstreuen Xue-Stasen, Schwellungen beseitigend und entgiftend

- Vor allem bei Gedunsenheit und Ödemen, Miktionsstörungen, entzündlichen Hautprozessen.

Rundkornreis (d. h. Milchreis oder Risottoreis)

- Neutral, süß; Fk Milz und Magen (oo. lienalis et stomachi, *pi wei*)
- Stützt und harmonisiert die „Mitte" (Fk Milz und Magen, oo. lienalis et stomachi, *pi wei*), mehrt das Qi, behebt Durchfall
- Bei Verdauungsbeschwerden (z. B. chronische Gastritis), Infektionsneigung, bronchialen Infekten und auch zur Korrektur von Diätfehlern.

9 Reisbrei mit schwarzem Sesam

pro Portion

60 g Rundkornreis (Vollkorn)
doppelte Menge Wasser
15 g schwarzer Sesam

- Rundkornreis (Vollkorn) in Wasser 6–8 Stunden einweichen.
- Schwarzen Sesam dazugeben, aufkochen und etwa 45 Minuten leicht köcheln lassen.

Zubereitungszeit: 15 Minuten ohne Einweichzeit

Tipps:

- Pikante Geschmacksvariationen ergeben sich durch Würzen mit gekörnter Brühe, Sojasauce, Pfeffer, Ingwer oder mit Gemüse, wie z. B.:
- ½ geraffelte, klein geschnittene Karotte in 1 EL Öl anbraten
- 1 Frühlingszwiebel schräg in dünne Scheibchen schneiden, zugeben, mit dem Grundrezept vermischen und würzen
- Zubereitungszeit: Reis 15 Minuten, je nach Gemüse 5–10 Minuten
- Süße Geschmacksvariationen erhalten Sie durch Zugabe von Honig, Vanille, Zimt oder kleingeschnittenem, mitgedünstetem Apfel.
- Ebenso eignet sich das Grundrezept durch Hinzufügen von Wasser und Würzmittel als dünnflüssiger Brei oder Suppe (bei Bedarf eventuell pürieren).

Wirkung

Stützung der Fk Niere und Leber
(oo. renalis et hepaticus, *shen gan*).

Funktionskreisbezug	Fk Leber (o. hepaticus, *gan*)	++
	Fk Niere (o. renalis, *shen*)	++
Temperaturverhalten	warm	+
Geschmack	süß	+
Wirkung	stützt das Xue des Fk Leber (xue hepatici, *ganxue*)	++
	stützt das Xue und das Struktivpotenzial (*jing*) des Fk Niere (o. renalis, *shen*)	++
Indikation	Kraftlosigkeit	++
	Schwäche von Muskeln, Sehnen und Knochen	++

Erläuterung

Sesam stützt das Xue und das Struktivpotenzial *(jing)* der Fk Leber und Niere
(oo. hepaticus et renalis, *gan shen*). Der
Reis kräftigt den Fk Milz (o. lienalis, *pi*),
der für die Versorgung der Extremitäten
zuständig ist.

Indikationen

Dieser Brei ist vor allem für Menschen
geeignet, die an einer Schwäche von
Sehnen, Muskeln und Knochen bzw.
Gelenken (insbesondere der unteren
Körperhälfte) leiden und sich allgemein
kraftlos fühlen. Außer Reis würden sich
auch Hafer oder Hirse eignen.
Die Wirkung dieser Rezeptur und des
Breis mit geröstetem Sesam (Kapitel
Breie, süße Abwandlung 7, S. 68) ist ähn-
lich. Letzterer kann durch den gerösteten
Sesam noch stärker das Xue stützen. In
der vorliegenden Rezeptur steht die
Schwäche und Kraftlosigkeit des Bewe-
gungsapparates im Vordergrund.

Angaben zur Einnahme

Die Art der Störung legt eine regelmäßige, am besten tägliche Anwendung insbesondere als Frühstück nahe. Im Alter
kann der Brei auch vorbeugend eingenommen werden.

Die einzelnen Zutaten und ihre Wirkungen

Sesam

- Neutral, süß; Fk Leber und Niere
  (oo. hepaticus et renalis, *gan shen*)
- Stützt die Fk Leber und Niere
  (oo. hepaticus et renalis, *gan shen*)
  und befeuchtet sie, wirkt abführend
- Gutes Mittel im Alter; vor allem bei
  verschwommener Sicht, Drehschwindel, Tinnitus, allgemeiner Kraftlosigkeit, Schwäche und Schmerzen in
  Hüften und Knien, Palpitationen und
  Verstopfung.

Rundkornreis (d. h. Milchreis oder Risottoreis)

- Neutral, süß; Fk Milz und Magen
  (oo. lienalis et stomachi, *pi wei*)
- Stützt und harmonisiert die „Mitte" (Fk
  Milz und Magen, oo. lienalis et stomachi, *pi wei*), mehrt das Qi, behebt
  Durchfall
- Bei Verdauungsbeschwerden (z. B.
  chronische Gastritis), Infektionsneigung, bronchialen Infekten und auch
  zur Korrektur von Diätfehlern.

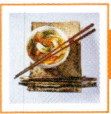

2 Suppen

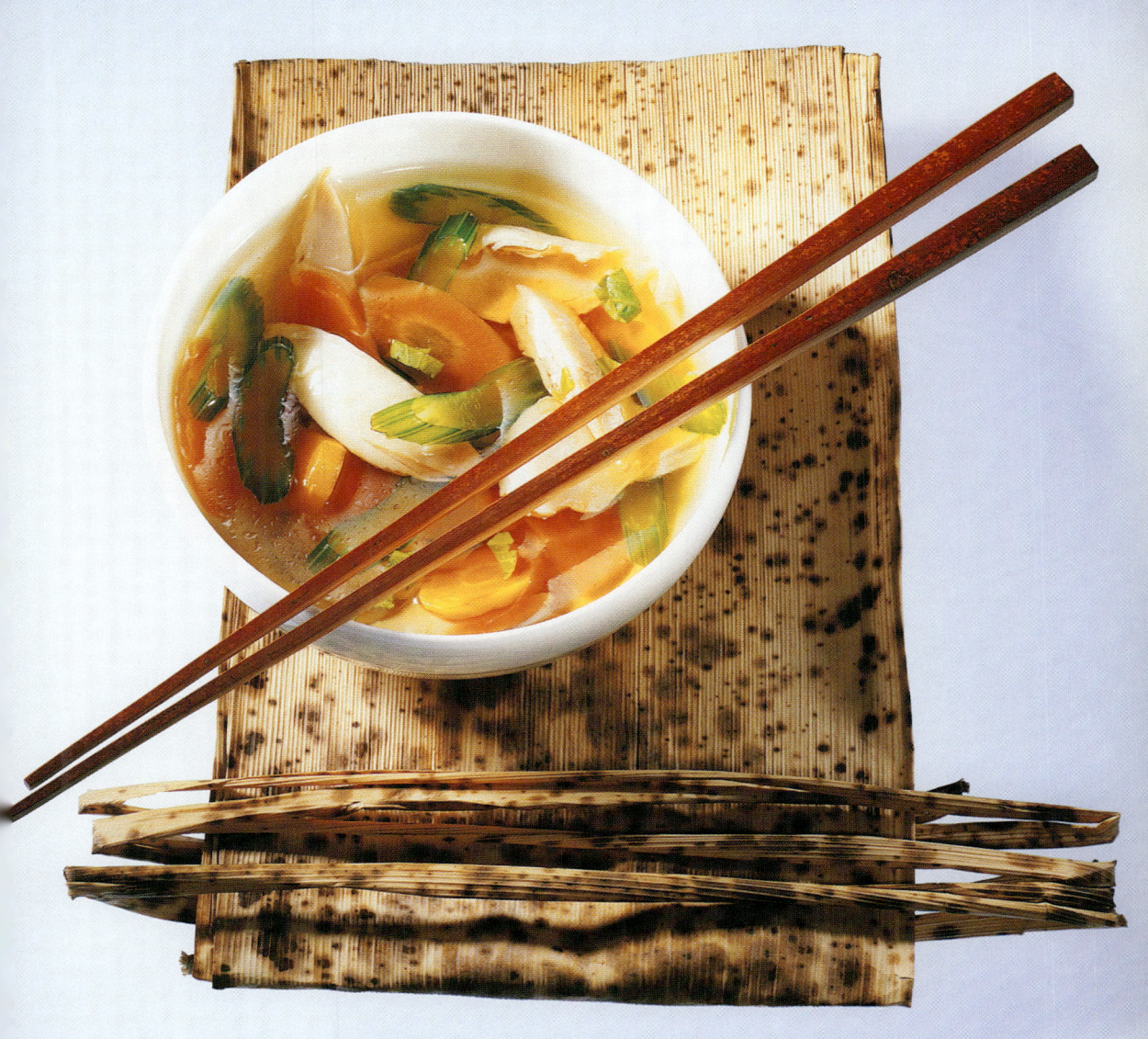

2 Suppen

1 Kürbissuppe

Für 4 Portionen

400 g Kürbisfleisch
1–2 Zwiebeln
1–2 Knoblauchzehen
250 g mehlige Kartoffeln
3 EL Öl
800 ml Gemüsebrühe
1–2 TL geriebener Ingwer
Muskat

- Kürbisfleisch, Kartoffeln würfeln.
- Zwiebeln und Knoblauch klein schneiden.
- Öl erhitzen, Kürbis und Kartoffeln darin anbraten, Zwiebeln und Knoblauch nur kurz anschwitzen.
- Gemüsebrühe zugeben, bei schwacher Hitze etwa 15 Minuten weich garen, pürieren.
- Mit Ingwer und Muskat abschmecken.

Zubereitungszeit: 25 Minuten

Tipp: Die Suppe schmeckt unter Zugabe von 3 EL Crème fraîche (falls keine „Feuchtigkeits"-Belastung [humor, *shi*] vorliegt) sehr cremig.

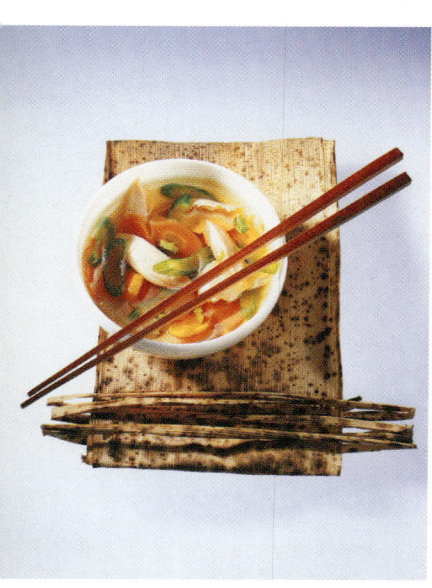

Wirkung

Stützung und Kräftigung der „Mitte" (Fk
Milz und Magen, oo. lienalis et stomachi,
pi wei) mit Ausleitung von „Feuchtigkeit"
(humor, *shi*).

Funktionskreisbezug	Fk Milz (o. lienalis, *pi*)	+++
Temperaturverhalten	warm	+
Geschmack	süß	++
	scharf	+
Wirkung	stützt das Qi des Fk Milz (qi lienale, *piqi*)	++
	leitet „Feuchtigkeit" (humor, *shi*) aus	+
Indikation	weicher Stuhl	
	Blähungen	
	Gedunsenheit	
	Übergewicht	

Erläuterung

Sowohl Kürbis als auch Kartoffel dienen
zur Stützung des Fk Milz (o. lienalis, *pi*).
Während Kartoffel noch eine schmerz-
stillende Eigenschaft besitzt, kann der
Kürbis zusätzlich „Feuchtigkeit" (humor,
shi) ausleiten. Die übrigen Zutaten unterstützen durch ihre wärmenden und
scharfen Eigenschaften die Umwandlung
und Ausleitung von „Schleim" (pituita,
tan) und „Feuchtigkeit" (humor, *shi*).

Indikationen

Die Suppe ist ideal zur Kräftigung bei
Verdauungsproblemen mit Neigung zu
weichen Stühlen, Blähungen und Bauchschmerzen. Gedunsenheit und Ödeme
können reguliert werden. Die Zunge
sollte einen weichen und gedunsenen
Charakter aufweisen, der Belag ist weiß
und feucht-klebrig. Der Puls ist behäbig
(languidus, *huan*) oder schlüpfrig (lubricus, *hua*).

Angaben zur Einnahme

Da die Suppe sehr sättigend ist, kann sie
insbesondere bei Übergewicht zur maß-
vollen, aber regelmäßigen Einnahme
sehr empfohlen werden. Vorsicht ist nur
bei „Hitze"-Zeichen (calor, *re*) und bei
energetischer Schwäche des Yin (depletio yin, *yinxu*), insbesondere einer roten,
trockenen Zunge, angezeigt.

Die einzelnen Zutaten und ihre Wirkungen

Kürbisgemüse (verschiedener Arten wie Gartenkürbis oder Moschuskürbis)
- Leicht warm, süß; Funktionskreise der „Mitte" (Fk Milz und Magen, oo. lienalis et stomachi, *pi wei*)
- Stützen sanft die „Mitte" (Fk Milz und Magen, oo. lienalis et stomachi, *pi wei*), wandeln „Feuchtigkeit" (humor, *shi*) und „Schleim" (pituita, *tan*) um und wirken harntreibend
- Vor allem bei Gedunsenheit und Ödemen, Übergewicht, bronchialer Verschleimung.

Kartoffel
- Neutral, süß; Fk Milz und Magen (oo. lienalis et stomachi, *pi wei*)
- Kräftigt den Fk Milz (o. lienalis, *pi*), stützt und bewegt sanft das Qi der „Mitte" (Fk Milz und Magen, oo. lienalis et stomachi, *pi wei*), lindert Schmerzzustände
- Vor allem bei Schmerzen im Unter- oder Oberbauch, Verdauungsbeschwerden wie Durchfall oder Verstopfung.

Ingwer
- Warm, scharf; Fk Lunge, Milz und Magen (oo. pulmonalis, lienalis et stomachi, *fei pi wei*)
- Öffnet die Oberfläche (extima, *biao*), erwärmt die „Mitte" (Fk Milz und Magen, oo. lienalis et stomachi, *pi wei*), wandelt „Feuchtigkeit" (humor, *shi*) um, wirkt entgiftend

- Vor allem bei Erbrechen, Appetitlosigkeit und Klumpengefühl, Husten, Keuchatmung, beginnenden Erkältungen
- **Zu beachten!** Bei „Hitze"-Prozessen (calor, *re*) und energetischer Schwäche (depletio, *xu*) des Yin sowie bei Augenkrankheiten und Hämorrhoiden sollte Ingwer mit Vorsicht angewendet werden.

Knoblauch
- Warm, scharf; Fk Milz, Magen und Lunge (oo. lienalis, stomachi et pulmonalis, *pi wei fei*)
- Bewegt das Qi, erwärmt die „Mitte" (Fk Milz und Magen, oo. lienalis et stomachi, *pi wei*), vertreibt „Feuchtigkeit" (humor, *shi*) und „Schleim" (pituita, *tan*), wirkt entgiftend
- Vor allem bei „Kälte" (algor, *han*) der „Mitte" (Fk Milz und Magen, oo. lienalis et stomachi, *pi wei*), Oberbauchsymptomatik, auch bei beginnenden Erkältungen
- **Zu beachten!** Bei „Hitze"-Prozessen (calor, *re*) und energetischer Schwäche (depletio, *xu*) des Yin sowie bei Augenkrankheiten und Hämorrhoiden sollte Knoblauch mit Vorsicht angewendet werden.

Zwiebel

- Warm, scharf und süß; Fk Magen
  (o. stomachi, *wei*)
- Reguliert das Qi, bewegt es an der
  Oberfläche (extima, *biao*) und in der
  „Mitte" (Fk Milz und Magen, oo. liena-
  lis et stomachi, *pi wei*), entfaltet das
  Yang des Fk Milz (yang lienale,
  piyang)
- Vor allem bei vermindertem Appetit,
  gespanntem Abdomen und Durchfall
- **Zu beachten!** Zwiebel sollte in der
  Regel gedünstet oder gebraten ver-
  wendet werden, da sie so besser ver-
  träglich ist.

2 Feine Dinkelsuppe

Für 4 Personen

1 Zwiebel
3 EL Öl
80 g Dinkel, grob gemahlen
1 l Brühe
Muskat
Meersalz
etwas Pfeffer
3–4 EL frisch gehackte Kräuter

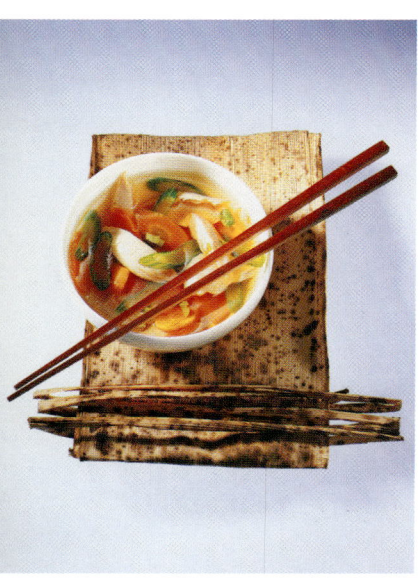

- Zwiebel sehr fein hacken.
- Öl in einem Topf erhitzen, Zwiebel kurz andünsten.
- Dinkel einstreuen, mit dem Schneebesen unter ständigem Rühren kurz anschwitzen.
- Brühe angießen, 5–10 Minuten bei schwacher Hitze durchköcheln lassen (öfters umrühren, legt leicht an!).
- Salz, Pfeffer und Kräuter einrühren und abschmecken.

Zubereitungszeit: 20 Minuten

Tipps:
- Für diese Suppe eignet sich grundsätzlich jedes Getreide. Je nach Sorte und Schrotgrad des Getreides mit der Flüssigkeitsmenge variieren.
- In dieser Suppe lässt sich jedes Gemüse (sehr fein geschnitten oder geraffelt) als Einlage verwenden.
- Die Suppe schmeckt unter Zugabe von 3 EL Crème fraîche (falls keine „Feuchtigkeits"-Belastung [humor, *shi*] vorliegt) sehr cremig.

Wirkung

Sanfte Stützung der „Mitte" (Fk Milz und Magen, oo. lienalis et stomachi, *pi wei*).

Funktionskreisbezug	Fk Milz (o. lienalis, *pi*)	++
Temperaturverhalten	warm	+
Geschmack	süß	+
Wirkung	stützt das Qi des Fk Milz (qi lienale, *piqi*)	++
Indikation	verminderter Appetit Kraftlosigkeit Durchfallneigung	

Erläuterung

Dinkel stützt und erwärmt sanft die „Mitte" (Fk Milz und Magen, oo. lienalis et stomachi, *pi wei*), insbesondere in dieser Zubereitungsform als Suppe.

Indikationen

Die Suppe kann zur Kräftigung bei vermindertem Appetit, Kraftlosigkeit, Blässe, Durchfallneigung, weicher Zunge und erschöpften (depleten, *xu*) Pulsen eingesetzt werden.

Angaben zur Einnahme

Die Rezeptur ist – eventuell in Variationen (s. u.) – für die tägliche Einnahme über längere Zeit gedacht.

Variationen

Je nach klinischem Anliegen kann grundsätzlich jedes Getreide verwendet (siehe die Wirkbeschreibungen der Getreidearten in Kapitel 1, S. 20 ff.) und jedes Gemüse (z. B. Karotte, Kürbis, Spinat, Zucchini, Chinakohl etc.) als Einlage dazugegeben werden.

Die einzelnen Zutaten und ihre Wirkungen

Dinkel (in gekörnter, grob geschroteter oder Flockenform)
- Warm, süß; Fk Milz (o. lienalis, *pi*)
- Stützt und erwärmt die „Mitte" (Fk Milz und Magen, oo. lienalis et stomachi, *pi wei*), wandelt „Feuchtigkeit" (humor, *shi*) um
- Vor allem bei allgemeiner Schwäche, Durchfall.

Zwiebel
- Warm, scharf und süß; Fk Magen (o. stomachi, *wei*)
- Reguliert das Qi, bewegt es an der Oberfläche (extima, *biao*) und in der „Mitte" (Fk Milz und Magen, oo. lienalis et stomachi, *pi wei*), entfaltet das Yang des Fk Milz (yang lienale, *piyang*)
- Vor allem bei vermindertem Appetit, gespanntem Abdomen und Durchfall
- **Zu beachten!** Zwiebel sollte in der Regel gedünstet oder gebraten verwendet werden, da sie so besser verträglich ist.

3 Miso-Suppe

Für 1 Portion

1 Suppentasse Wasser
1 Stück Brauntang (jap. *konbu*)
1–2 Frühlingszwiebeln
etwas Ingwer
Frühlingszwiebeln/Ingwer
1 EL Miso (Sojabohnenpaste)

- Wasser und Tang aufkochen, 5–10 Minuten leicht köcheln lassen, Tang herausnehmen.
- Frühlingszwiebeln vorbereiten und schräg in sehr dünne Ringe schneiden.
- Ingwer sehr fein hacken oder reiben.
- Frühlingszwiebeln und Ingwer zugeben und nicht mehr kochen lassen.
- Miso mit etwas Wasser glatt rühren, in die nicht mehr kochende Brühe einrühren, sofort servieren.

Zubereitungszeit: 15 Minuten

Tipps:
- Miso in nicht kochende Flüssigkeiten einrühren, sonst geht die Wirkung des Misos verloren.
- Als schnelle Suppeneinlagen eignen sich Tofuwürfel oder auch fein geraspeltes Gemüse. Ebenso können Sie das Gemüse, Frühlingszwiebel und Ingwer in ganz wenig Öl andünsten.
- Falls der Geschmack vom Miso zu intensiv sein sollte, können Sie statt mit Wasser mit Gemüsebrühe mildern und abrunden.

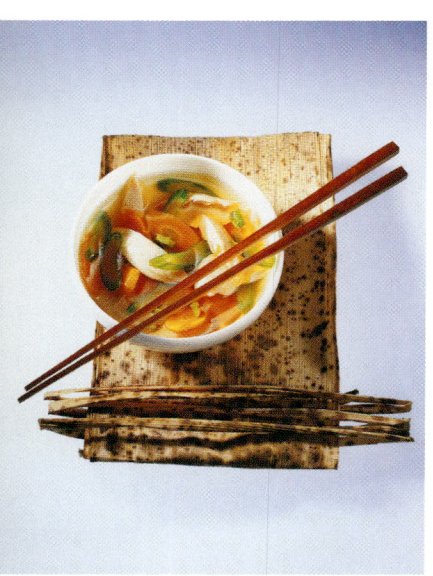

Wirkung

Erweichung von „Schleim" (pituita, *tan*)
und Ausleitung von Schrägläufigkeiten
(Heteropathien, *xie*).

Funktionskreisbezug	Fk Magen (o. stomachi, *wei*)	++
	Fk Lunge (o. pulmonalis, *fei*)	+
	Fk Niere (o. renalis, *shen*)	+
Temperaturverhalten	neutral	
Geschmack	scharf	+
	salzig	++
Wirkung	wandelt „Schleim" (pituita, *tan*) um	+++
	leitet Schrägläufigkeiten (Heteropathien, *xie*) aus	+
Indikation	chronische Verschleimung	
	Knotenbildungen (z. B. Lymphknoten)	
	Arteriosklerose	

Erläuterung

Der salzige Brauntang erweicht
„Schleim"-Verhärtungen (pituita, *tan*) und
wirkt etwas diuretisch. Die Schärfe (und
Wärme) der Frühlingszwiebel und des
Ingwers vermag diese Zusammenballungen zu zerteilen. Miso schließlich
dient zur sanften Ausleitung von Schrägläufigkeiten (Heteropathien, *xie*). Insgesamt ergibt sich eine sinnvolle Kombination zur Auflösung von „Schleim"-Prozes-
sen (pituita, *tan*), die in Bewegung
gesetzt und ausgeleitet werden können.
Das kalte Temperaturverhalten des
Brauntangs und des Miso gleicht sich mit
der Wärme des Ingwers und der Frühlingszwiebel in der beschriebenen Zubereitungsform harmonisch aus.

Indikationen

Die Suppe kann bei allen „Schleim"-Pro-
zessen (pituita, *tan*) eingesetzt werden.
Diese können sich als chronische, zähe
Verschleimungen darstellen, aber auch
als Lymphknotenschwellungen oder
Schilddrüsenvergrößerungen. Arterioskle-
rotische Veränderungen sind ein weiterer
wichtiger Einsatzbereich. Die Zunge zeigt
häufig einen klebrig-zähen Belag, das
Pulsbild ist typischerweise saitenförmig
(chordal, *xian*) oder schlüpfrig (lubricus,
hua).

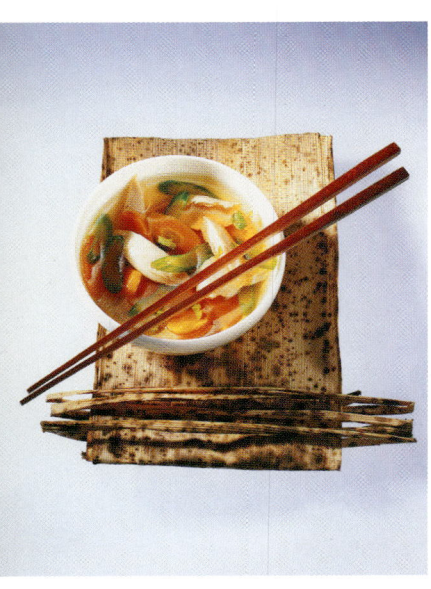

Angaben zur Einnahme

Es ist bei diesen Erkrankungen mit chronischem Charakter von einer langen Anwendungsdauer auszugehen. Die Suppe ist natürlich bestens geeignet, „Schleim"-Prozesse (pituita, *tan*) auch vorbeugend zu verhindern. Maßnahmen zur Adipositasbehandlung lassen sich hiermit sinnvoll kombinieren.

Zu beachten! Brauntang ist jodhaltig. Diese Eigenschaft unterstützt aus westlicher Sicht die Funktion der Schilddrüse und verhindert Knotenbildungen. Dies deckt sich somit mit der chinesischen Wirkbeschreibung. Da der Jodgehalt des Brauntangs jedoch stark variieren kann, sollte zur Vermeidung einer jodinduzierten Schilddrüsenüberfunktion oder der Verschlechterung einer bestehenden Überfunktion die Suppe bei regelmäßiger Einnahme nur ein- bis zweimal pro Woche eingenommen werden.

Die einzelnen Zutaten und ihre Wirkungen

Miso (Sojabohnenpaste, *douchi*)

- Neutral, süß, je nach Präparation: leicht salzig, scharf; Fk Lunge, Magen, Niere (oo. pulmonalis, stomachi et renalis, *fei wei shen*)
- Öffnet leicht die Oberfläche (extima, *biao*), leitet Schrägläufigkeiten (Heteropathien, *xie*) aus, harmonisiert den mittleren Wärmebereich (mittleres Calorium, *zhongjiao*), beseitigt Unruhe
- Vor allem bei vermindertem Appetit, Übelkeit, Unruhe, fieberhaften Infekten.

Brauntang (jap. *konbu*)

- Kalt, salzig; Fk Leber, Magen und Niere (oo. hepaticus, stomachi et renalis, *gan wei shen*)
- Wandelt „Schleim" (pituita, *tan*) um, erweicht Verhärtungen, kühlt „Hitze"-Prozesse (calor, *re*), harntreibend
- Vor allem bei Kropf und Schwellungen des äußeren Halses, Schluckbeschwerden, Ödemen und Gedunsenheit.

Ingwer

- Warm, scharf; Fk Lunge, Milz und Magen (oo. pulmonalis, lienalis et stomachi, *fei pi wei*)
- Öffnet die Oberfläche (extima, *biao*), erwärmt die „Mitte" (Fk Milz und Magen, oo. lienalis et stomachi, *pi wei*), wandelt „Feuchtigkeit" (humor, *shi*) um, wirkt entgiftend
- Vor allem bei Erbrechen, Appetitlosigkeit und Klumpengefühl, Husten, Keuchatmung, beginnenden Erkältungen
- **Zu beachten!** Bei „Hitze"-Prozessen (calor, *re*) und energetischer Schwäche (depletio, *xu*) des Yin sowie bei Augenkrankheiten und Hämorrhoiden sollte Ingwer mit Vorsicht angewendet werden.

Frühlingszwiebel

- Warm, scharf; Fk Lunge und Magen (oo. pulmonalis et stomachi, *fei wei*)
- Öffnet die Oberfläche (extima, *biao*), stützt das Yang, zerstreut „Kälte" (algor, *han*), wirkt entgiftend; vor allem bei „Wind-Kälte"-Erkältungen (algor venti, *fenghan*) mit Schüttelfrost, Schweißlosigkeit.
- **Zu beachten!** Aufgrund ihrer Wärme sollten Frühlingszwiebeln bei „Hitze" (calor, *re*) sowie bei energetischer Schwäche (depletio, *xu*) des Qi nur in geringen Maßen verwendet werden. Weiterhin sollte man sie nicht mit Honig kombinieren.

4 Kräftige Hühnersuppe

Für 8 Portionen

1 kg Suppenhuhn
2 l Wasser
2 Bund Suppengrün
1 Zwiebel
1 Bund Petersilie
4–6 Pfefferkörner
1 Lorbeerblatt
1 TL Meersalz
2 Karotten
400 g Staudensellerie
Ingwer
Staudensellerieblätter

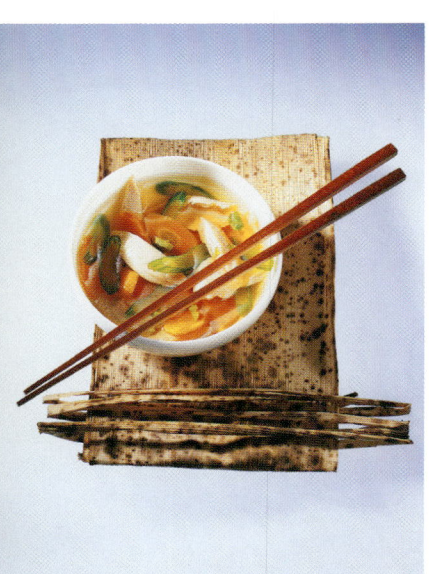

- Suppenhuhn innen und außen kalt abspülen.
- Wasser mit dem Huhn zum Kochen bringen, zugedeckt etwa 45 Minuten bei schwacher Hitze simmern lassen, evtl. abschäumen.
- Suppengrün und Zwiebel vorbereiten, grob schneiden.
- Petersilie vorbereiten, ganz lassen.
- Pfefferkörner, Lorbeerblatt und Meersalz nach den 45 Minuten zugeben und weitere 45 Minuten garen lassen, bis das Huhn weich ist. Danach Huhn und Gemüse herausnehmen, Brühe abseihen und eventuell entfetten. Huhn entbeinen und das Fleisch in kleine Stücke schneiden.
- Karotten vorbereiten, in dünne Scheiben schneiden und in die leicht kochende Suppe geben.
- Staudensellerie vorbereiten, schräg in $^1/_2$ cm dünne Scheiben schneiden, zur Suppe geben.

- Ingwer sehr fein hacken, es soll 1 TL ergeben, in die Suppe geben.
- Staudensellerieblätter fein hacken und mit dem Hühnerfleisch in die Suppe geben, evtl. nachwürzen.

Zubereitungszeit: 90–100 Minuten

Tipps:
- Die Brühe lässt sich am besten entfetten, wenn sie kalt ist.
- Je nach Jahreszeit eignen sich sehr viele Gemüsesorten als Einlage oder zur Abwechslung Suppennudeln oder Reis.

Wirkung

Stützung und Erwärmung der „Mitte" (Fk Milz und Magen, oo. lienalis et stomachi, *pi wei*) und des Fk Niere (o. renalis, *shen*), Mehrung des Xue und Harmonisierung des Fk Leber (o. hepaticus, *gan*).

Funktionskreisbezug	Fk Milz (o. lienalis, *pi*)	++
	Fk Leber (o. hepaticus, *gan*)	++
	Fk Niere (o. renalis, *shen*)	+
Temperaturverhalten	warm	+
Geschmack	süß	++
Wirkung	stützt das Qi des Fk Milz (qi lienale, *piqi*)	++
	stützt den Fk Niere (o. renalis, *shen*)	+
	stützt das Xue	++
	senkt das Yang des Fk Leber (yang hepatici, *ganyang*) ab	+
Indikation	Kraftlosigkeit, insbesondere nach Geburt oder Krankheit	
	Durchfall	
	Schwellungen	
	Schlafstörungen	
	Reizbarkeit	
	Schwindel	

Erläuterung

Die Wirkung des Rezeptes wird durch das Huhn bestimmt, welches nicht nur die „Mitte" (Fk Milz und Magen, oo. lienalis et stomachi, *pi wei*) nachhaltig stützt und wärmt und dabei sowohl Qi als auch Xue hervorbringt, sondern auch den Fk Niere (o. renalis, *shen*) und das Struktivpotenzial *(jing)* kräftigt.
Karotten wie Staudensellerie wirken beide auf den Fk Leber (o. hepaticus, *gan*): Karotten stützen das Xue des Fk Leber (xue hepatici, *ganxue*), Sellerie kühlt „Hitze" (calor, *re*) und senkt emporschlagendes Yang des Fk Leber (yang hepatici, *ganyang*) ab.

Indikationen

Bei allgemeiner Schwäche, in der Rekonvaleszenz nach einer langen oder schweren Erkrankung sowie nach einer Geburt sollte diese Suppe zur Kräftigung reichlich genossen werden.
Durchfall, Kältegefühl, Wasseransammlungen bei blasser, weicher oder gedunsener Zunge und ein erschöpfter (depletus, *xu*) Puls sind dabei typische Begleitsymptome einer energetischen Schwäche (depletio, *xu*) des Qi des Fk Milz (qi lienale, *piqi*). Miktionsstörungen, hier vor allem in Richtung Inkontinenz, Schwerhörigkeit oder Tinnitus, Schwäche in Hüften oder Knien zeigen die energetische Schwäche (depletio, *xu*) des Fk Niere (o. renalis, *shen*) an.
Der Mangel an Xue kann sich durch Palpitationen, Schlafstörungen, ungenügende Milchbildung, Wochenbettdepression oder verschwommene Sicht – insbesondere abends – mit zartem (minutus, *xi*) Puls und eher dünner und trockener, aber blasser Zunge bemerkbar machen.

Das Yang des Fk Leber (yang hepatici, *ganyang*) schlägt in dieser Situation leicht nach oben, es kommt zu Schwindel, Kopfschmerzen, Reizbarkeit, eventuell zu Bluthochdruck.

Angaben zur Einnahme

Die Wirkung dieser Rezeptur ermöglicht eine unbefristete und zur Stärkung der Konstitution auch prophylaktische Einnahme.

Die einzelnen Zutaten und ihre Wirkungen

Hühnerfleisch

- Warm, süß; Fk Milz und Magen (oo. lienalis et stomachi, *pi wei*)
- Erwärmt die „Mitte" (Fk Milz und Magen, oo. lienalis et stomachi, *pi wei*), stützt das Yang des Fk Milz (yang lienale, *piyang*) und das Struktivpotenzial *(jing)*
- Vor allem bei Schwäche der „Mitte" (Fk Milz und Magen, oo. lienalis et stomachi, *pi wei*), Durchfall, vermindertem Appetit, Ödemen und Gedunsenheit, Kältegefühl in der Leibesmitte, Schwäche nach der Geburt
- **Zu beachten!** Bei „Hitze"-Befunden (calor, *re*) und bei noch nicht bereinigten Schrägläufigkeiten (Heteropathien, *xie*) mit Vorsicht zu verwenden.

Karotte

- Neutral (roh: kühl), süß; Fk Milz, Magen und Leber (oo. lienalis, stomachi et hepaticus, *pi wei gan*)
- Stützt den Fk Leber (o. hepaticus, *gan*) und die „Mitte" (Fk Milz und Magen, oo. lienalis et stomachi, *pi wei*), senkt Qi ab, entgiftet
- Vor allem bei Verdauungsblockaden, Blähungen, Kopfschmerzen, Schwindel, Bluthochdruck.

Staudensellerie

- Kühl, süß; Fk Leber und Magen (oo. hepaticus et stomachi, *gan wei*)
- Kühlt „Hitze" (calor, *re*), besänftigt die Aktivität des Fk Leber (o. hepaticus, *gan*), senkt das Qi ab, vertreibt „Wind" (ventus, *feng*), wandelt „Feuchtigkeit" (humor, *shi*) um, wirkt harntreibend und Blutungen stillend
- Vor allem bei Schwindel, Kopfschmerzen, Bluthochdruck, Heuschnupfen, Regelstörungen.

Ingwer

- Warm, scharf; Fk Lunge, Milz und Magen (oo. pulmonalis, lienalis et stomachi, *fei pi wei*)
- Öffnet die Oberfläche (extima, *biao*), erwärmt die „Mitte" (Fk Milz und Magen, oo. lienalis et stomachi, *pi wei*), wandelt „Feuchtigkeit" (humor, *shi*) um, wirkt entgiftend
- Vor allem bei Erbrechen, Appetitlosigkeit und Klumpengefühl, Husten, Keuchatmung, beginnenden Erkältungen
- **Zu beachten!** Bei „Hitze"-Prozessen (calor, *re*) und energetischer Schwäche (depletio, *xu*) des Yin sowie bei Augenkrankheiten und Hämorrhoiden sollte Ingwer mit Vorsicht angewendet werden.

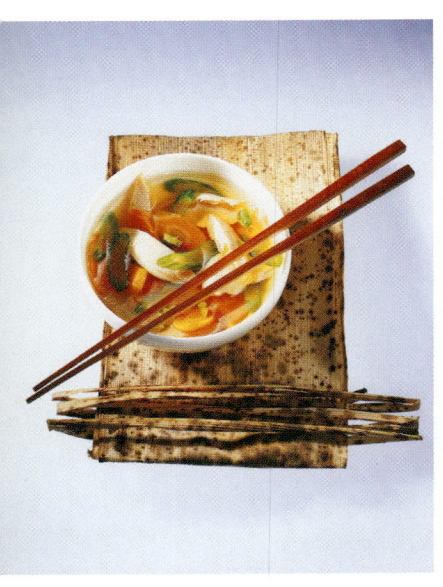

5 Bunter Bohnen-Eintopf

Für 4 Portionen

25 g Schwarze Sojabohnen
25 g Azukibohnen
25 g Mungbohnen
1 kleine Zwiebel
1 EL Öl
3/4 l Gemüsebrühe
1 TL Majoran
1/2 TL Bohnenkraut
1–2 Knoblauchzehen
200 g festkochende Kartoffeln
200 g Mischgemüse (Karotten, Lauch, Sellerie)
Meersalz
Pfeffer

- Sojabohnen etwa 10 Stunden in Wasser einweichen. Mit frischem Wasser ca. 2,5 Stunden gar kochen.
- Azukibohnen etwa 8 Stunden in Wasser einweichen. Mit frischem Wasser ca. 1,5 Stunden gar kochen.
- Mungbohnen etwa 1 Stunde gar kochen.
- Bohnensorten abgießen und abtropfen lassen.
- Zwiebel fein hacken.
- Öl erhitzen und Zwiebel andünsten.
- Mit Gemüsebrühe ablöschen, aufkochen.
- Kräuter fein hacken und zugeben.
- Kartoffeln schälen, in 1/2 cm große Würfel schneiden.
- Gemüse vorbereiten und in 1/2 cm große Würfel schneiden, die Gemüsewürfel zu der Brühe geben, weiterköcheln lassen, bis alles weich ist.

- Alle Bohnensorten zufügen.
- Mit Salz abschmecken.

Zubereitungszeit: 30 Minuten

Tipps:
- Bohnen brauchen möglichst eine Einweichzeit, da sich so die Kochzeit erheblich verringert.
- Es wird erst zum Schluss gesalzen, da sie sonst nicht so schnell weich werden.
- Durch das Gemüseangebot je nach Jahreszeit den Bohneneintopf verändern.

Wirkung

Kräftige Ausleitung von „Feuchtigkeit" (humor, *shi*), abschwellend und entgiftend.

Funktionskreisbezug	Fk Niere (o. renalis, *shen*)	+
	Fk Herz (o. cardialis, *xin*)	+
	Fk Milz (o. lienalis, *pi*)	+
Temperaturverhalten	neutral	
Geschmack	süß	+
Wirkung	leitet „Feuchtigkeit" (humor, *shi*) aus	+++
	entgiftet	++
Indikation	Schwellungen	
	Entzündungen aller Art	

Erläuterung

Auch wenn sich die drei Bohnenarten in ihrer Wirkbeschreibung etwas unterscheiden, so ist ihnen die „Hitze" (calor, *re*) kühlende, die „Feuchtigkeit" (humor, *shi*) ausleitende und diuretische Wirkung sowie die entgiftende und abschwellende Fähigkeit gemeinsam. Diese Rezeptur lehnt sich stark an die klassische Rezeptur „Trank der drei Bohnenarten des Bian Que" (*Bian Que sandou yin*) an, bei dem die drei Bohnenarten mit Süßholzwurzel kombiniert werden.

Indikationen

Entzündliche Schwellungen können mit dem Eintopf nachhaltig gebessert werden. Es kann sich dabei um innere Prozesse wie eine Blasenentzündung oder Darmgeschwüre mit blutig-eitrigem Durchfall handeln, ebenso aber um äußere Erkrankungen wie Windpocken und Gürtelrose, Akne oder Hautgeschwüre.

Die Zunge ist dabei typischerweise rot, der Zungenbelag gelb-klebrig, der Puls angefüllt (replet, *shi*), beschleunigt (celer, *shu*), eventuell schlüpfrig (lubricus, *hua*).

Angaben zur Einnahme

Die Einnahme des Gerichtes sollte mit Besserung der Befunde beendet werden, um eine Schädigung der „Mitte" (Fk Milz und Magen, oo. lienalis et stomachi, *pi wei*) durch die ausleitende Wirkung zu vermeiden. Eine milde Ergänzung der Wirkrichtung des Bohnen-Eintopfes ist das Rezept „Nudel-Pfanne mit Rucola und Austernpilzen" (s. S. 132).

Variationen

Durch Beigabe verschiedener Gemüse kann die Wirkung für die jeweilige Indikation noch betont werden (z. B. Stangensellerie oder Chinakohl bei Blasenentzündungen, Auberginen bei Darmentzündungen, Löwenzahn bei Hautläsionen).

Die einzelnen Zutaten und ihre Wirkungen

Schwarze Sojabohnen

- Neutral, süß; Fk Milz und Niere (oo. lienalis et renalis, *pi shen*)
- Stützen den Fk Niere (o. renalis, *shen*), leiten „Feuchtigkeit" (humor, *shi*) aus, vertreiben „Wind" (ventus, *feng*), entgiften
- Vor allem bei Schwäche des Fk Niere (o. renalis, *shen*) mit Schwindel, verschwommener Sicht, Hüft- und Knieschwäche oder bei Ödemen und Gedunsenheit, rheumatoiden Schmerzen.

Azukibohnen

- Neutral, süß, sauer; Fk Milz und Dünndarm (oo. lienalis et intestini tenuis, *pi xiaochang*)
- Stützen den Fk Milz (o. lienalis, *pi*), leiten „Feuchtigkeit" (humor, *shi*) aus, wirken harntreibend, zerstreuen Xue-Stasen, Schwellungen beseitigend und entgiftend
- Vor allem bei Gedunsenheit und Ödemen, Miktionsstörungen, entzündlichen Hautprozessen.

Mungbohnen

- Kühl, süß; Fk Herz und Magen (oo. cardialis et stomachi, *xin wei*)
- Kühlen „Hitze" (calor, *re*), senken Qi ab, beseitigen Schwellungen, wirken harntreibend und entgiftend
- Vor allem bei Unruhe und Durst, Miktionsstörungen, Gedunsenheit und Ödemen.

Kartoffel

- Neutral, süß; Fk Milz und Magen (oo. lienalis et stomachi, *pi wei*)
- Kräftigt den Fk Milz (o. lienalis, *pi*), stützt und bewegt sanft das Qi der „Mitte" (Fk Milz und Magen, oo. lienalis et stomachi, *pi wei*), lindert Schmerzzustände
- Vor allem bei Schmerzen im Unter- oder Oberbauch, Verdauungsbeschwerden wie Durchfall oder Verstopfung.

Zwiebel

- Warm, scharf und süß; Fk Magen (o. stomachi, *wei*)
- Reguliert das Qi, bewegt es an der Oberfläche (extima, *biao*) und in der „Mitte" (Fk Milz und Magen, oo. lienalis et stomachi, *pi wei*), entfaltet das Yang des Fk Milz (yang lienale, *piyang*)
- Vor allem bei vermindertem Appetit, gespanntem Abdomen und Durchfall
- **Zu beachten!** Zwiebel sollte in der Regel gedünstet oder gebraten verwendet werden, da sie so besser verträglich ist.

Knoblauch

- Warm, scharf; Fk Milz, Magen und Lunge (oo. lienalis, stomachi et pulmonalis, *pi wei fei*)
- Bewegt das Qi, erwärmt die „Mitte" (Fk Milz und Magen, oo. lienalis et stomachi, *pi wei*), vertreibt „Feuchtigkeit" (humor, *shi*) und „Schleim" (pituita, *tan*), wirkt entgiftend
- Vor allem bei „Kälte" (algor, *han*) der „Mitte" (Fk Milz und Magen, oo. lienalis et stomachi, *pi wei*), Oberbauchsymptomatik, auch bei beginnenden Erkältungen.

- **Zu beachten!** Bei „Hitze"-Prozessen (calor, *re*) und energetischer Schwäche (depletio, *xu*) des Yin sowie bei Augenkrankheiten und Hämorrhoiden sollte Knoblauch mit Vorsicht angewendet werden.

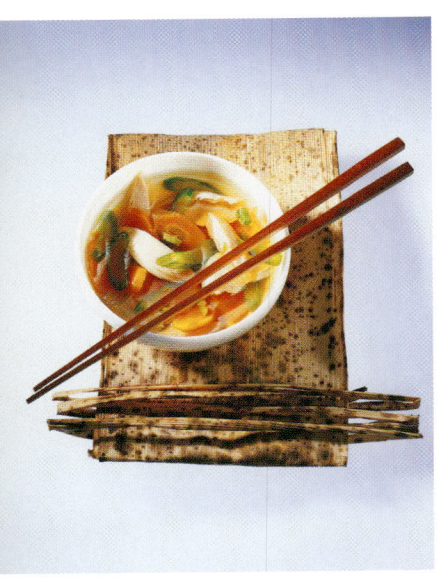

6 Geschmorter Schweinefuß mit Erdnüssen

Rezept für 2–3 Portionen

1 Schweinefuß
1 ¹/₂ l Wasser
1–2 TL Salz
1 Bund Suppengrün (Karotte, Lauch, Knollensellerie)
75 g Erdnüsse
1 Zwiebel, halbiert
1–2 Lorbeerblätter
6–8 Pfefferkörner
¹/₂ Bund Petersilie
Salz/gekörnte Brühe oder Sojasauce

- Schweinefuß waschen, in kochendem Wasser 5–10 Minuten köcheln lassen, abgießen.
- Salzwasser mit dem Schweinefuß zum Kochen bringen, Erdnüsse, Zwiebel, Lorbeerblätter, Pfefferkörner, Petersilie und Suppengrün zugeben und 1–1 ¹/₂ Stunden leicht köcheln lassen, trüben Schaum abschöpfen, abseihen, eventuell entfetten.
- Brühe evtl. nachwürzen, heiß servieren.

Zubereitungszeit: 30 Minuten

Wirkung

Mehrung des Xue, speziell zur Förderung der Milchbildung.

Funktionskreisbezug	Fk Milz (o. lienalis, *pi*)	++
	Fk Magen (o. stomachi, *wei*)	+
Temperaturverhalten	neutral	
Geschmack	süß	+
	salzig	+
Wirkung	mehrt das Xue	+++
	fördert die Milchbildung	++
Indikation	Stillschwäche	
	Kraftlosigkeit postpartal	
	Blutarmut	
	verschwommene Sicht	
	trockene Haut	

Erläuterung

Schweinefleisch mehrt allgemein die Säfte (*jinye*) und stützt das Yin. Schweinefuß gilt als besonders geeignet zur speziellen Stützung des Xue und zur Förderung des „weißen Xue", der Muttermilch. Dazu passt die Erdnuss, die in gekochter Form die „Mitte" (Fk Milz und Magen, oo. lienalis et stomachi, *pi wei*) stärkt und neben einer Stärkung des Qi einen Mangel an Xue ausgleichen hilft.

Indikationen

Verminderter Appetit, Abmagerung, Kraftlosigkeit, trockene Haut, Schwindel, verschwommene Sicht oder Schweißneigung und Palpitationen sind Anzeichen für eine energetische Schwäche (depletio, *xu*) von Qi und Xue. Die Zunge ist weich und blass, der Puls zart (minutus, *xi*) und erschöpft (depletus, *xu*). Dieses Gericht, das die Muttermilchproduktion kräftig anregt, ist vorzüglich bei Stillschwäche und allgemein zur Kräftigung nach der Geburt und während der Stillzeit geeignet. Auch Wochenbettdepressionen sind aus Sicht der chinesischen Medizin mit diesem Rezept unterstützend zu behandeln.

Angaben zur Einnahme

Bis zur Normalisierung der Beschwerden und insbesondere nach einer Geburt sowie während der Stillzeit ist eine regelmäßige Einnahme zu empfehlen. Auch danach kann das Gericht vorbeugend eingesetzt werden.

Die einzelnen Zutaten und ihre Wirkungen

Schweinefuß

- Süß, salzig, neutral (etwas kalt); Fk Magen und Milz (oo. stomachi et lienalis, *wei pi*)
- Stützt das Xue, fördert den Milchfluss, glättet die Haut, beseitigt Geschwüre
- Vor allem bei vermindertem Milchfluss, Ulzerationen.

Erdnüsse

- Neutral, süß; Fk Milz und Lunge (oo. lienalis et pulmonalis, *pi fei*)
- Stützen die „Mitte" (Fk Milz und Magen, oo. lienalis et stomachi, *pi wei*) (gekocht), befeuchten den Fk Lunge (o. pulmonalis, *fei*) (roh oder Mus), bewegen das Xue und stillen Blutungen (mit braunem Häutchen)
- Vor allem bei Schwäche der „Mitte" (Fk Milz und Magen, oo. lienalis et stomachi, *pi wei*) mit Gedunsenheit und Appetitlosigkeit, trockenem Husten (roh oder als Mus), Blutungen (braune Haut der Erdnuss)
- **Zu beachten!** Erdnüsse sind zu meiden bei Durchfallneigung (vor allem rohe Erdnüsse); geröstete Erdnüsse haben trocknende und wärmende Wirkung und fördern „Hitze" (calor, *re*) bis hin zu „Glut" (ardor, *huo*).

Zwiebel

- Warm, scharf und süß; Fk Magen
  (o. stomachi, *wei*)
- Reguliert das Qi, bewegt es an der
  Oberfläche (extima, *biao*) und in der
  „Mitte" (Fk Milz und Magen, oo. liena-
  lis et stomachi, *pi wei*), entfaltet das
  Yang des Fk Milz (yang lienale,
  piyang)
- Vor allem bei vermindertem Appetit,
  gespanntem Abdomen und Durchfall
- **Zu beachten!** Zwiebel sollte in der
  Regel gedünstet oder gebraten ver-
  wendet werden, da sie so besser ver-
  träglich ist.

Petersilie (interpoliert)

- Leicht warm, leicht bitter, scharf;
  Fk Magen (o. stomachi, *wei*)
- Löst Verdauungsblockaden, senkt Qi
  ab
- Vor allem bei vermindertem Appetit,
  Übelkeit.

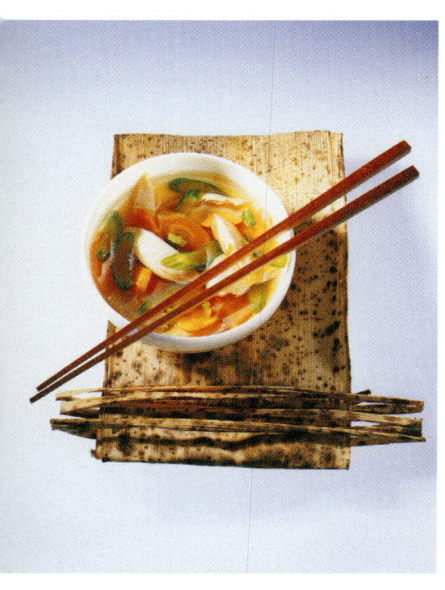

7 Mit Brauntang gedünstetes Entenfleisch

Rezept für 3–4 Portionen

500 g Entenfleisch
2 l Wasser
30 g Brauntang
gekörnte Brühe
Sojasauce
etwas Sherry medium
gehackte Petersilie

- Entenfleisch waschen.
- Wasser aufkochen, Entenfleisch zugeben.
- Brauntang etwa 1 Stunde sanft köcheln lassen, eventuell entstandenen Schaum abschöpfen, Fleisch herausnehmen, klein schneiden, Brühe abseihen.
- Fleisch wieder in die Brühe geben
- Brühe mit Sojasauce, Sherry und Petersilie nachwürzen.

Zubereitungszeit: 30 Minuten

Tipps:

- Die Brühe verbessert sich durch Mitkochen von 1 Bund Suppengrün (Karotte, Lauch, Knollensellerie), 1 halbierten Zwiebel, 5 Pfefferkörnern und 1–2 Lorbeerblättern.
- Bei Zugabe von Miso darauf achten, dass die Brühe nicht mehr kocht.
- Sehr fein wird der Geschmack, wenn in der fertigen Brühe Karottenraspeln oder dünne Scheibchen Staudensellerie kurz mitgaren.
- Nach Belieben lässt sich die Brühe in kaltem Zustand am besten entfetten.

Wirkung

Kühlung von „Hitze" (calor, *re*) aufgrund von energetischer Schwäche des Yin (depletio yin, *yinxu*), Umwandlung von „Schleim" (pituita, *tan*).

Funktionskreisbezug	Fk Magen (o. stomachi, *wei*)	++
	Fk Niere (o. renalis, *shen*)	++
	Fk Lunge (o. pulmonalis, *fei*)	+
	Fk Leber (o. hepaticus, *gan*)	+
Temperaturverhalten	kühl	++
Geschmack	salzig	++
	süß	+
Wirkung	kühlt „Hitze" (calor, *re*) aufgrund energetischer Schwäche des Yin (depletio yin, *yinxu*)	++
	wandelt „Schleim" (pituita, *tan*) um	++
Indikation	zäher Schleim	
	Knotenbildungen	
	Wechseljahrsbeschwerden	
	Bluthochdruck	

Erläuterung

Entenfleisch gleicht „Hitze" (calor, re) und hochschlagendes Yang bei energetischer Schwäche des Yin (depletio yin, *yinxu*) aus. Brauntang als kalt klassifiziertes Nahrungsmittel kühlt ebenfalls „Hitze" (calor, re), vermag aber aufgrund seines salzigen Geschmackes auch „Schleim" (pituita, *tan*) aufzulösen.

Indikationen

Im Bereich der Fk Magen und Lunge (oo. stomachi et pulmonalis, *wei fei*) äußert sich die „Hitze" aufgrund energetischer Schwäche (calor depletionis, *xure*) durch Husten mit wenig gelbem Schleim, Trockenheit von Haut und Schleimhäuten und Durst.

In den Fk Niere und Leber (oo. renalis et hepaticus, *shen gan*) kann es zu Unruhe, Hitzewallungen, Nachtschweißen, Schlafstörungen, abendlichen Temperaturerhöhungen, Drehschwindel und Kopfschmerzen kommen. Die Zunge ist jeweils rot, trocken und eventuell rissig, der Puls zart (minutus, *xi*), beschleunigt (celer, *shu*) und oberflächlich (superficial, *fu*).

Sehr geeignet ist diese Rezeptur deshalb auch bei Frauen mit Wechseljahrsbeschwerden.

Durch die oben beschriebenen kühlenden und „Schleim" (pituita, *tan*) umwandelnden Wirkungen kann das Gericht vorzüglich eingesetzt werden zur Mitbehandlung von Schilddrüsenknoten mit Tendenz zur Überfunktion, Bluthochdruck und Arteriosklerose bei älteren Patienten mit den genannten Zeichen.

Angaben zur Einnahme

In beiden Fällen ist von einer längeren Anwendungszeit auszugehen. Bei Anzeichen einer energetischen Schwäche (depletio, *xu*) des Fk Milz (o. lienalis, *pi*), insbesondere Durchfall, ist die Einnahme zu beenden.

Zu beachten! Brauntang ist jodhaltig. Diese Eigenschaft unterstützt aus westlicher Sicht die Funktion der Schilddrüse und verhindert Knotenbildungen. Dies deckt sich somit mit der chinesischen Wirkbeschreibung. Da der Jodgehalt des Brauntangs stark variieren kann, sollte zur Vermeidung einer jodinduzierten Schilddrüsenüberfunktion oder der Verschlechterung einer bestehenden Überfunktion das Gericht nicht öfter als einmal pro Woche eingenommen werden.

Die einzelnen Zutaten und ihre Wirkungen

Entenfleisch

- Süß, salzig, Tendenz zur Kälte; Fk Lunge, Milz, Magen und Niere (oo. pulmonalis, lienalis, stomachi et renalis, *fei pi wei shen*)
- Stützt und befeuchtet das Yin, wirkt diuretisch, stützt das Xue, kühlt „Hitze"-Prozesse (calor, re)
- Vor allem bei energetischer Schwäche (depletio, *xu*) des Yin aufgrund „Hitze" (calor, re) mit Fieber, Nachtschweißen, Unruhe, energetischer Schwäche (depletio, *xu*) des Xue oder des Yin mit emporschlagendem Yang wie Schwindel, Kopfschmerzen etc., energetischer Schwäche (depletio, *xu*) der „Mitte" (Fk Milz und Magen, oo. lienalis et stomachi, *pi wei*) mit Ödemen und Gedunsenheit, Miktionsstörungen

- **Zu beachten!** Bei Durchfall aufgrund energetischer Schwäche (depletio, *xu*) des Fk Milz (o. lienalis, *pi*), bei Qi-Blockaden oder bei noch nicht bereinigten, äußerlichen Affektionen sollte man Entenfleisch eher meiden.

Brauntang (jap. *konbu*)

- Kalt, salzig; Fk Leber, Magen und Niere (oo. hepaticus, stomachi et renalis, *gan wei shen*)
- Wandelt „Schleim" (pituita, *tan*) um, erweicht Verhärtungen, kühlt „Hitze"-Prozesse (calor, *re*), harntreibend
- Vor allem bei Kropf und Schwellungen des äußeren Halses, Schluckbeschwerden, Ödemen und Gedunsenheit.

8 Chinakohlsuppe

Rezept für 1–2 Portionen

250 g Chinakohl
300–500 ml Wasser
Meersalz
Sesamöl

- Chinakohlstiele feinstreifig schneiden, Blätter etwas grobstreifig schneiden.
- Wasser mit den Stielen aufkochen, Blätter zugeben, sanft köcheln lassen, bis er fast weich ist.
- Mit Salz und Sesamöl abschmecken.

Zubereitungszeit: 15 Minuten

Tipps:
- Geschmacksvariationen erhalten Sie durch Zugabe von gekörnter Brühe, Sojasauce, 1–2 Scheibchen frischem Ingwer, 1 feinstreifig geschnittener Karotte oder 2–3 in Ringe geschnittener Frühlingszwiebeln.
- Bei Hinzufügen von Miso die Suppe nicht mehr kochen lassen.
- Sehr fein wird der Geschmack durch geröstete Sesamkörner.

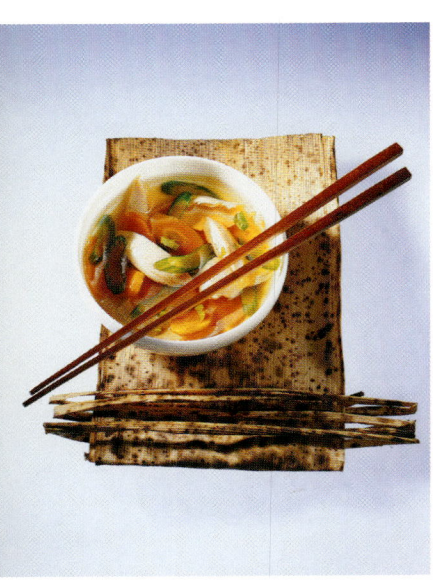

Wirkung

Kühlung von „Hitze"-Prozessen (calor, *re*), speziell bei Unruhe und bei durch „Hitze" (calor, *re*) bedingten Miktionsstörungen.

Funktionskreisbezug	Fk Magen (o. stomachi, *wei*)	++
	Fk Dick- und Dünndarm (oo. intestinorum, *chang*)	+
	Fk Lunge (o. pulmonalis, *fei*)	+
	Fk Blase (o. vesicalis, *pangguang*)	+
Temperaturverhalten	kühl	+
Geschmack	süß	+
Wirkung	kühlt „Hitze" (calor, *re*)	++
	mehrt Säfte (*jinye*)	+
Indikation	Entzündungen	
	Durst	
	Verstopfung	
	Blasenentzündung	

Erläuterung

Der leicht kühl wirkende und süße Chinakohl vermag „Hitze" (calor, *re*) zu kühlen und Säfte (*jinye*) hervorzubringen. Er wirkt dadurch diuretisch und laxierend.

Indikationen

Die Suppe ist bei allen „Hitze"-Prozessen (calor, *re*) indiziert: Durst, Entzündungen, Husten und Verstopfung bei trockener und roter Zunge. Besonders gerne wird sie zur Beseitigung von „Hitze"-bedingter (calor, *re*) Unruhe und Miktionsstörungen wie schmerzhaftes, vermindertes und eventuell blutiges Wasserlassen eingesetzt.

Angaben zur Einnahme

Im Vergleich zum Tomaten- und Melonensaft (s. S. 274) ist die kühlende Fähigkeit geringer ausgeprägt. Die Suppe lässt sich dafür über einen längeren Zeitraum anwenden. Nach Beseitigung der „Hitze" (calor, *re*) sowie Zeichen einer Schwäche der „Mitte" (Fk Milz und Magen, oo. lienalis et stomachi, *pi wei*) (weiche Stühle, Bauchweh) soll die Suppe nicht mehr gegessen werden.

Die einzelnen Zutaten und ihre Wirkungen

Chinakohl

- Neutral/kühl, süß; Fk Magen, Dick- und Dünndarm (oo. stomachi et intestinorum, *wei chang*), Fk Lunge (o. pulmonalis, *fei*)
- Kühlt „Hitze" (calor, *re*) in den Fk Magen und Lunge (oo. stomachi et pulmonalis, *wei fei*), wirkt befeuchtend, harntreibend und abführend
- Vor allem bei Husten, fiebrigen Erkältungen, Nervosität, Harnwegsentzündungen.

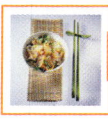

3 Hauptgerichte

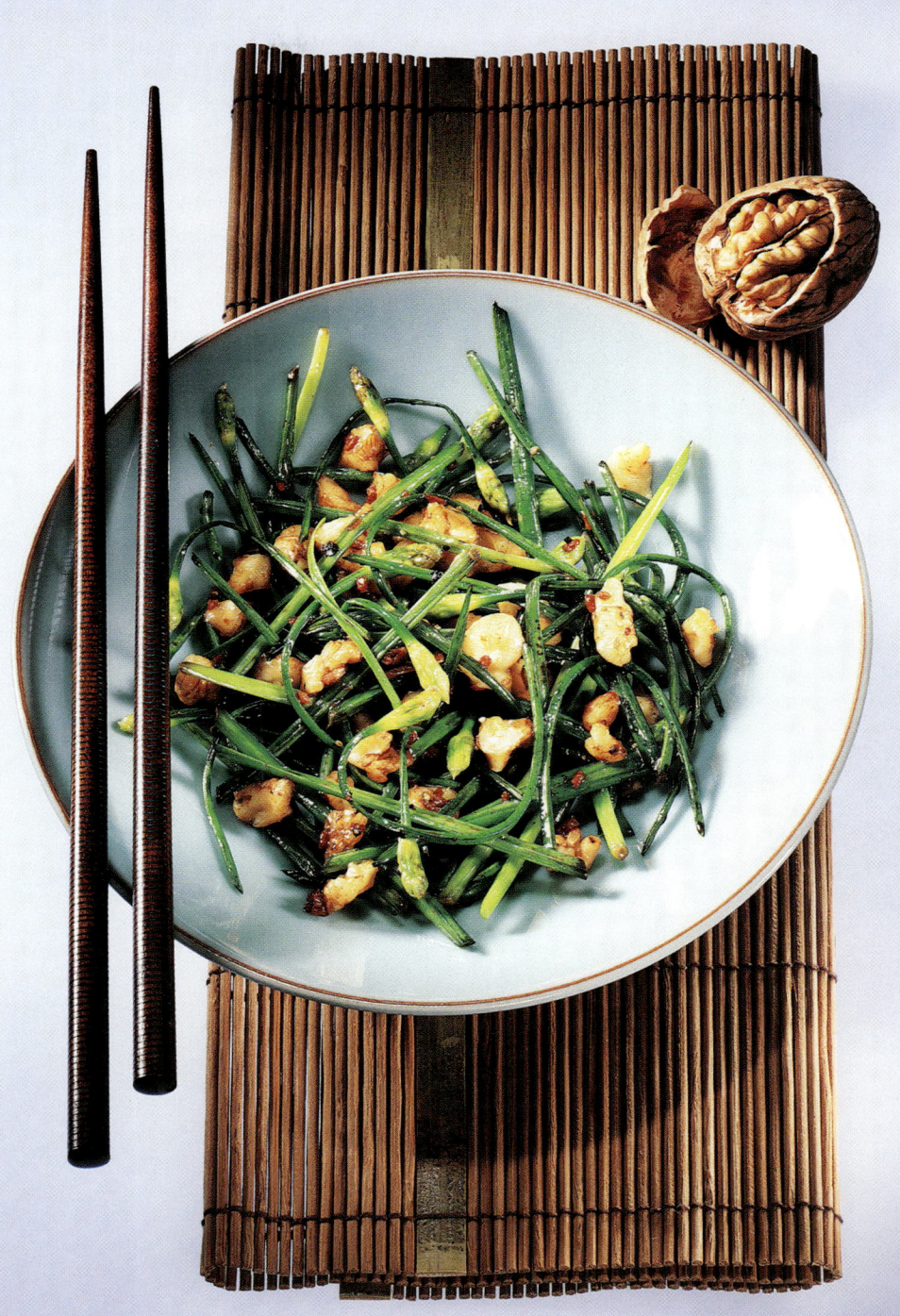

3 Haupt-gerichte

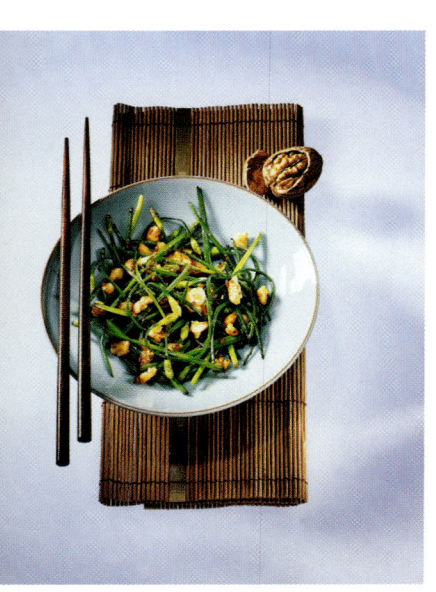

1 Gemüse-Allerlei

für 4 Portionen

1 Zwiebel
2 Karotten
500 g Zucchini
1 rote Paprika
1 mittlere Aubergine
4 EL Öl
4 enthäutete Tomaten oder 1 Dose
geschälte Tomaten
1 Tasse Gemüsebrühe
2–3 Knoblauchzehen
Meersalz
evtl. Pfeffer
1 TL Majoran
gehackte Petersilie

- Zwiebel grob hacken.
- Karotten, Zucchini, rote Paprika und Aubergine vorbereiten, in 1 cm große Würfel schneiden.
- Öl erhitzen, Karotten/Aubergine/ Zwiebel zugeben, andünsten.
- Enthäutete Tomaten oder 1 Dose geschälte Tomaten zugeben, alles bissfest garen.

- Gemüsebrühe zugeben.
- Zucchini/Paprika in den letzten 10 Minuten der Garzeit zugeben.
- Knoblauchzehen fein hacken und zugeben.
- Mit Meersalz, evtl. Pfeffer und 1 TL Majoran würzen.
- Gehackte Petersilie drüberstreuen.

Zubereitungszeit: 35– 45 Minuten

Tipp: Als Beilage eignen sich Natur-reis ebenso wie jedes andere Getreide oder Kartoffeln.

Wirkung

Ausgewogene, sanfte Bewegung der „Mitte" (Fk Milz und Magen, oo. lienalis et stomachi, *pi wei*) und je nach Dosierung der Einzelmittel Betonung einer bestimmten Wirkrichtung möglich (z. B. durch Weglassen von Zwiebeln und Paprika: Kühlung des Fk Leber [o. hepaticus, *gan*] und des Fk Magen [o. stomachi, *wei*] stärker im Vordergrund).

Funktionskreisbezug	Fk Milz (o. lienalis, *pi*)	++
	Fk Magen (o. stomachi, *wei*)	++
Temperaturverhalten	warm	+
Geschmack	süß	+
	scharf	+
Wirkung	stützt das Qi des Fk Milz (qi lienale, *piqi*)	++
	befeuchtet das Yin des Fk Magen (yin stomachi, *weiyin*)	++
Indikation	Erschöpfung; Verdauungsschwäche; Gewichtsverlust	

Erläuterung

In dieser Rezeptur werden kühle, das Yin stützende Lebensmittel wie Tomaten und Zucchini mit warmen, scharfen wie Paprika, Zwiebel und Knoblauch kombiniert. Somit kann sowohl die befeuchtende Funktion und absenkende Wirkrichtung des Qi des Fk Magen (qi stomachi, *weiqi*) als auch die wärmende, bewegende des Qi des Fk Milz (qi lienale, *piqi*) gestärkt werden. Insgesamt ergibt sich eine ausgewogene Unterstützung der „Mitten"-Funktion (Fk Milz und Magen, oo. lienalis et stomachi, *pi wei*), die durch die beschriebene Zubereitung weiter verstärkt wird. Gekochtes Getreide wie auch Kartoffeln stellen dabei eine ideale Beilage dar.

Indikationen

Klinisch ist die Rezeptur zur allgemeinen Stärkung der „Mitte" (Fk Milz und Magen, oo. lienalis et stomachi, *pi wei*) bei Dysbalancen oder Mangelzuständen indiziert, z. B. Schwächegefühl, reduzierter Appetit, Verdauungsschwäche, Erschöpfungszustände wie auch Gewichtsverlust bei erschöpftem (depletus, *xu*), zartem (minutus, *xi*) Puls und blasser, weicher, etwas verschmälerter Zunge.

Angaben zur Einnahme

Der ausgewogene Charakter dieser Speise und die Variationsvielfalt ermöglichen eine tägliche, lang andauernde Verwendung.

Variationen

Je nach Dosierung der Einzelmittel sind Betonungen einer bestimmten Wirkrichtung möglich. Durch das Weglassen der scharfen und warmen Zwiebeln und Paprika rückt z. B. die Kühlung und Befeuchtung des Fk Magen (o. stomachi, *wei*) bei „Hitze" des Fk Magen (calor stomachi, *weire*) in den Vordergrund. Durst, Unruhe, gesteigerter Appetit sind dafür typische Symptome. Auch ein „Hitze"-

Befund (calor, *re*) im Fk Leber (o. hepaticus, *gan*) oder im Xue können so bei Bedarf durch die Wirkung der Tomaten und der Aubergine gekühlt werden. Dieser kann sich an geröteten Augen, roten Zungenrändern, Blutungen, Kopfschmerzen oder arteriellem Hypertonus zeigen. Umgekehrt nimmt die warme und bewegende Qualität der Speise zu, wenn die kühlend wirkenden Aubergine und Tomaten weggelassen werden. Das ist zur Korrektur von „Kälte" aufgrund energetischer Schwäche (algor depletionis, *xuhan*) im Fk Milz (o. lienalis, *pi*) mit Erschöpfung, Verdauungsschwäche, blasser Zunge und erschöpftem (depletus, *xu*) Puls notwendig.

Die einzelnen Zutaten und ihre Wirkungen

Zwiebel (interpoliert)
- Warm, scharf und süß; Fk Magen (o. stomachi, *wei*)
- Reguliert das Qi, bewegt es an der Oberfläche (extima, *biao*) und in der „Mitte" (Fk Milz und Magen, oo. lienalis et stomachi, *pi wei*), entfaltet das Yang des Fk Milz (yang lienale, *piyang*)
- Vor allem bei vermindertem Appetit, gespanntem Abdomen und Durchfall
- **Zu beachten!** Zwiebel sollte in der Regel gedünstet oder gebraten verwendet werden, da sie so besser verträglich ist.

Karotte
- Neutral (roh: kühl), süß; Fk Milz, Magen und Leber (oo. lienalis, stomachi et hepaticus, *pi wei gan*)
- Stützt den Fk Leber (o. hepaticus, *gan*) und die „Mitte" (Fk Milz und

Magen, oo. lienalis et stomachi, *pi wei*), senkt Qi ab, entgiftet
- Vor allem bei Verdauungsblockaden, Blähungen, Kopfschmerzen, Schwindel, Bluthochdruck.

Zucchini (interpoliert)
- Kühl, süß; Fk Milz, Magen und Dickdarm (oo. lienalis, stomachi et intestini crassi, *pi wei dachang*), Fk Blase (o. vesicalis, *pangguang*)
- Kühlt „Hitze"-Prozesse (calor, *re*), wirkt abschwellend und harntreibend
- Bei Halsschmerzen, Gedunsenheit und Ödemen, Harnwegsinfekten.

Paprika
- Warm/heiß, scharf; Fk Milz, Magen und Herz (oo. lienalis, stomachi et cardialis, *pi wei xin*)
- Erwärmt die „Mitte" (Fk Milz und Magen, oo. lienalis et stomachi, *pi wei*), zerstreut „Kälte" (algor, *han*), schweißtreibend
- Vor allem bei auf „Kälte" (algor, *han*) beruhenden Verdauungsblockaden und Gelenkbeschwerden, Durchfall, Muskelschmerzen.

Aubergine
- Kühl, süß; Fk Milz, Magen und Dickdarm (oo. lienalis, stomachi et intestini crassi, *pi wei dachang*)
- Kühlt „Hitze"-Prozesse (calor, *re*), bewegt und kühlt das Xue
- Vor allem bei Blutungen, blutigem Stuhl, Hämorrhoiden, Akne, auch bei trockenem Husten.

Tomate
- Kühl, süß, sauer; Fk Magen und Leber (oo. stomachi et hepaticus, *wei gan*)

Kühlt „Hitze"-Prozesse (calor, *re*), besänftigt die Aktivität des Fk Leber (o. hepaticus, *gan*), erzeugt Säfte *(jinye)*
- V. a. bei Kopfschmerzen, Schwindel, Bluthochdruck, auch bei Blutungen.

Knoblauch
- Warm, scharf; Fk Milz, Magen und Lunge (oo. lienalis, stomachi et pulmonalis, *pi wei fei*)
- Bewegt das Qi, erwärmt die „Mitte", vertreibt „Feuchtigkeit" (humor, *shi*) und „Schleim" (pituita, *tan*), wirkt entgiftend
- Vor allem bei „Kälte" (algor, *han*) der „Mitte", Oberbauchsymptomatik, auch bei beginnenden Erkältungen
- **Zu beachten!** Bei „Hitze"-Prozessen (calor, *re*) und energetischer Schwäche (depletio, *xu*) des Yin sowie bei Augenkrankheiten und Hämorrhoiden sollte Knoblauch mit Vorsicht angewendet werden.

Majoran (interpoliert)
- Kühl, bitter, scharf und süß; Fk Herz, Niere, Milz und Lunge (oo. cardialis, renalis, lienalis et pulmonalis, *xin shen pi fei*); bewegt Qi und Xue, wirkt schweiß- und harntreibend, wandelt „Feuchtigkeit" (humor, *shi*) um
- Vor allem bei Erkältungskrankheiten, auch mit Fieber, Erbrechen, Durchfall.

Petersilie (interpoliert)
- Leicht warm, leicht bitter, scharf; Fk Magen (o. stomachi, *wei*)
- Löst Verdauungsblockaden, senkt Qi ab
- V. a. bei vermindertem Appetit, Übelkeit.

2 Chinesischer Lauch mit Walnüssen

Rezept für 1 Portion

3 EL Walnüsse
1 St. Ingwer
100 g Chinesischer Lauch
2 EL Öl
etwas Meersalz
etwas Sojasauce
etwas Sesamöl
etwas Pfeffer
Walnüsse

- Walnüsse grob zerbrechen und in einer Pfanne ohne Fett leicht rösten und sofort auf einen Teller zum Abkühlen geben.
- Ingwer fein hacken, es sollte ca $1/2$ TL ergeben.
- Chinesischen Lauch vorbereiten und in 2 cm lange Stücke schneiden, dabei feste und weiche Teile des Lauches trennen.
- Öl erhitzen, feste Lauchteile 2–3 Minuten anbraten, dann die weichen Lauchteile und Ingwer zufügen, durchköcheln lassen, weichgaren.

- Mit etwas Meersalz, Sojasauce, Sesamöl und Pfeffer den Chinesischen Lauch nach Belieben würzen.
- Walnüsse zugeben und vermengen.

Zubereitungszeit: 30 Minuten

Tipps:

- Als Beilage eignen sich Reis, Getreide oder chinesische Nudeln.
- Weiterhin kann man Walnüsse durch andere Nüsse oder Saaten ersetzen, z. B. Sesam, Pinienkerne, Cashewnüsse oder Mandeln, ebenso kann man Chinesischen Lauch durch anderes Gemüse ersetzen, z. B. durch Chinakohl oder Spinat (Angaben zu den Wirkrichtungen der einzelnen Mittel s. o.).
- Die Gemüsesauce kann mit Brühe verfeinert und/oder mit Speisestärke gebunden werden.

Wirkung

Erwärmung und Kräftigung des Yang des Fk Niere (yang renale, *shenyang*), Kräftigung des Fk Lunge (o. pulmonalis, *fei*).

Funktionskreisbezug	Fk Niere (o. renalis, *shen*)	+++
	Fk Lunge (o. pulmonalis, *fei*)	+
Temperaturverhalten	warm	+++
Geschmack	scharf	++
	süß	+
Wirkung	stützt das Yang des Fk Niere (yang renale, *shenyang*)	+++
	stützt das Qi des Fk Lunge (qi pulmonale, *feiqi*)	+
Indikation	allgemeines Kältegefühl	
	Impotenz, Infertilität	
	Inkontinenz	
	Infektanfälligkeit	

Erläuterung

Dieses Rezept zielt auf den Fk Niere (o. renalis, *shen*). Walnüsse wirken stützend und leicht wärmend auf den Fk Niere (o. renalis, *shen*) und verbessern dadurch die Anbindung und Absenkung des Fk Lunge (o. pulmonalis, *fei*). Der scharfe Chinesische Lauch stützt wärmend das Yang des Fk Niere (yang renale, *shenyang*). Der Ingwer vermittelt die Wirkung auf die Fk Milz und Lunge (oo. lienalis et pulmonalis, *pi fei*).

Indikationen

Mangelzustände des Yang des Fk Niere (yang renale, *shenyang*) äußern sich durch allgemeine Verfrorenheit und Schwäche, Störungen im Urogenitalbereich wie Impotenz, Unfruchtbarkeit und Inkontinenz sowie Gelenkschwäche. Der Stuhlgang sollte hier – Walnüsse führen ab – normal sein. Auch bei Störungen im Fk Lunge (o. pulmonalis, *fei*), die auf einer Schwäche des Yang des Fk Niere (yang renale, *shenyang*) beruhen, ist die Rezeptur sehr geeignet. Beispiele dafür sind eine schwache Immunabwehr mit häufigen Infekten, chronischem Husten oder Kurzatmigkeit.

Die Zunge ist blass, weich und feucht, der Puls tief (mersus, *chen*), erschöpft (deplet, *xu*) und eventuell verlangsamt (tardus, *chi*).

Angaben zur Einnahme

Solange keine „Hitze"-Zeichen (calor, *re*) wie rote Zunge, Hitzeempfindungen oder Durst zu beobachten sind, kann das Gericht uneingeschränkt eingenommen werden.

Die einzelnen Zutaten und ihre Wirkungen

Walnusskerne

- Warm, süß; Fk Lunge und Niere (oo. pulmonalis et renalis, *fei shen*), Fk Dickdarm (o. intestini crassi, *dachang*)
- Erwärmen die Fk Lunge und Niere (oo. pulmonalis et renalis, *fei shen*) und stützen ihr Yang und Yin, befeuchten den Fk Dickdarm (o. intestini crassi, *dachang*) und wirken abführend.
- Vor allem bei Schwäche und Schmerzen in Hüften und Knien, Rückenschmerzen, chronischem trockenem Husten, Verstopfung.

Chinesischer Lauch

- Warm, süß und scharf; Fk Leber, Magen und Niere (oo. hepaticus, stomachi et renalis, *gan wei shen*)
- Erwärmt die „Mitte" (Fk Milz und Magen, oo. lienalis et stomachi, *pi wei*) und stützt das Yang des Fk Niere (yang renale, *shenyang*), bewegt das Qi und das Xue, senkt Qi ab, wirkt entgiftend
- Vor allem bei Beklemmungsgefühlen im Brustbereich, Schluckbeschwerden, Impotenz, Husten, Keuchatmung und Kurzatmigkeit auch im Alter, Blutungen.

3 Eingelegter Tofu

Rezept für 1 Portion

**100 g Tofu
3 EL Sojasauce
2 EL Öl
¹/₂ Tasse Gemüsebrühe
1 EL Sherry medium
1 gehackte Knoblauchzehe
¹/₂ TL gehackter Ingwer
etwas Pfeffer**

- Tofu in 1 cm große Würfel schneiden und mit
- Sojasauce vorsichtig vermengen und 15 Minuten marinieren. Zwischendurch öfters umrühren. Danach möglichst ohne Flüssigkeit herausnehmen.
- Öl erhitzen, Tofuwürfel vorsichtig anbraten.
- Gemüsebrühe verrühren, über den Tofu geben und
- Mit Sherry medium kurz durchköcheln lassen.
- Mit Knoblauch, Ingwer und etwas Pfeffer würzen.

Zubereitungszeit: 30 Minuten

Tipps:
- Eingelegter Tofu passt zu jedem Gemüse.
- Ohne Sauce können Sie gebratenen Tofu als Einlage in Suppen geben oder als schmackhafte Ergänzung zu gebratenem Gemüse.

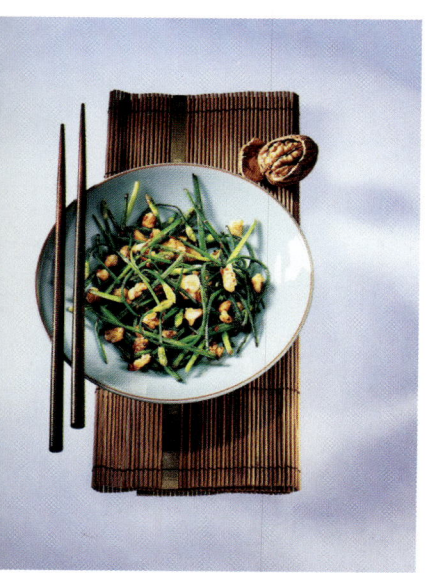

Wirkung

Harmonisierung der „Mitte" (Fk Milz und Magen, oo. lienalis et stomachi, *pi wei*).

Funktionskreisbezug	Fk Magen (o. stomachi, *wei*)	++
	Fk Milz (o. lienalis, *pi*)	++
Temperaturverhalten	neutral	
Geschmack	süß	+
	scharf	+
Wirkung	harmonisiert die „Mitte" (Fk Milz und Magen, oo. lienalis et stomachi, *pi wei*)	++
	leitet „Feuchtigkeit-Hitze" (calor humidus, *shire*) aus	+
Indikation	Abgeschlagenheit	
	Gewichtsverlust	
	Völlegefühl	

Erläuterung

Der kühle und süße Tofu ist an sich zur Stützung der Säfte *(jinye)* und zur Kühlung von „Hitze" (calor, *re*) gut geeignet. Durch die beschriebene Zubereitung und die Zugabe von kleinen Mengen warmer und scharfer Lebensmittel wird die ursprünglich vor allem auf den Fk Magen (o. stomachi, *wei*) gerichtete Wirkung modifiziert und auch der Fk Milz (o. lienalis, *pi*) gestützt und gekräftigt. Diese harmonisierende Wirkung lässt sich bei „Feuchtigkeit-Hitze"-Befunden (calor humidus, *shire*) gut nutzen. Hierbei ist eine kräftigende, aber nicht zu sehr wärmende Ernährung ideal, die zugleich kühlt, ohne „Feuchtigkeit" (humor, *shi*) zu erzeugen.

Indikationen

Der eingelegte Tofu ist somit sehr gut geeignet bei Abgeschlagenheit, Gewichtsverlust, Verdauungsschwäche und Völlegefühl, die evtl. mit Gedunsenheit oder Ödemen einhergehen. Zudem können subfebrile Temperaturen, stockende Ver-

dauung, brennende, häufige Miktion und übel riechende Sekrete vorkommen. Der Puls ist schlüpfrig (lubricus, *hua*), die Zunge rot, der Belag schmierig-klebrig.

Angaben zur Einnahme

Aufgrund der harmonisierenden Qualität kann der eingelegte Tofu ohne zeitliche Einschränkung verwendet werden.

Die einzelnen Zutaten und ihre Wirkungen

Tofu/Sojaquark

- Kühl, süß; Fk Milz, Magen und Dickdarm (oo. lienalis, stomachi et intestini crassi, *pi wei dachang*)
- Stützt das Qi, macht die „Mitte" frei, befeuchtet und wandelt zugleich „Feuchtigkeit" (humor, *shi*) um, kühlt „Hitze" (calor, *re*), wirkt diuretisch und entgiftend
- Vor allem bei allgemeiner Schwäche, Spannungsgefühlen im Unterbauch, Harnwegsbeschwerden, Husten, geröteten Augen, Diabetes.

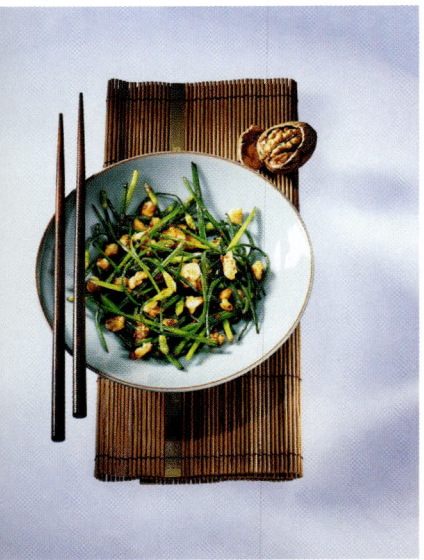

4 Nudel-Pfanne mit Rucola und Austernpilzen

Für 4 Portionen

350 g Nudeln
300 g Austernpilze
1–2 Bund Rucola
1–2 Knoblauchzehen
Öl
Meersalz
Pfeffer

- Nudeln nach Anweisung zubereiten.
- Austernpilze vorbereiten, kleinzupfen.
- Rucola waschen, grobe Stiele entfernen, in 2–3 cm lange Stücke schneiden.
- Knoblauch sehr fein hacken.
- Öl in einer großen Pfanne erhitzen, Pilze/Knoblauch/Nudeln vorsichtig anbraten, Rucola nur kurz untermengen.
- Mit Meersalz und Pfeffer würzen.

Zubereitungszeit: 30 Minuten

Tipps:
- Für dieses Gericht eignen sich fast alle Nudelsorten.
- Als Variante 100–150 g Parmaschinken klein schneiden und zum Schluss unterziehen oder 1 kleingewürfelte Tomate zugeben.
- Als Varianten zu Rucola eignen sich Radicchio oder Löwenzahn.

Wirkung

Sanfte Stützung der „Mitte" (Fk Milz und Magen, oo. lienalis et stomachi, *pi wei*) und Umwandlung von „Feuchtigkeit" (humor, *shi*).

Funktionskreisbezug	Fk Milz (o. lienalis, *pi*)	++
Temperaturverhalten	warm	+
Geschmack	süß	++
	bitter	+
Wirkung	stützt das Qi des Fk Milz (qi lienale, *piqi*)	++
	leitet „Feuchtigkeit" (humor, *shi*) aus	++
	leitet „Feuchtigkeit-Hitze" (calor humidus, *shire*) aus	+
Indikation	verminderter Appetit	
	Erschöpfbarkeit	
	Gedunsenheit, Schwellungen	
	Entzündungen	

Erläuterung

Sowohl Austernpilze als auch Nudeln werden als süß eingestuft und stützen den Fk Milz (o. lienalis, *pi*). Austernpilze beseitigen darüber hinaus auch „Feuchtigkeit" (humor, *shi*). Dabei ergänzen sie sich sehr gut mit dem kühlen und bitteren Rucola, der klärend und harntreibend wirkt. Buchweizennudeln sind Weizennudeln vorzuziehen, da Buchweizen ebenfalls „Feuchtigkeit" (humor, *shi*) und „Hitze" (calor, *re*) ausleitet und dadurch entgiftend wirkt.

Indikationen

Zur Stützung der „Mitte" (Fk Milz und Magen, oo. lienalis et stomachi, *pi wei*) bei vermindertem Appetit und Erschöpfbarkeit insbesondere in Verbindung mit Schwellungen. Diese können sich als allgemeine Gedunsenheit und Schwere oder lokalisierte Wasseransammlungen wie Ödeme oder Gelenkschwellungen äußern.

Durch die entgiftenden Bestandteile der Rezeptur ist sie bei entzündlichen Prozessen sehr wichtig. Das kann sich äußerlich als Akne, Abszesse sowie entzündliche Gelenkschwellungen darstellen, innerlich zu Darm-, Leber-, Gallenblasen- und Harnwegsentzündungen führen.

Die Zungeninspektion zeigt einen gedunsenen Zungenkörper mit Zahneindrücken und einen möglicherweise deutlichen, auf jeden Fall feucht-schmierigen Belag, der Puls ist schlüpfrig (lubricus, *hua*).

Angaben zur Einnahme

Durch die Wirkung auf die „Mitte" (Fk
Milz und Magen, oo. lienalis et stomachi,
pi wei) ist diese Nudel-Pfanne langfristig
zu empfehlen, auch nachdem die
„Feuchtigkeit" (humor, *shi*) ausgeleitet
worden ist.

Variationen

Nimmt man statt Rucola Löwenzahn oder
Radicchio, wird das Gericht bitterer und
klärender für entzündliche Prozesse.
Durch Zugabe einer Tomate kann man
„Hitze"-Befunde (calor, *re*) noch besser
kühlen. Gibt man (mageren) Parmaschinken hinzu, wird die stützende Wirkung
auf den Fk Milz (o. lienalis, *pi*) verstärkt.

Die einzelnen Zutaten und ihre Wirkungen

Nudeln

Die Wirkung variiert je nach Getreideart,
wobei Nudeln generell vom Temperaturverhalten her etwas wärmer einzustufen
sind als das gekörnte oder grob geschro-
tete Getreide.
Zum Beispiel:

Weizen (in Form von Nudeln)

- Neutral, süß; Fk Herz (o. cardialis,
  xin) (Fk Milz und Niere [oo. lienalis
  et renalis, *pi shen*])
- Stützt den Fk Herz (o. cardialis, *xin*),
  beseitigt Unruhe und „Hitze" (calor,
  re), wirkt harntreibend, hält den
  Schweiß zurück
- Vor allem bei Gemütslabilität, Gereizt-
  heit, Schlaflosigkeit, vermehrter
  Schweißneigung.

Buchweizen (in Form von Nudeln)

- Neutral, süß; Fk Milz, Magen und
  Dickdarm (oo. lienalis, stomachi et
  intestini crassi, *pi wei dachang*)
- Beseitigt „Feuchtigkeit" (humor, *shi*),
  stützt die „Mitte" (Fk Milz und Magen,
  oo. lienalis et stomachi, *pi wei*), senkt
  Qi ab, macht den Fk Dickdarm
  (o. intestini crassi, *dachang*) frei,
  wirkt entgiftend
- Wichtiges Mittel zur Ausleitung von
  „Feuchtigkeit" (humor, *shi*) und
  „Hitze" (calor, *re*)
- Vor allem bei Spannungsgefühlen und
  Schmerzen im Unterbauch, Colitis,
  Hepatitis, rheumatischen Beschwer-
  den, Harnwegsinfekten.

Austernpilze

- Tendenz zur Wärme, süß; Funktionskreise der „Mitte" (Fk Milz und Magen,
  oo. lienalis et stomachi, *pi wei*) und
  Fk Leber (o. hepaticus, *gan*)
- Stützt die „Mitte" (Fk Milz und Magen,
  oo. lienalis et stomachi, *pi wei*) und
  wandelt „Feuchtigkeit" (humor, *shi*)
  um
- Vor allem bei allgemeiner Schwäche
  z.B. nach der Geburt, Gelenkbeschwerden.

Rucola (interpoliert)

- Kühl, bitter und süß; Fk Leber und
  Magen (oo. hepaticus et stomachi,
  gan wei)
- Kühlt „Hitze"-Prozesse (calor, *re*), leitet „Feuchtigkeit" (humor, *shi*) aus,
  wirkt abschwellend und harntreibend,
  entgiftet

- Vor allem bei „Feuchtigkeit-Hitze"-Prozessen (calor humidus, *shire*), z.B. „Entzündlichkeiten" wie Halsschmerzen, Furunkel, Harnwegsentzündungen.

Varianten

Schinken

- Neutral, salzig und süß; Fk Milz und Magen (oo. lienalis et stomachi, *pi wei*)
- Stützt den Fk Milz (o. lienalis, *pi*) und das Xue, wirkt befeuchtend und absenkend
- Vor allem bei energetischer Schwäche (depletio, *xu*) der „Mitte" (Fk Milz und Magen, oo. lienalis et stomachi, *pi wei*) sowie bei Schluckbeschwerden, Dysphagie, Schluckauf.

Löwenzahn

- Kalt, bitter und süß; Fk Leber und Magen (oo. hepaticus et stomachi, *gan wei*)
- Kühlt „Hitze"-Prozesse (calor, *re*), leitet „Feuchtigkeit" (humor, *shi*) aus, wirkt abschwellend und harntreibend, entgiftet, klärt die Sicht
- Vor allem bei „Feuchtigkeit-Hitze"-Prozessen (calor humidus, *shire*), z.B. „Entzündlichkeiten" wie Halsschmerzen, Furunkel, Harnwegsentzündungen oder bei geröteten und geschwollenen Augen.

Radicchio

- Kalt, bitter und süß; Fk Leber und Gallenblase (oo. hepaticus et felleus, *gan dan*)
- Kühlt „Hitze"-Prozesse (calor, *re*) vor allem in den Fk Leber und Gallenblase (oo. hepaticus et felleus, *gan dan*), leitet „Feuchtigkeit" (humor, *shi*) aus, wirkt abschwellend und harntreibend, entgiftet
- Vor allem bei „Feuchtigkeit-Hitze"-Prozessen (calor humidus, *shire*), z.B. „Entzündlichkeiten" wie Halsschmerzen, Furunkel, Harnwegsentzündungen oder bei Schwindel, Kopfschmerzen.

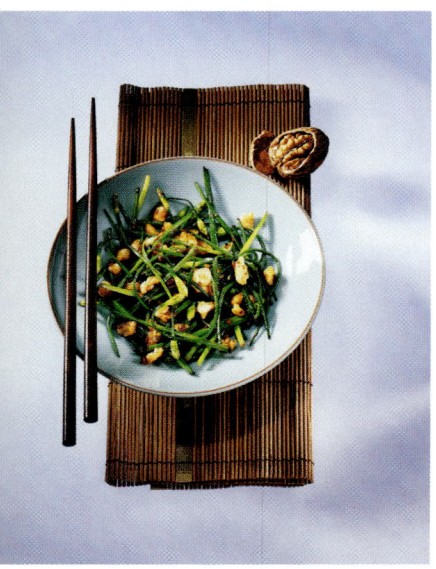

5 Karottenstern mit Polenta

Für 4 Portionen

500 g Bundkarotten
1 Knoblauchzehe
³/₄ l Gemüsebrühe
250 g Polenta
Muskat
100 g Schmand (bei Bedarf)
100 ml Brühe
Meersalz
Pfeffer

- 500 g Bundkarotten vorbereiten, ganz lassen oder sehr dicke der Länge nach durchschneiden.
- 1 Knoblauchzehe fein hacken und mit ganz wenig Brühe mit den Karotten bissfest garen, Karotten aus dem Topf nehmen.
- ³/₄ l Gemüsebrühe zum Kochen bringen.
- 250 g Polenta mit dem Schneebesen einrühren, Muskat zugeben. Unter Rühren etwa 5 Minuten dick einkochen. Vom Herd nehmen und etwa 15 Minuten abgedeckt nachquellen lassen.
- Quiche-Form einfetten und Backofen auf 200 Grad vorheizen.
- 100 g Schmand (bei Bedarf) und 100 ml Brühe unter den Brei ziehen und kräftig abschmecken. Die Masse gleichmäßig in der Form verteilen.
- Mit Meersalz und Pfeffer würzen.
- Karotten sternförmig auf der Polenta verteilen und etwa 15 Minuten überbacken.

Zubereitungszeit: 60–70 Minuten

Tipps:

- Zur Geschmacksverfeinerung 150 g geriebenen Hartkäse darüber- streuen und mit überbacken.
- Je nach Jahreszeit eignen sich sehr viele Gemüsesorten (jedoch immer bissfest vorgedünstet).
- Den Schmand können Sie durch Brühe ersetzen, die Polenta wird jedoch nicht so cremig im Geschmack.

Wirkung

Stützung und Regulierung der „Mitte" (Fk Milz und Magen, oo. lienalis et stomachi, *pi wei*) mit Ausleitung von „Feuchtigkeit" (humor, *shi*).

Funktionskreisbezug	Fk Milz (o. lienalis, *pi*)	++
	Fk Magen (o. stomachi, *wei*)	++
	Fk Blase (o. vesicalis, *pangguang*)	+
Temperaturverhalten	warm	+
Geschmack	süß	++
Wirkung	stützt das Qi des Fk Milz (qi lienale, *piqi*)	++
	leitet „Feuchtigkeit" (humor, *shi*) aus	++
	löst Verdauungsblockaden	+
Indikation	verminderter Appetit	
	Verdauungsschwäche	
	Schwellungen, Übergewicht	

Erläuterung

Maisbrei stützt die „Mitte" (Fk Milz und Magen, oo. lienalis et stomachi, *pi wei*) und leitet „Feuchtigkeit" (humor, *shi*) aus, Karotten kräftigen ebenfalls den Fk Milz (o. lienalis, *pi*) und beseitigen Verdauungsblockaden. Muskat und Knoblauch unterstützen wärmend diese Wirkungen. Karotten stützen auch den Fk Leber (o. hepaticus, *gan*) und wirken absenkend. Bei starker „Feuchtigkeits"-Belastung (humor, *shi*) ist es ratsam, statt Schmand bzw. Käse besser Brühe zu verwenden.

Indikationen

Gedunsenheit, Ödeme, Ausfluss (Fluor), Miktionsstörungen wie z. B. Zystitiden auf dem Boden einer energetischen Schwäche (depletio, *xu*) des Fk Milz (o. lienalis, *pi*) mit vermindertem Appetit und Kraftlosigkeit, Verdauungsschwäche, blasser und gedunsener Zunge sowie erschöpften (depleten, *xu*) bzw. schlüpfrigen (lubrici, *hua*) Pulsen können mit diesem Rezept milde therapiert werden. Zusätzlich lassen sich Verdauungsblockaden mit Verhärtungen und Schmerzen im Bauchbereich sowie Verstopfung behandeln.

Aus westlicher Sicht gehören hierzu auch Stoffwechselstörungen bei übergewichtigen Patienten mit den beschriebenen Zungen- und Pulsbefunden.

Dieses Gericht ist ideal für Kinder zur Korrektur chronischer Verdauungsblockaden, die sich in Wachstumsstörungen, Verdauungsblockaden und Trockenheit der Haut, Haare und Schleimhäute bis hin zu Sehstörungen äußern können.

Angaben zur Einnahme

Für alle genannten Störungen ist eine wiederholte und langfristige Verwendung zu empfehlen. Bei Durchfall und „Feuchtigkeit"-Symptomatik (humor, *shi*) sollte man statt Schmand und Hartkäse besser Brühe verwenden.

Die einzelnen Zutaten und ihre Wirkungen

Polenta/Mais

- Neutral, süß; Fk Magen und Blase (oo. stomachi et vesicalis, *wei pangguang*)
- Reguliert die „Mitte" (Fk Milz und Magen, oo. lienalis et stomachi, *pi wei*), leitet „Feuchtigkeit" (humor, *shi*) aus, wirkt harntreibend
- Vor allem bei energetischer Schwäche (depletio, *xu*) der „Mitte" (Fk Milz und Magen, oo. lienalis et stomachi, *pi wei*), Durchfallneigung, Appetitlosigkeit, Ödemen und Gedunsenheit, Harnwegsbeschwerden.

Karotte

- Neutral (roh: kühl), süß; Fk Milz, Magen und Leber (oo. lienalis, stomachi et hepaticus, *pi wei gan*)
- Stützt den Fk Leber (o. hepaticus, *gan*) und die Funktionskreise der „Mitte" (Fk Milz und Magen, oo. lienalis et stomachi, *pi wei*), senkt Qi ab, entgiftet
- Vor allem bei Verdauungsblockaden, Blähungen, Kopfschmerzen, Schwindel, Bluthochdruck.

Varianten

Schmand (saure Sahne mit über
20%-igem Fettgehalt)

- Kühl, süß; Fk Leber, Milz, Lunge,
  Niere, Dick- und Dünndarm (oo. hepaticus, lienalis, pulmonalis, renalis et
  intestinorum, *gan pi fei shen chang*)
- Stützt Qi und Xue, wirkt stark
  befeuchtend
- Vor allem bei „Trockenheit" (ariditas,
  zao), trockener Haut, Verstopfung,
  trockenem Husten
- **Zu beachten!** Durch die starke
  Befeuchtung nicht bei „Feuchtigkeits"-
  Belastungen (humor, *shi*) geeignet
  und durch das kühle Temperaturverhalten auch nicht bei „Kälte"-Sympto-
  matiken (algor, *han*) angezeigt.

6 Chinakohl-Hirse-Pfanne

Für 4 Portionen

400 g Chinakohl
100 g Shiitake-Pilze
$^1/_2$ Bund Frühlingszwiebeln
Ingwer
4 EL Öl
2–4 Portionen gekochte Hirse
Meersalz
Pfeffer
evtl. gekörnte Brühe

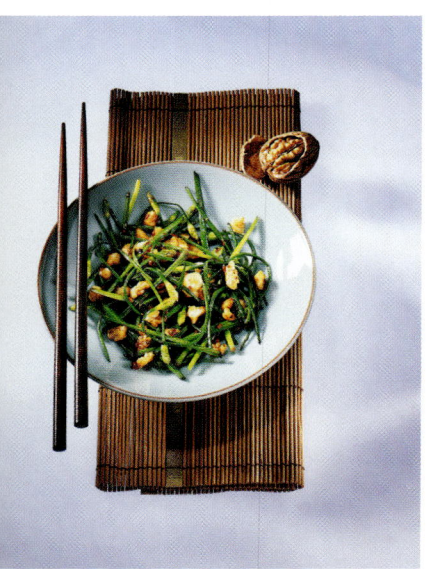

- Chinakohl vorbereiten, die Stiele herausschneiden, in $^1/_2$ cm dicke Streifen und die Blätter in 1 cm dicke Streifen schneiden.
- Von den Shiitake-Pilzen die Stiele entfernen und die Pilzköpfe feinstreifig schneiden oder zupfen.
- Frühlingszwiebeln schräg in dünne Streifen schneiden.
- Ingwer fein hacken, dass es etwa 1 TL ergibt.
- Öl erhitzen, Stiele/Pilze/Blätter/Frühlingszwiebel/Ingwer bissfest andünsten.
- Hirse unterrühren.
- Mit Meersalz, Pfeffer und evtl. gekörnter Brühe würzig abschmecken.

Zubereitungszeit: 30 Minuten

Tipps:
- Sollte der Chinakohl zu viel Flüssigkeit abgeben, eventuell mit etwas Speisestärke binden.
- Als Pfannenbeilage eignen sich alle Getreidesorten, Kartoffeln oder Pasta.

Wirkung

Ausgewogene Stützung der „Mitte" (Fk
Milz und Magen, oo. lienalis et stomachi,
pi wei).

Funktionskreisbezug	Fk Milz (o. lienalis, *pi*)	++
	Fk Magen (o. stomachi, *wei*)	++
Temperaturverhalten	warm	+
Geschmack	süß	++
	scharf	+
Wirkung	stützt die „Mitte" (Fk Milz und Magen, oo. lienalis et stomachi, *pi wei*)	+
	reguliert die „Mitte" (Fk Milz und Magen, oo. lienalis et stomachi, *pi wei*)	++
Indikation	Verdauungsstörungen (Völle, weicher Stuhl, Bauchschmerzen) Kraftlosigkeit	

Erläuterung

Die als warm und süß klassifizierte Rispenhirse stützt und erwärmt den Fk Milz
(o. lienalis, *pi*), der kühl wirkende Chinakohl kräftigt den Fk Magen (o. stomachi,
wei) in seiner absenkenden Funktion.
Shiitake-Pilze stärken ebenfalls die „Mitte"
(Fk Milz und Magen, oo. lienalis et stomachi, *pi wei*), die warmen Frühlingszwiebeln können durch ihre Schärfe
„Kälte" (algor, *han*) vertreiben und regulieren. Somit wird der Qi-Mechanismus
der „Mitte" (Fk Milz und Magen, oo. lienalis et stomachi, *pi wei*), der ineinander
greifende aufsteigende und absenkende
Bewegungen beinhaltet, umfassend
unterstützt.

Indikationen

Störungen des Appetits, Kraftlosigkeit,
Verdauungsstörungen mit Völle, weichem Stuhl oder auch Verhärtungen und
Bauchschmerzen können Ausdruck einer
gestörten Funktion der „Mitte" (Fk Milz
und Magen, oo. lienalis et stomachi, *pi
wei*) sein.

Angaben zur Einnahme

Verwendet man obige Rezeptur, sollte keines der genannten Symptome zu stark ausgeprägt sein oder zu lange anhalten (auch Puls und Zunge zeigen keine deutlichen Veränderungen). Denn die Stärke dieses Gerichtes ist die ausgewogene Regulierung der „Mitte" (Fk Milz und Magen, oo. lienalis et stomachi, *pi wei*), es ist somit besser zur Prophylaxe und für Kinder als zur Therapie akuter Störungen geeignet. Es kann besonders gut mit der ähnlich wirkenden Kartoffelpfanne mit Hühnerbrust und Spinat (S. 156) abgewechselt werden.

Die einzelnen Zutaten und ihre Wirkungen

Hirse (Rispenhirse, in gekörnter, grob geschroteter oder Flockenform)
- Warm, süß; Fk Milz und Magen (oo. lienalis et stomachi, *pi wei*), Fk Niere (o. renalis, *shen*)
- Stützt das Qi und die „Mitte" (Fk Milz und Magen, oo. lienalis et stomachi, *pi wei*)
- Schönes Mittel zur Stabilisierung der „Mitte" (Fk Milz und Magen, oo. lienalis et stomachi, *pi wei*) und des Fk Niere (o. renalis, *shen*); auch gut für Kinder geeignet
- Vor allem bei Durchfall, Gedeihstörungen, Kraftlosigkeit.

Chinakohl

- Neutral/kühl, süß; Fk Magen, Dick- und Dünndarm (oo. stomachi et intestinorum, *wei chang*), Fk Lunge (o. pulmonalis, *fei*)
- Kühlt „Hitze" (calor, *re*) in den Fk Magen und Lunge (oo. stomachi et pulmonalis, *wei fei*), wirkt befeuchtend, harntreibend und abführend
- Vor allem bei Husten, fiebrigen Erkältungen, Nervosität, Harnwegsentzündungen.

Shiitake-Pilz

- Neutral, süß; Funktionskreise der „Mitte" (Fk Milz und Magen, oo. lienalis et stomachi, *pi wei*)
- Stützt die „Mitte" (Fk Milz und Magen, oo. lienalis et stomachi, *pi wei*) und das Qi, verhilft Exanthemen zum Durchbruch (z. B. bei Kinderkrankheiten)
- Vor allem bei vermindertem Appetit, Kraftlosigkeit, häufigem Wasserlassen.

Frühlingszwiebel

- Warm, scharf; Fk Lunge und Magen (oo. pulmonalis et stomachi, *fei wei*)
- Öffnet die Oberfläche (extima, *biao*), stützt das Yang, zerstreut „Kälte" (algor, *han*), wirkt entgiftend; vor allem bei „Wind-Kälte"-Erkältungen (algor venti, *fenghan*) mit Schüttelfrost, Schweißlosigkeit.
- **Zu beachten!** Aufgrund ihrer Wärme sollten Frühlingszwiebeln bei „Hitze" (calor, *re*) sowie bei energetischer Schwäche (depletio, *xu*) des Qi nur in geringen Maßen verwendet werden.
- Weiterhin sollte man sie nicht mit Honig kombinieren.

Varianten

Kürbisgemüse (verschiedener Arten wie Gartenkürbis oder Moschuskürbis)

- Leicht warm, süß; Funktionskreise der „Mitte" (Fk Milz und Magen, oo. lienalis et stomachi, *pi wei*)
- Stützen sanft die „Mitte" (Fk Milz und Magen, oo. lienalis et stomachi, *pi wei*), wandeln „Feuchtigkeit" (humor, *shi*) und „Schleim" (pituita, *tan*) um und wirken harntreibend
- Vor allem bei Gedunsenheit und Ödemen, Abmagerung, bronchialer Verschleimung.

Karotte

- Neutral (roh: kühl), süß; Fk Milz, Magen und Leber (oo. lienalis, stomachi et hepaticus, *pi wei gan*)
- Stützt den Fk Leber (o. hepaticus, *gan*) und die Funktionskreise der „Mitte" (Fk Milz und Magen, oo. lienalis et stomachi, *pi wei*), senkt Qi ab, entgiftet
- Vor allem bei Verdauungsblockaden, Blähungen, Kopfschmerzen, Schwindel, Bluthochdruck.

7 Süßkartoffeln mit braunem Zucker

Rezept für 1– 2 Portionen

250 g Süßkartoffeln (oder Batate)
200 ml Wasser
bis zu 30 g brauner Zucker
etwas Zitronensaft

- Süßkartoffeln (oder Batate) schälen, klein schneiden.
- In Wasser geben, alles aufkochen, sanft köcheln lassen, bis das Gemüse bissfest ist.
- Braunen Zucker und etwas Zitronensaft nach Geschmack zugeben.
- Die Süßkartoffeln essen und den Absud trinken.

Zubereitungszeit: 15 Minuten

Wirkung

Stützung der „Mitte" (Fk Milz und Magen, oo. lienalis et stomachi, *pi wei*) bei gleichzeitiger Entgiftung.

Tipps:
- Geschmacksvariationen sind möglich durch Zugabe von gekörnter Brühe, Sojasauce, wenig Ingwer, etwas Knoblauch oder gehackter Petersilie.
- Mit weniger Wasserzugabe können Sie das Gemüse zu Brei pürieren.

Funktionskreisbezug	Fk Milz (o. lienalis, *pi*)	++
	Fk Magen (o. stomachi, *wei*)	++
	Fk Leber (o. hepaticus, *gan*)	++
Temperaturverhalten	warm	+
Geschmack	süß	++
Wirkung	stützt die „Mitte" (Fk Milz und Magen, oo. lienalis et stomachi, *pi wei*)	++
	leutet „Feuchtigkeit-Hitze" (calor humidus, *shire*) aus	++
Indikation	Kraftlosigkeit	
	Bauchschmerzen	
	Übelkeit, Brechreiz	
	Alkoholabusus	
	Hepatitis	

Erläuterung

Sowohl Süßkartoffel als auch brauner Zucker sind als warm und süß klassifiziert. Beide stützen die „Mitte" (Fk Milz und Magen, oo. lienalis et stomachi, *pi wei*) und harmonisieren den Xue-Fluss. Brauner Zucker hat zudem einen expliziten Bezug zum Fk Leber (o. hepaticus, *gan*), die Süßkartoffel kann „Feuchtigkeit-Hitze" (calor humidus, *shire*) im mittleren Wärmebereich (mittleres Calorium, *zhongjiao*) ausleiten.

Indikationen

Neben den Störungen der „Mitte" (Fk Milz und Magen, oo. lienalis et stomachi, *pi wei*) wie Kraftlosigkeit, Bauchschmerzen und Übelkeit oder Brechreiz ist dieses Rezept besonders geeignet bei (chronischem) übermäßigem Alkoholgenuss oder entzündlichen Lebererkrankungen.

Angaben zur Einnahme

Obwohl das Gericht zur Ausleitung von „Feuchtigkeit-Hitze" (calor humidus, *shire*) dient, kann brauner Zucker auch „Feuchtigkeit" (humor, *shi*) erzeugen. Deshalb ist es zwar sinnvoll, dieses Gericht wiederholt einzunehmen, solange entsprechende Beschwerden bestehen, es muss jedoch eine Entwicklung oder Zunahme der „Feuchtigkeit" (humor, *shi*) mit Abgeschlagenheit, Zunahme des (klebrigen) Zungenbelages oder Völlegefühl sorgfältig beachtet werden.

Die einzelnen Zutaten und ihre Wirkungen

Süßkartoffel

- Neutral, süß; Fk Milz und Magen (oo. lienalis et stomachi, *pi wei*), Fk Dickdarm (o. intestini crassi, *dachang*)
- Stützt die „Mitte" (Fk Milz und Magen, oo. lienalis et stomachi, *pi wei*), harmonisiert das Xue, befeuchtet und laxiert den Fk Dickdarm (o. intestini crassi, *dachang*)
- Vor allem bei Kurzatmigkeit, Kraftlosigkeit, Verstopfung und bei entzündlichen Lebererkrankungen.

Brauner Zucker

- Warm, süß; Fk Milz und Magen (oo. lienalis et stomachi, *pi wei*), Fk Leber (o. hepaticus, *gan*)
- Stützt die „Mitte" (Fk Milz und Magen, oo. lienalis et stomachi, *pi wei*), besänftigt den Fk Leber (o. hepaticus, *gan*), bewegt das Xue, lindert akute Schmerzzustände
- Vor allem bei Bauchschmerzen, Übelkeit, Regelschmerzen.

3.2 Fleisch/Geflügel

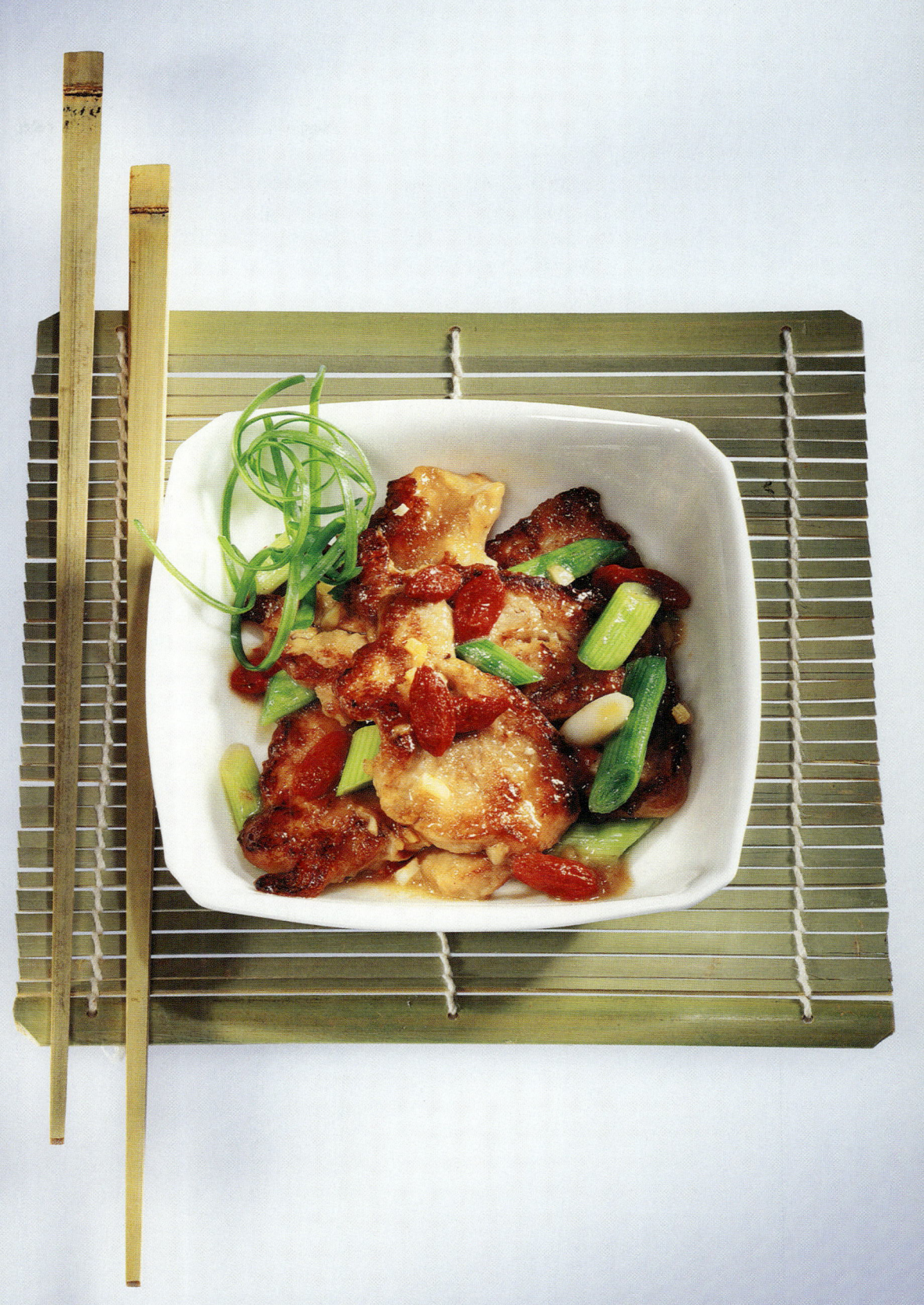

1 Hühnerfleisch mit gebratenem Lauch und Erdnüssen

Rezept für 1– 2 Portionen

1 EL Speisestärke
1 EL Sherry medium
1 EL Sojasauce
100 g Hühnerfleisch
200 g Lauch
1– 2 Knoblauchzehen
$^1/_2$ TL frischer Ingwer
5 EL Öl
1/2 Tasse Gemüsebrühe
50 g ungesalzene Erdnüsse
Meersalz
Pfeffer

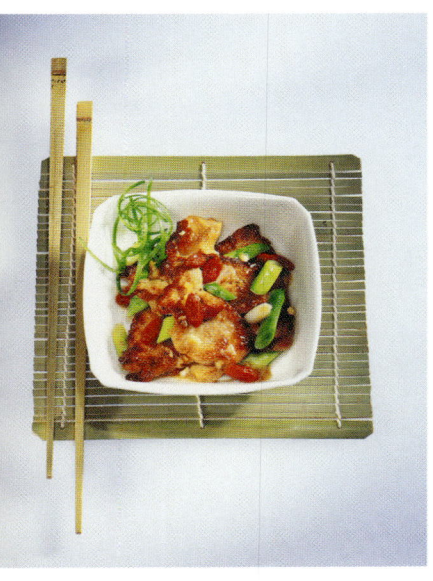

- Speisestärke, Sherry medium, Sojasauce und 1 EL Öl zu einer Marinade verrühren.
- Hühnerfleisch vorbereiten, in dünne Streifen schneiden, mit der Marinade verrühren und 15 Minuten ziehen lassen.
- Lauch vorbereiten und schräg in dünne Streifen schneiden.
- Knoblauch und Ingwer sehr fein hacken.
- 2 EL Öl erhitzen, Lauch darin unter Rühren anbraten, Knoblauch und Ingwer zugeben und kurz mitbraten. Herausnehmen.
- 2 EL Öl erhitzen, Fleisch darin unter Rühren so lange anbraten, bis es nicht mehr rosig ist.
- Gemüsebrühe mit Erdnüssen, der Marinade und dem Gemüse zugeben, alles kurz durchmischen.
- Mit Meersalz und Pfeffer evtl. nochmals abschmecken.

Zubereitungszeit: 35 Minuten

Tipp: Als Beilage eignet sich am besten Reis.

Wirkung

Kräftige Entfaltung des Yang des Fk Milz
(yang lienale, *piyang*) und Erwärmung
der „Mitte" (Fk Milz und Magen, oo. lienalis et stomachi, *pi wei*).

Funktionskreisbezug	Fk Milz (o. lienalis, *pi*)	+++
	Fk Niere (o. renalis, *shen*)	+
Temperaturverhalten	warm	+++
Geschmack	scharf	++
	süß	+
Wirkung	stützt das Yang des Fk Milz (yang lienale, *piyang*)	+++
	stützt das Xue	+
	stützt den Fk Niere (o. renalis, *shen*)	+
Indikation	Müdigkeit	
	Verfrorenheit	
	Infektneigung	
	nach Blutverlusten	

Erläuterung

Warme und scharfe Lebensmittel bilden
die Hauptbestandteile dieses Rezeptes.
Durch den Bezug der Bestandteile zum
Fk Milz (o. lienalis, *pi*) wird dieser gestärkt und gewärmt, und das Yang wird
entfaltet. Hühnerfleisch stärkt außerdem
den Fk Niere (o. renalis, *shen*), und mit
den Erdnüssen zusammen kann auch
eine energetische Schwäche des Xue
(depletio xue, *xuexu*) mit ausgeglichen
werden.

Indikationen

Dieses Gericht ist besonders geeignet im
Herbst und Winter für müde, abgeschla-
gene, ältere Menschen mit vermindertem
Appetit und weichen Stühlen, die sehr
leicht frieren und zu Infekten neigen. Die
Zunge zeigt sich blass und weich, die
Pulstastung ergibt erschöpfte und untergetauchte Pulse (pp. depleti et mersi,
mai xu chen).

Durch die Wirkung auf das Xue ist dieses
Essen sehr für Frauen mit starker, langer
Menstruationsblutung sowie nach
Geburten zur Kräftigung und Blutbildung
zu empfehlen.

Angaben zur Einnahme

In der kalten Jahreszeit und bei den
beschriebenen Beschwerden ist zur regelmäßigen Einnahme zu raten. Ansonsten
sollte die Rezeptur in größeren Abständen verzehrt werden, um eine eventuelle
„Hitze"-Entstehung (calor, *re*) zu vermeiden.

Variation

Zur Korrektur einer energetischen
Schwäche des Xue (depletio xue, *xuexu*)
bietet sich auch die Einnahme des
Grundrezeptes für süße Breie mit Sesam
(Nr. 7, S. 68) an.

Die einzelnen Zutaten und ihre Wirkungen

Hühnerfleisch

- Warm, süß; Fk Milz und Magen (oo. lienalis et stomachi, *pi wei*)
- Erwärmt die „Mitte" (Fk Milz und Magen, oo. lienalis et stomachi, *pi wei*), stützt das Yang des Fk Milz (yang lienale, *piyang*) und das Struktivpotenzial *(jing)*
- Vor allem bei Schwäche der „Mitte" (Fk Milz und Magen, oo. lienalis et stomachi, *pi wei*), Durchfall, vermindertem Appetit, Ödemen und Gedunsenheit, Kältegefühl in der Leibesmitte, Schwäche nach der Geburt.
- **Zu beachten!** Bei „Hitze"-Befunden (calor, *re*) und bei noch nicht bereinigten Schrägläufigkeiten (Heteropathien, *xie*) mit Vorsicht zu verwenden.

Lauch

- Warm; süß und scharf; Fk Lunge und Magen (oo. pulmonalis et stomachi, *fei wei*)
- Stützt das Yang, zerstreut „Kälte" (algor, *han*), reguliert das Qi der „Mitte" (Fk Milz und Magen, oo. lienalis et stomachi, *pi wei*)
- Vor allem bei „Kälte" (algor, *han*) in der „Mitte" (Fk Milz und Magen, oo. lienalis et stomachi, *pi wei*), Durchfall, Schluckbeschwerden
- **Zu beachten!** Aufgrund seiner Wärme sollte Lauch bei „Hitze" (calor, *re*) sowie bei energetischer Schwäche (depletio, *xu*) des Qi nur in geringen Maßen verwendet werden.
- Weiterhin sollte man ihn nicht mit Honig kombinieren.

Erdnüsse

- Neutral, süß; Fk Milz und Lunge (oo. lienalis et pulmonalis, *pi fei*)
- Stützen die „Mitte" (Fk Milz und Magen, oo. lienalis et stomachi, *pi wei*) (gekocht), befeuchten den Fk Lunge (o. pulmonalis, *fei*) (roh oder Mus), bewegen das Xue und stillen Blutungen (mit braunem Häutchen)
- Vor allem bei Schwäche der „Mitte" (Fk Milz und Magen, oo. lienalis et stomachi, *pi wei*) mit Gedunsenheit und Appetitlosigkeit, trockenem Husten (roh oder als Mus), Blutungen (braune Haut der Erdnuss)
- **Zu beachten!** Erdnüsse sind zu meiden bei Durchfallneigung (vor allem rohe Erdnüsse); geröstete Erdnüsse haben eine trocknende und wärmende Wirkung und fördern „Hitze" (calor, *re*) bis hin zu „Glut" (ardor, *huo*).

Abwandlungsmöglichkeiten

1 Hühnerfleisch mit Kürbis und Cashewkernen

Kürbis
Cashewkerne

Angaben zur Zubereitung siehe Rezeptur 1 oben, wobei Lauch durch Kürbis und Erdnüsse durch Cashewkerne ersetzt werden.

Wirkung

Stärkung des Fk Milz (o. lienalis, *pi*) und sanfte Umwandlung bei nur noch leichter Erwärmung; Befeuchtung des Fk Lunge (o. pulmonalis, *fei*) mit „Schleim"-Umwandlung (pituita, *tan*).

Funktionskreisbezug	Fk Milz (o. lienalis, *pi*)	++
	Fk Lunge (o. pulmonalis, *fei*)	+
Temperaturverhalten	warm	+
Geschmack	süß	++
Wirkung	stützt das Qi des Fk Milz (qi lienale, *piqi*)	++
	leitet „Feuchtigkeit" (humor, *shi*) aus	++
	wandelt „Schleim" im Fk Lunge (pituita im o. pulmonalis, *fei* *tan*) um	+
	befeuchtet den Fk Lunge (o. pulmonalis, *fei*)	+
Indikation	Müdigkeit	
	Appetitlosigkeit	
	Ödeme	
	Verschleimung	
	trockene Schleimhäute	

Erläuterung

Ohne Lauch ist die Erwärmung in diesem Rezept im Vergleich zur Ausgangsrezeptur schwächer. Durch das Hühnerfleisch und den Kürbis wird der Fk Milz (o. lienalis, *pi*) jedoch nachhaltig gekräftigt. Dadurch kann „Feuchtigkeit" (humor, *shi*) umgewandelt und beseitigt werden. Kürbis ergänzt sich sinnvoll mit Cashewnüssen in der Befeuchtung des Fk Lunge (o. pulmonalis, *fei*). Beide wandeln zudem „Schleim" (pituita, *tan*) in diesem Funktionskreis um.

Indikationen

Besteht eine allgemeine Schwäche und Auszehrung wie zum Beispiel im Rahmen einer langen oder chronischen Erkrankung, kann diese Rezeptur zur Kräftigung eingenommen werden. Appetitlosigkeit, Durchfallneigung, blasse Zunge und ein erschöpfter Puls (p. depletus, *mai xu*) normalisieren sich, eventuell begleitende Ödeme verschwinden. Diese Variation eignet sich zudem zur Behandlung von Husten mit zähem Sekret und trockenen Schleimhäuten, wie er häufig nach bronchialen Infekten auftritt.

Angaben zur Einnahme

Eine regelmäßige Einnahme ist bei Vorliegen der genannten Symptome zu empfehlen.

Die einzelnen Zutaten und ihre Wirkungen

Hühnerfleisch
* Warm, süß; Fk Milz und Magen (oo. lienalis et stomachi, *pi wei*)
* Erwärmt die „Mitte" (Fk Milz und Magen, oo. lienalis et stomachi, *pi wei*), stützt das Yang des Fk Milz (yang lienale, *piyang*) und das Struktivpotenzial *(jing)*
* Vor allem bei Schwäche der „Mitte" (Fk Milz und Magen, oo. lienalis et stomachi, *pi wei*), Durchfall, vermindertem Appetit, Ödemen und Gedunsenheit, Kältegefühl in der Leibesmitte, Schwäche nach der Geburt.
* **Zu beachten!** Bei „Hitze"-Befunden (calor, *re*) und bei noch nicht bereinigten Schrägläufigkeiten (Heteropathien, *xie*) mit Vorsicht zu verwenden.

Kürbisgemüse (verschiedener Arten wie Gartenkürbis oder Moschuskürbis)
* Leicht warm, süß; Funktionskreise der „Mitte" (Fk Milz und Magen, oo. lienalis et stomachi, *pi wei*)
* Stützen sanft die „Mitte" (Fk Milz und Magen, oo. lienalis et stomachi, *pi wei*), wandeln „Feuchtigkeit" (humor, *shi*) und „Schleim" (pituita, *tan*) um und wirken harntreibend
* Vor allem bei Gedunsenheit und Ödemen, Abmagerung, bronchialer Verschleimung.

Cashewkerne
* Neutral, süß; Fk Lunge (o. pulmonalis, *fei*), Fk Herz (o. cardialis, *xin*)
* Befeuchten den Fk Lunge (o. pulmonalis, *fei*), beseitigen Unruhe und „Schleim" (pituita, *tan*); vor allem bei Husten, Unruhe und Nervosität, Durst.

2 Hühnerfleisch mit Spinat und Pinienkernen

Rezept für 1–2 Portionen

1 EL Speisestärke
1 EL Sherry medium
1 EL Sojasauce
100 g Hühnerfleisch
300 g Spinat
1–2 Knoblauchzehen
½ TL frischer Ingwer
3 EL Öl
½ Tasse Gemüsebrühe
50 g Pinienkerne
Meersalz
Pfeffer

- Speisestärke, Sherry medium, Sojasauce und 1 EL Öl zu einer Marinade verrühren.
- Hühnerfleisch vorbereiten, in dünne Streifen schneiden, mit der Marinade verrühren und 15 Minuten ziehen lassen.
- Spinat vorbereiten, in 1 cm breite Streifen schneiden.
- Knoblauch und Ingwer sehr fein hacken.
- 2 EL Öl erhitzen, Fleisch darin unter Rühren anbraten, bis es nicht mehr rosig ist, Knoblauch und Ingwer zugeben und kurz mitbraten. Spinat zugeben.
- Gemüsebrühe mit Pinienkernen der Marinade und dem Gemüse zugeben, alles kurz durchmischen.
- Mit Meersalz und Pfeffer evtl. nochmals abschmecken.

Zubereitungszeit: 40 Minuten

Tipps:
- Eine neue Geschmackskomponente ergibt sich durch Anrösten der Pinienkerne.
- Als Beilage eignet sich am besten Reis dazu.

Wirkung

Absenkung des Qi sowie Befeuchtung, nur noch leichte Erwärmung der „Mitte" (Fk Milz und Magen, oo. lienalis et stomachi, *pi wei*).

Funktionskreisbezug	Fk Magen (o. stomachi, *wei*)	++
	Fk Leber (o. hepaticus, *gan*)	++
	Fk Lunge (o. pulmonalis, *fei*)	+
	Fk Milz (o. lienalis, *pi*)	+
Temperaturverhalten	kühl	+
Geschmack	süß	++
Wirkung	mehrt die Säfte (*jinye*)	++
	kühlt „Hitze" des Fk Leber (calor hepatici, *ganre*)	+
	senkt das Qi ab	+
Indikation	Durst	
	Verstopfung	
	trockene Haut	
	Schwindel	
	Kopfschmerzen	

Erläuterung

Diese Rezeptur stärkt die Säfte *(jinye)* und das Yin, da befeuchtende und kühle Lebensmittel hinzugefügt (und der warme, trocknende Lauch weggelassen) wurden. Die Richtung zielt nicht nur auf den Fk Magen (o. stomachi, *wei*), sondern auch auf den Fk Lunge (o. pulmonalis, *fei*) (Pinienkerne) und den Fk Leber (o. hepaticus, *gan*) (Spinat). Im Letzteren erfolgt zusätzlich eine Absenkung des Yang des Fk Leber (yang hepatici, *ganyang*) und Kühlung von „Hitze" (calor, *re*).

Indikationen

Somit sollte man dieses Gericht bei allgemeinen Zeichen für Säftemangel *(jinye)* wie Durst, Verstopfung und trockener Zunge anwenden. Trockene und gerötete Augen und zunehmende Nachtblindheit sowie trockene Haut bis zu Ekzemen und ein (chronischer) trockener Husten bei eventuell roter und rissiger Zunge können damit gebessert werden. Weitere Indikationen stellen Dysbalancen im Fk Leber (o. hepaticus, *gan*) mit Schwindel, Kopfschmerzen und arteriellem Hypertonus dar.

Angaben zur Einnahme

Die Ausgewogenheit des Gerichtes lässt eine regelmäßige Verwendung zu, nur bei Zeichen einer „Mitten"-Schwäche (Fk Milz und Magen, oo. lienalis et stomachi, *pi wei*) wie Durchfall und Bauchbeschwerden sollte damit pausiert werden.

Die einzelnen Zutaten und ihre Wirkungen

Hühnerfleisch

- Warm, süß; Fk Milz und Magen (oo. lienalis et stomachi, *pi wei*)
- Erwärmt die „Mitte" (Fk Milz und Magen, oo. lienalis et stomachi, *pi wei*), stützt das Yang des Fk Milz (yang lienale, *piyang*) und das Struktivpotenzial *(jing)*
- Vor allem bei Schwäche der „Mitte" (Fk Milz und Magen, oo. lienalis et stomachi, *pi wei*), Durchfall, vermindertem Appetit, Ödemen und Gedunsenheit, Kältegefühl in der Leibesmitte, Schwäche nach der Geburt.
- **Zu beachten!** Bei „Hitze"-Befunden (calor, *re*) und bei noch nicht bereinigten Schrägläufigkeiten (Heteropathien, *xie*) mit Vorsicht zu verwenden.

Spinat

- Kühl, süß; Fk Dickdarm und Magen (oo. intestini crassi et stomachi, *dachang wei*), Fk Leber (o. hepaticus, *gan*)
- Kühlt und stützt den Fk Leber (o. hepaticus, *gan*) und das Xue, stillt Blutungen, befeuchtet den Fk Dickdarm (o. intestini crassi, *dachang*), senkt das Qi ab
- Vor allem bei Unruhe, Kopfschmerzen, Bluthochdruck, Schwindel, Blähungen, chronischer Verstopfung auch im Alter, Hämorrhoiden.

Pinienkerne

- Leicht warm, süß; Fk Leber, Lunge und Dickdarm (oo. hepaticus, pulmonalis et intestini crassi, *gan fei dachang*)
- Stützen Xue und Yin, befeuchteten den Fk Lunge (o. pulmonalis, *fei*), vertreiben „Wind" (ventus, *feng*)
- Vor allem bei chronischem, trockenem Husten, Gelenkschmerzen.

2 Kartoffelpfanne mit Hühnerbrust und Spinat

Für 4 Portionen

600 g festkochende Kartoffeln
500 g Hühnerbrustfilet
2 EL Speisestärke
2 EL Sherry medium
2–4 EL Sojasauce
4 EL Öl
1 Zwiebel
etwas Ingwer
1 Knoblauchzehe
500 g Blattspinat
Meersalz
Pfeffer

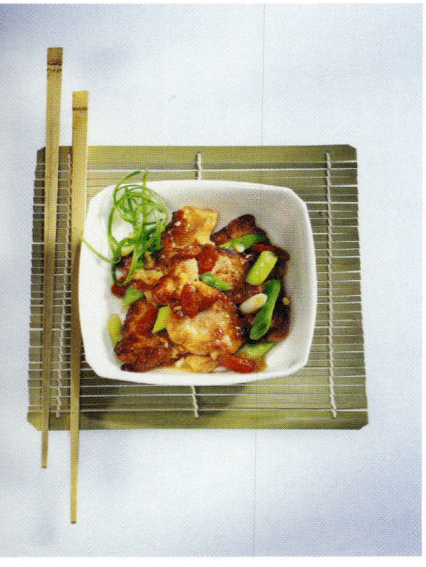

- Festkochende Kartoffeln als Pellkartoffeln zubereiten, ausdämpfen lassen, schälen und in 1 1/2 cm große Würfel schneiden, in wenig Öl knusprig braten, herausnehmen.
- Speisestärke, Sherry medium, Sojasauce und 2 EL Öl: Marinade zubereiten.
- Hühnerbrustfilet vorbereiten, in 1/2 cm dicke Stücke schneiden und für 15 Minuten in die Marinade geben, herausnehmen und in wenig Öl rundherum braun anbraten, herausnehmen.
- Zwiebel, Ingwer und Knoblauch fein hacken.
- Blattspinat vorbereiten, grob hacken.
- Öl erhitzen.
- Zwiebel/Spinat/Ingwer/Knoblauch kurz anbraten.
- Kartoffeln und Fleisch untermischen.
- Mit Meersalz und Pfeffer Kartoffelpfanne pikant abschmecken.

Zubereitungszeit: 75– 90 Minuten

Tipps:
- Die Kochzeit verringert sich erheblich, wenn die Kartoffeln am Vortag gekocht wurden.
- Statt Spinat eignen sich auch hervorragend Mangold oder Chinakohl.

Wirkung

Stützung und sanfte Bewegung der „Mitte" (Fk Milz und Magen, oo. lienalis et stomachi, *pi wei*).

Funktionskreisbezug	Fk Milz (o. lienalis, *pi*)	++
	Fk Magen (o. stomachi, *wei*)	++
	Fk Leber (o. hepaticus, *gan*)	+
Temperaturverhalten	warm	+
Geschmack	süß	+
Wirkung	stützt das Qi des Fk Milz (qi lienale, *piqi*)	++
	reguliert die „Mitte" (Fk Milz und Magen, oo. lienalis et stomachi, *pi wei*)	++
	senkt das Yang des Fk Leber (yang hepatici, *ganyang*) ab	+
Indikation	Kraftlosigkeit	
	Verfrorenheit	
	Appetit vermindert	
	Übelkeit, Bauchweh	
	postpartale Schwäche	

Erläuterung

Hühnerfleisch ist hervorragend zur Stützung des Fk Milz (o. lienalis, *pi*) bei „Kälte" (algor, *han*) und energetischer Schwäche (depletio, *xu*) des Qi (und des Xue) geeignet. Dabei wird es durch die Kartoffel unterstützt, die zudem eine Qi-regulierende Wirkung bei Disharmonien der Fk Dick-, Dünndarm und Magen (oo. intestinorum et stomachi, *chang wei*) hat. Die Qi-Stützung und -Regulierung wird durch den absenkenden, leicht kühlenden und befeuchtenden Spinat abgerundet. Zusammen wird der Qi-Mechanismus der „Mitte" (Fk Milz und Magen, oo. lienalis et stomachi, *pi wei*) so in seiner Gesamtheit (Aufsteigen, Regulierung und Absenkung) sanft, aber umfassend gefördert.

Durch die Art der Zubereitung mit den wärmenden Zutaten Knoblauch und Ingwer stehen „Kälte"- (algor, *han*) und Schwäche-Befunde (depletio, *xu*) dabei im Vordergrund.

Indikationen

Schwäche-Zustände, insbesondere nach langen Krankheiten, bei weicher Zunge und erschöpftem (depletus, *xu*) Puls sind Indikationen für dieses Gericht. Verfrorenheit, Gewichtsverlust oder mangelnder Appetit können dabei auftreten, ebenso Bauchschmerzen und allgemeine Verdauungsprobleme.

Spezielle Einsatzmöglichkeiten sind ein verminderter Milchfluss, Schwächezustände mit Schwindel, Unruhe und Kopfschmerzen nach der Geburt.

Angaben zur Einnahme

Die Wirkung der Rezeptur ermöglicht eine unbefristete und auch prophylaktische Einnahme.

Variationen

Bei „Hitze" (calor, *re*) im Fk Lunge
(o. pulmonalis, *fei*) mit Husten, fiebrigen
Erkältungen und Verstopfung ist der Spinat durch Chinakohl zu ersetzen.

Die einzelnen Zutaten und ihre Wirkungen

Kartoffel

- Neutral, süß; Fk Milz und Magen
  (oo. lienalis et stomachi, *pi wei*)
- Kräftigt den Fk Milz (o. lienalis, *pi*),
  stützt und bewegt sanft das Qi der
  „Mitte" (Fk Milz und Magen, oo.
  lienalis et stomachi, *pi wei*), lindert
  Schmerzzustände
- Vor allem bei Schmerzen im Unter-
  oder Oberbauch, Verdauungsbeschwerden wie Durchfall oder
  Verstopfung.

Hühnerfleisch

- Warm, süß; Fk Milz und Magen
  (oo. lienalis et stomachi, *pi wei*)
- Erwärmt die „Mitte" (Fk Milz und
  Magen, oo. lienalis et stomachi, *pi
  wei*), stützt das Yang des Fk Milz
  (yang lienale, *piyang*) und das Struktivpotenzial (*jing*)
- Vor allem bei energetischer Schwäche
  (depletio, *xu*) der „Mitte" (Fk Milz und
  Magen, oo. lienalis et stomachi, *pi
  wei*), Durchfall, vermindertem Appetit,
  Ödemen und Gedunsenheit, Kältegefühl in Leibesmitte, Schwäche nach
  der Geburt
- **Zu beachten!** Bei „Hitze"-Befunden
  (calor, *re*) und bei noch nicht bereinigten Schrägläufigkeiten (Heteropathien,
  xie) mit Vorsicht zu verwenden.

Spinat

- Kühl, süß; Fk Dickdarm und Magen
  (oo. intestini crassi et stomachi, *dachang wei*), Fk Leber (o. hepaticus,
  gan)
- Kühlt und stützt den Fk Leber (o. hepaticus, *gan*) und das Xue, stillt Blutungen, befeuchtet den Fk Dickdarm
  (o. intestini crassi, *dachang*), senkt
  das Qi ab
- Vor allem bei Unruhe, Kopfschmerzen, Bluthochdruck, Schwindel, Blähungen, chronischer Verstopfung auch
  im Alter, Hämorrhoiden.

Zwiebel

- Warm, scharf und süß; Fk Magen
  (o. stomachi, *wei*)
- Reguliert das Qi, bewegt es an der
  Oberfläche (extima, *biao*) und in der
  „Mitte" (Fk Milz und Magen, oo. liena-
  lis et stomachi, *pi wei*), entfaltet das
  Yang des Fk Milz (yang lienale,
  piyang)
- Vor allem bei vermindertem Appetit,
  gespanntem Abdomen und Durchfall
- **Zu beachten!** Zwiebel sollte in der
  Regel gedünstet oder gebraten ver-
  wendet werden, da sie so besser ver-
  träglich ist.

Ingwer

- Warm, scharf; Fk Lunge, Milz und
  Magen (oo. pulmonalis, lienalis et stomachi, *fei pi wei*)
- Öffnet die Oberfläche (extima, *biao*),
  erwärmt die „Mitte" (Fk Milz und
  Magen, oo. lienalis et stomachi, *pi
  wei*), wandelt „Feuchtigkeit" (humor,
  shi) um, wirkt entgiftend
- Vor allem bei Erbrechen, Appetitlosigkeit und Klumpengefühl, Husten,

Keuchatmung, beginnenden Erkältungen

- **Zu beachten!** Bei „Hitze"-Prozessen (calor, *re*) und energetischer Schwäche (depletio, *xu*) des Yin sowie bei Augenkrankheiten und Hämorrhoiden sollte Ingwer mit Vorsicht angewendet werden.

Knoblauch

- Warm, scharf; Fk Milz, Magen und Lunge (oo. lienalis, stomachi et pulmonalis, *pi wei fei*)
- Bewegt das Qi, erwärmt die „Mitte" (Fk Milz und Magen, oo. lienalis et stomachi, *pi wei*), vertreibt „Feuchtigkeit" (humor, *shi*) und „Schleim" (pituita, *tan*), wirkt entgiftend
- Vor allem bei „Kälte" (algor, *han*) der „Mitte" (Fk Milz und Magen, oo. lienalis et stomachi, *pi wei*), Oberbauchsymptomatik, auch bei beginnenden Erkältungen
- **Zu beachten!** Bei „Hitze"-Prozessen (calor, *re*) und energetischer Schwäche (depletio, *xu*) des Yin sowie bei Augenkrankheiten und Hämorrhoiden sollte Knoblauch mit Vorsicht angewendet werden.

Abwandlungsmöglichkeit
500 g Chinakohl

Die obige Rezeptur bleibt gleich, nur dass der Spinat durch 500 g Chinakohl ersetzt wird.

Chinakohl

- Neutral/kühl, süß; Fk Magen, Lunge, Dick- und Dünndarm (oo. stomachi, pulmonalis et intestinorum, *wei fei chang*)
- Kühlt „Hitze" (calor, *re*) in den Fk Magen und Lunge (oo. stomachi et pulmonalis, *wei fei*), wirkt befeuchtend, harntreibend und abführend
- Vor allem bei Husten, fiebrigen Erkältungen, Nervosität, Harnwegsentzündungen.

3 Gebratenes Schweinefleisch mit Bocksdornfrüchten

Rezept für 1 Portion

1 EL Bocksdornfrüchte (Lycii fructus, *Gouqizi*)
1 TL Speisestärke
1 EL Sojasauce
1 EL Sherry medium
2 EL Öl
100 g Schweinefleisch
2–4 Frühlingszwiebeln
1 Stück frischer Ingwer

- Bocksdornfrüchte (Lycii fructus, *Gouqizi*) mit kochendem Wasser übergießen, so dass sie bedeckt sind; 10–15 Minuten quellen lassen, bis sie weich sind, abgießen und das Einweichwasser aufbewahren.
- Speisestärke, Sojasauce, Sherry medium und 1 EL Öl: Marinade zubereiten.
- Schweinefleisch in $1/2$ cm dünne Streifen schneiden und in der Marinade einlegen, öfters durchrühren.
- Frühlingszwiebeln vorbereiten, schräg in dünne Streifen schneiden.
- Ingwer fein hacken, dass er ca. $1/2$ TL ergibt.
- 1 EL Öl erhitzen, Fleisch darin unter Rühren anbraten, bis es fast durchgegart ist, Frühlingszwiebel und Ingwer zugeben, durchrühren, fertig garen.
- Bocksdornfrüchte (Lycii fructus, *Gouqizi*) mit wenig Einweichwasser zugeben, kurz durchköcheln lassen, evtl. nochmals nachwürzen.

Zubereitungszeit: 30 Minuten

Tipps:
- Als Beilage eignet sich besonders Reis.
- Zusätzlich kann als Gemüse auch Karotte (gestiftelt oder in Scheibchen) verwendet werden, wodurch die Wirkung auf den Fk Leber (o. hepaticus, *gan*) und die Augen verstärkt werden kann.
- Bocksdornfrüchte erhält man in ausgewählten Apotheken und Chinaläden.

Wirkung

Befeuchtung des Yin und Stützung der
Fk Niere und Leber (oo. renalis et hepaticus, *shen gan*).

Funktionskreisbezug	Fk Leber (o. hepaticus, *gan*)	++
	Fk Niere (o. renalis, *shen*)	++
Temperaturverhalten	warm	+
Geschmack	süß	++
Wirkung	mehrt das Yin der Fk Leber und Niere (yin hepatici et renale, *gan shen yin*)	++
Indikation	trockene Augen	
	verschwommene Sicht	
	Schwäche der Hüften und Knie	

Erläuterung

Sowohl Schweinefleisch als auch Bocksdornfrüchte (Lycii fructus, *Gouqizi*) stützen das Yin im Fk Niere (yin renale,
shenyin). Schweinefleisch befeuchtet
darüber hinaus die Fk Magen und Lunge
(oo. stomachi et pulmonalis, *wei fei*),
Bocksdornfrüchte (Lycii fructus, *Gouqizi*)
haben wie die Karotte einen besonderen
Bezug zum Fk Leber (o. hepaticus, *gan*)
und zu den Augen. Die Frühlingszwiebeln und der frische Ingwer dienen der
verbesserten Aufnahme der sonst etwas
die „Mitte" (Fk Milz und Magen, oo. lienalis et stomachi, *pi wei*) belastenden
Hauptbestandteile.

Indikationen

Besonders bei Problemen, die auf einen
Mangel an Yin der Fk Niere und Leber
(yin renale et hepatici, *shen gan yin*)
zurückzuführen sind, ist vorliegende
Rezeptur gut geeignet. Dazu zählen insbesondere Augenbeschwerden wie trockene Augen, verschwommenes Sehen,
Mouches volantes und zunehmende
Nachtblindheit.

Zusätzlich können Schwindel, Schwäche-
gefühle in der Lendenwirbelsäule, den
Hüften oder Knien bestehen, ebenso
nächtliche Trockenheit des Mund-
Rachen-Raumes. Die Zunge ist dabei verschmälert, trocken, eventuell rissig und
gerötet, der Puls zart (minutus, *xi*) und
etwas beschleunigt (celer, *shu*).

Angaben zur Einnahme

Aufgrund seiner befeuchtenden Wirkung
sollte diese Rezeptur zwar regelmäßig
bei den aufgezählten Störungen Verwendung finden, jedoch nicht zu häufig
gegessen werden.

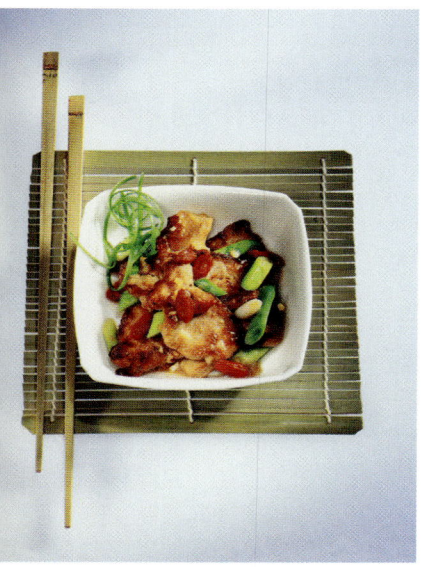

Die einzelnen Zutaten und ihre Wirkungen

Bocksdornfrüchte (Lycii fructus, *Gouqizi*)

- Neutral, süß; Fk Leber und Niere (oo. hepaticus et renalis, *gan shen*)
- Stützen das Yin und das Struktivpotenzial *(jing)*, klären Augen und Kopf
- Bei Schwäche in Knien und Hüften, Schwindel, allgemeiner Schwäche, Kopfschmerzen, Sehschwäche
- Die maximale Tagesdosis für Bocksdornfrüchte (Lycii fructus, *Gouqizi*) beträgt 12 g, was etwa 3 EL entspricht.

Schweinefleisch

- Neutral, süß, leicht salzig; Fk Milz, Magen und Niere (oo. lienalis, stomachi et renalis, *pi wei shen*)
- Stützt das Yin und das Xue, wirkt stark befeuchtend
- Vor allem bei Schmälerung der Säfte *(jinye)*, Durst, trockenem Husten, Trockenheit des Rachens, Halsschmerzen, trockener Haut, Verstopfung
- **Zu beachten!** Schweinefleisch kann „Hitze"-Prozesse (calor, *re*) schüren sowie „Feuchtigkeit"/„Schleim" (humor/pituita, *shi/tan*) in den Leitbahnen Vorschub leisten, es kann Schrägläufiges (Heteropathisches, *xie*) festhalten (gilt vor allem für fettes Fleisch).

Frühlingszwiebel

- Warm, scharf; Fk Lunge und Magen (oo. pulmonalis et stomachi, *fei wei*)
- Öffnet die Oberfläche (extima, *biao*), stützt das Yang, zerstreut „Kälte" (algor, *han*), wirkt entgiftend
- Vor allem bei „Wind-Kälte"-Erkältungen (algor venti, *fenghan*) mit Schüttelfrost, Schweißlosigkeit
- **Zu beachten!** Aufgrund ihrer Wärme sollten Frühlingszwiebeln bei „Hitze" (calor, *re*) sowie bei energetischer Schwäche (depletio, *xu*) des Qi nur in geringen Maßen verwendet werden.
- Weiterhin sollte man sie nicht mit Honig kombinieren.

Ingwer

- Warm, scharf; Fk Lunge, Milz und Magen (oo. pulmonalis, lienalis et stomachi, *fei pi wei*)
- Öffnet die Oberfläche (extima, *biao*), erwärmt die „Mitte" (Fk Milz und Magen, oo. lienalis et stomachi, *pi wei*), wandelt „Feuchtigkeit" (humor, *shi*) um, wirkt entgiftend
- Vor allem bei Erbrechen, Appetitlosigkeit und Klumpengefühl, Husten, Keuchatmung, beginnenden Erkältungen
- **Zu beachten!** Bei „Hitze"-Prozessen (calor, *re*) und energetischer Schwäche (depletio, *xu*) des Yin sowie bei Augenkrankheiten und Hämorrhoiden sollte Ingwer mit Vorsicht angewendet werden.

4 Lammfleisch mit Rettich

Für 4 Portionen

250 g Lammfleisch
1300 ml Wasser
600 g weißer Rettich
4 EL Sherry medium
$^1/_2$ TL gehackter Ingwer
Sojasauce oder Meersalz
Petersilie

- Lammfleisch vorbereiten, in 1 cm große Würfel schneiden.
- $^1/_2$ l Wasser zum Kochen bringen, Fleischwürfel zugeben, kurz aufkochen lassen, abgießen.
- 800 ml Wasser mit dem Lammfleisch aufkochen, zugedeckt bei schwacher Hitze etwa 1 Stunde sanft kochen.

- Weißen Rettich in $^1/_2$ cm breite Stäbchen schneiden.
- Sherry medium, Ingwer, Sojasauce oder Meersalz mit dem Rettich gleich beim 2. Aufkochen des Fleisches zugeben, fertiggaren.
- Petersilie sehr fein hacken und darübergeben.

Zubereitungszeit: 60– 75 Minuten

> **Tipp:** Dieses Gericht eignet sich sowohl als Eintopf als auch als Fleischgericht mit Kartoffeln oder Reis als Beilage. Als Beilagengericht die Flüssigkeitsmenge reduzieren.

Wirkung

Bei Disharmonie der Fk Milz und Magen (oo. lienalis et stomachi, *pi wei*) sowie zur Entfaltung des Yang des Fk Niere (yang renale, *shenyang*).

Funktionskreisbezug	Fk Niere (o. renalis, *shen*)	++
	Fk Milz (o. lienalis, *pi*)	++
	Fk Magen (o. stomachi, *wei*)	++
	Fk Lunge (o. pulmonalis, *fei*)	+
Temperaturverhalten	warm	++
Geschmack	süß	++
	scharf	+
Wirkung	stützt das Yang des Fk Niere (yang renale, *shenyang*)	++
	harmonisiert die „Mitte" (Fk Milz und Magen, oo. lienalis et stomachi, *pi wei*)	++
Indikation	Kraftlosigkeit	
	Verfrorenheit	
	Appetit vermindert, Übelkeit	
	Bauchschmerzen	

Erläuterung

Lammfleisch kräftigt das Yang des Fk Niere (yang renale, *shenyang*), stützt das Xue und korrigiert „Kälte" aufgrund energetischer Schwäche (algor depletionis, *xuhan*) der Fk Milz und Magen (oo. lienalis et stomachi, *pi wei*). Letztere Wirkung wird durch den gegarten Rettich unterstützt. Die ursprüngliche Schärfe wird durch das Kochen abgemildert, das kalte Temperaturverhalten in ein leicht wärmendes umgewandelt. Disharmonien und Energetische-Schwäche-Befunde (depletio, *xu*) der „Mitte" (Fk Milz und Magen, oo. lienalis et stomachi, *pi wei*) können damit behandelt werden.

Indikationen

Verdauungsblockaden, abdominelle Spannungen und Schmerzen, Übelkeit und Erbrechen zeigen die Disharmonie mit gegenläufigem (kontravektivem, *ni*) Qi des Fk Magen (qi stomachi, *weiqi*) an, Durchfall, Verminderung des Appetits, Kältegefühle, Abmagerung und Kraftlosigkeit weisen auf „Kälte" aufgrund energetischer Schwäche (algor depletionis, *xuhan*) im Fk Milz (o. lienalis, *pi*).

Angaben zur Einnahme

Besonders geeignet ist diese Rezeptur wegen ihrer wärmenden und kräftigenden Eigenschaft im Winter. Ältere Menschen mit Neigung zu Inkontinenz, starker Verfrorenheit, Schwäche des Bewegungsapparates, Potenzstörungen und sehr blasser feuchter Zunge sowie untergetauchten (mersi, *chen*), erschöpften (depleti, *xu*) und verlangsamten (tardi, *chi*) Pulsen sollten das Rezept über einen längeren Zeitraum zur Stützung des Yang des Fk Niere (yang renale, *shenyang*) zu sich nehmen.

Die einzelnen Zutaten und ihre Wirkungen

Lammfleisch

- Warm, süß; Fk Milz und Niere (oo. lienalis et renalis, *pi shen*)

- Stützt Qi und Xue, erwärmt die „Mitte" (Fk Milz und Magen, oo. lienalis et stomachi, *pi wei*) und den Fk Niere
- Vor allem bei Impotenz, Schwäche und Muskelziehen in Knien und Hüften, vermindertem Milchfluss nach der Geburt, Kraftlosigkeit, Abmagerung, Durchfällen, kalten Extremitäten
- **Zu beachten!** Bei „Hitze"-Befunden (calor, *re*) und bei noch nicht bereinigten Schrägläufigkeiten (Heteropathien, *xie*) nur in geringem Maß zu sich nehmen.

Rettich

- Kühl (gegart: neutral mit Tendenz zur Wärme und süß), scharf und süß; Fk Lunge und Magen (oo. pulmonalis et stomachi, *fei wei*)
- **Roh**: kühlt „Hitze"-Prozesse (calor, *re*), wandelt „Schleim" (pituita, *tan*) um, befeuchtet, öffnet die Oberfläche (extima, *biao*), entgiftet
- Vor allem bei Halschmerzen, Heiserkeit, Husten, Blutungen, Geschwüren im Mund (roh oder als Saft)
- **Gegart**: stützt den Fk Magen (o. stomachi, *wei*), senkt Qi ab, macht die „Mitte" (Fk Milz und Magen, oo. lienalis et stomachi, *pi wei*) frei
- Vor allem bei Verdauungsblockaden, Spannungsgefühlen im Unterbauch, Durchfall, Übelkeit und Erbrechen, Verschleimungen.

Petersilie (interpoliert)

- Leicht warm, leicht bitter, scharf; Fk Magen (o. stomachi, *wei*)
- Löst Verdauungsblockaden, senkt Qi ab
- Vor allem bei vermindertem Appetit, Übelkeit.

5 Gebratener Fasan mit Karotten

Rezept für 2 Portionen

250 g Fasanenfleisch
2 EL Sojasauce
2 EL Sherry medium
$^1/_2$–1 TL geriebener Ingwer
4 EL Öl
1 $^1/_2$ Tasse Brühe
200 g Karotten
1–2 TL Speisestärke
Sojasauce
Pfeffer
gehackte Petersilie

- Fasanenfleisch in $^1/_2$ cm feine Streifen schneiden.
- Sojasauce, Sherry medium und Ingwer zu einer Marinade mischen, Fleisch darin 30 Minuten marinieren.
- Fleisch mit 2 EL Öl in einer Pfanne anbraten.
- 1 Tasse Brühe zugeben, Fleisch garen
- Karotten in dünne Scheiben schneiden.
- Karotten in 2 EL Öl anbraten.
- Gemüse mit $^1/_2$ Tasse Brühe ablöschen, bissfest garen.

- Fleisch und Gemüse mischen.
- Speisestärke bei Bedarf mit etwas Wasser auflösen, dazugeben und unter Rühren kurz aufkochen und binden lassen.
- Sojasauce, Pfeffer, gehackte Petersilie zugeben und das Gericht damit abschmecken.

Zubereitungszeit: 30 Minuten ohne Marinierzeit

Tipps:
- Als Beilagen eignen sich Reis oder Kartoffeln.
- Statt Karotten können Sie auch Staudensellerie, Kartoffeln, Kürbis oder Lauch verwenden.
- Da Fasanenfleisch (beim Metzger vorbestellen) nicht das ganze Jahr über erhältlich ist, können Sie es mit Hühnerbrustfilet austauschen.

Wirkung

Stützung der „Mitte" (Fk Milz und Magen, oo. lienalis et stomachi, *pi wei*) und des Fk Leber (o. hepaticus, *gan*) bei energetischer Schwäche (depletio, *xu*) des Xue.

Funktionskreisbezug	Fk Magen (o. stomachi, *wei*)	++
	Fk Milz (o. lienalis, *pi*)	++
	Fk Leber (o. hepaticus, *gan*)	+
Temperaturverhalten	warm	++
Geschmack	süß	+
Wirkung	stützt die „Mitte" (Fk Milz und Magen, oo. lienalis et stomachi, *pi wei*)	++
	mehrt das Xue (des Fk Leber [o. hepaticus, *gan*])	++
Indikation	Kraftlosigkeit	
	verschwommene Sicht	
	zunehmende Nachtblindheit	

Erläuterung

Sowohl Fasanenfleisch als auch Karotten kräftigen die „Mitte" (Fk Milz und Magen, oo. lienalis et stomachi, *pi wei*), beide wirken jedoch auch befeuchtend. Karotten stützen dabei speziell den Fk Leber (o. hepaticus, *gan*) in seiner Funktion als „Meer des Xue" (mare xue, *xuehai*), gleichen also Mangelzustände des Xue aus.

Indikationen

Schwächezustände mit Verdauungsstörungen und vermindertem Appetit zeigen bei blasser, eher weicher und trockener Zunge sowie zartem und erschöpftem (minutus und depletus, *xi xu*) Puls den Mangel an Qi und Xue an.

Angaben zur Einnahme

Ganz speziell ist das Rezept regelmäßig bei verschwommener Sicht, Mouches volantes oder zunehmender Nachtblindheit einzunehmen.

Die einzelnen Zutaten und ihre Wirkungen

Fasan

- Warm, süß und sauer; Fk Herz, Milz und Magen (oo. cardialis, lienalis et stomachi, *xin pi wei*)
- Stützt den Fk Milz (o. lienalis, *pi*) und das Qi, befeuchtet
- Vor allem bei energetischer Schwäche (depletio, *xu*) der „Mitte" (Fk Milz und Magen, oo. lienalis et stomachi, *pi wei*) mit vermindertem Appetit, Durchfall, langwierigen „Hitze"-Prozessen (calor, *re*) wie Diabetes.

Karotte

- Neutral (roh: kühl), süß; Fk Milz, Magen und Leber (oo. lienalis, stomachi et hepaticus, *pi wei gan*)
- Stützt den Fk Leber (o. hepaticus, *gan*) und die „Mitte" (Fk Milz und Magen, oo. lienalis et stomachi, *pi wei*), senkt Qi ab, entgiftet
- Vor allem bei Verdauungsblockaden, Blähungen, Kopfschmerzen, Schwindel, Bluthochdruck.

Ingwer

- Warm, scharf; Fk Lunge, Milz und Magen (oo. pulmonalis, lienalis et stomachi, *fei pi wei*)
- Öffnet die Oberfläche (extima, *biao*), erwärmt die „Mitte" (Fk Milz und Magen, oo. lienalis et stomachi, *pi wei*), wandelt „Feuchtigkeit" (humor, *shi*) um, wirkt entgiftend
- Vor allem bei Erbrechen, Appetitlosigkeit und Klumpengefühl, Husten, Keuchatmung, beginnenden Erkältungen
- **Zu beachten!** Bei „Hitze"-Prozessen (calor, *re*) und energetischer Schwäche (depletio, *xu*) des Yin sowie bei Augenkrankheiten und Hämorrhoiden sollte Ingwer mit Vorsicht angewendet werden.

Petersilie (interpoliert)

- Leicht warm, leicht bitter, scharf; Fk Magen (o. stomachi, *wei*)
- Löst Verdauungsblockaden, senkt Qi ab
- Vor allem bei vermindertem Appetit, Übelkeit.

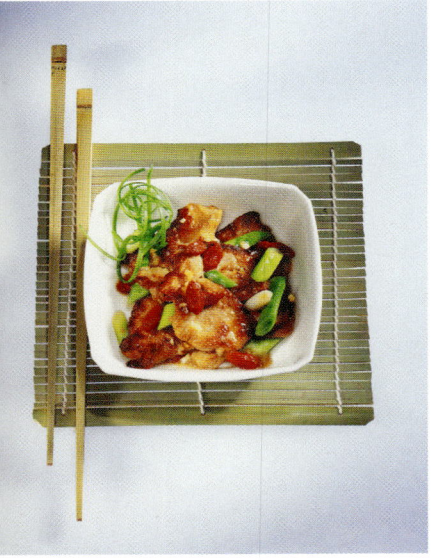

6 Geschmortes Kaninchen

Rezept für 4–6 Portionen

1 Kaninchen (1–1,5 kg)
Salz
Pfeffer
2–3 Knoblauchzehen
3–5 Schalotten
Rapsöl
1–2 Zweige Rosmarin
1–2 Lorbeerblätter
1 Scheibe Ingwer
ca. 500 ml Brühe

- Kaninchen in 8–10 Teile zerlegen, waschen, gut trockentupfen.
- Mit Salz und Pfeffer rundum würzen.
- Knoblauch schälen, grob zerdrücken.
- Schalotten schälen, grob hacken oder halbieren.
- Rapsöl in einem Bräter erhitzen, Kaninchenteile anbraten, Knoblauch und Schalotten nur ganz kurz anbraten.
- Rosmarin, Lorbeerblätter und Ingwer zugeben.
- Mit der Brühe ablöschen, 60–75 Minuten leise schmoren lassen, das Fleisch herausnehmen und den Bratenfond zu einer sämigen Sauce pürieren, eventuell nachwürzen.

Zubereitungszeit: 30 Minuten ohne Schmorzeit

Tipps:

- In den letzten 40 Minuten in Stücke geschnittene Kartoffeln, Karotten mitschmoren und als Gemüsebeilage reichen. Ebenso können Sie geschälte Tomaten, weiße Bohnen, Paprikastreifen, schwarze Oliven oder Pilze je nach Garzeit mitschmoren lassen.
- Als Kräuterzugabe eignen sich Salbeiblätter, Thymian, Petersilie oder Koriandergrün.
- Als Geschmacksvariation kann die Brühe durch Rotwein ergänzt oder ersetzt werden.
- Beilagen: Reis, Kartoffeln, Polenta, Baguette.

Wirkung

Stützung der „Mitte" (Fk Milz und Magen, oo. lienalis et stomachi, *pi wei*) und sanfte Kühlung.

Funktionskreisbezug	Fk Milz (o. lienalis, *pi*)	++
	Fk Leber (o. hepaticus, *gan*)	+
	Fk Magen (o. stomachi, *wei*)	+
Temperaturverhalten	kühl	+
Geschmack	süß	+
Wirkung	stützt die „Mitte" (Fk Milz und Magen, oo. lienalis et stomachi, *pi wei*)	++
	kühlt das Xue	+
	kühlt „Hitze" des Fk Magen (calor stomachi, *weire*)	+
Indikation	Abmagerung	
	verminderter Appetit	
	Hämorrhoidalblutung	

Erläuterung

Kaninchenfleisch stützt die Fk Milz und Magen (oo. lienalis et stomachi, *pi wei*). Es wird allerdings als kühl qualifiziert und vermag „Hitze" (calor, *re*) in den Fk Magen, Dick- und Dünndarm (oo. stomachi et intestinorum, *wei chang*) zu kühlen. Diese Kühlung richtet sich auch auf das Xue, so dass ein Funktionskreisbezug zum Fk Leber (o. hepaticus, *gan*) gegeben ist.

Indikationen

Der Braten wirkt stützend bei Abmagerung, Kraftlosigkeit und vermindertem Appetit. Hierbei ist die Zunge etwas weich und hell, die Pulse sind erschöpft (depleti, *xu*) und zart (minuti, *xi*). Seine kühlende Eigenschaft ist bei Verstopfung und blutigem Stuhl von Nutzen.

Angaben zur Einnahme

Die „Hitze" (calor, *re*) kühlende Wirkung dieses Gerichtes ist durch die Art der Zubereitung und die Gewürze sehr milde und bedarf der Unterstützung anderer Gerichte oder Arzneien.

Bei „Kälte" aufgrund energetischer Schwäche (algor depletionis, *xuhan*) der „Mitte" (Fk Milz und Magen, oo. lienalis et stomachi, *pi wei*) ist Kaninchen kontraindiziert.

Die einzelnen Zutaten und ihre Wirkungen

Kaninchenfleisch

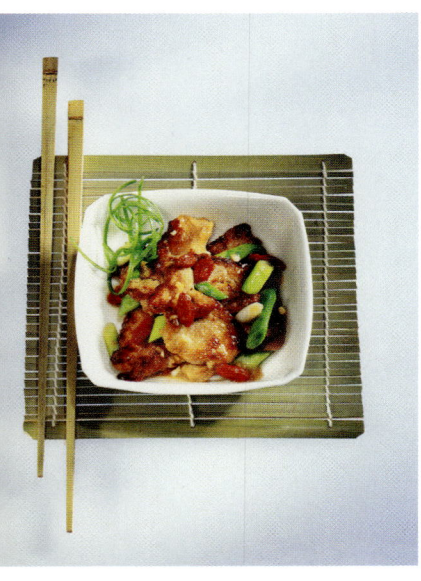

- Kühl, süß; Fk Leber und Dickdarm (oo. hepaticus et intestini crassi, *gan dachang*), Funktionskreise der „Mitte" (Fk Milz und Magen, oo. lienalis et stomachi, *pi wei*)
- Stützt die „Mitte" (Fk Milz und Magen, oo. lienalis et stomachi, *pi wei*), kühlt das Xue, wirkt entgiftend
- Vor allem bei energetischer Schwäche (depletio, *xu*) der „Mitte" (Fk Milz und Magen, oo. lienalis et stomachi, *pi wei*) mit vermindertem Appetit, Kraftlosigkeit etc., „Hitze"-Prozessen (calor, *re*) in den Fk Magen, Dick- und Dünndarm (oo. stomachi et intestinorum, *wei chang*) mit Erbrechen, Verstopfung; auch zum Kühlen des Xue.

Knoblauch

- Warm, scharf; Fk Milz, Magen und Lunge (oo. lienalis, stomachi et pulmonalis, *pi wei fei*)

- Bewegt das Qi, erwärmt die „Mitte"
  (Fk Milz und Magen, oo. lienalis et
  stomachi, *pi wei*), vertreibt „Feuchtigkeit" (humor, *shi*) und „Schleim"
  (pituita, *tan*), wirkt entgiftend
- Vor allem bei „Kälte" (algor, *han*) der
  „Mitte" (Fk Milz und Magen, oo. lienalis et stomachi, *pi wei*), Oberbauchsymptomatik, auch bei beginnenden
  Erkältungen
- **Zu beachten!** Bei „Hitze"-Prozessen
  (calor, *re*) und Schwäche des Yin
  sowie bei Augenkrankheiten und
  Hämorrhoiden sollte Knoblauch mit
  Vorsicht angewendet werden.

Ingwer

- Warm, scharf; Fk Lunge, Milz und
  Magen (oo. pulmonalis, lienalis et stomachi, *fei pi wei*)
- Öffnet die Oberfläche (extima, *biao*),
  erwärmt die „Mitte" (Fk Milz und
  Magen, oo. lienalis et stomachi, *pi
  wei*), wandelt „Feuchtigkeit" (humor,
  shi) um, wirkt entgiftend
- Vor allem bei Erbrechen, Appetitlosigkeit und Klumpengefühl, Husten,
  Keuchatmung, beginnenden Erkältungen
- **Zu beachten!** Bei „Hitze"-Prozessen
  (calor, *re*) und energetischer Schwäche (depletio, *xu*) des Yin sowie bei
  Augenkrankheiten und Hämorrhoiden
  sollte Ingwer mit Vorsicht angewendet
  werden.

Rosmarin

- Leicht warm, scharf; Fk Magen (o. stomachi, *wei*)
- Kräftigt den Fk Magen (o. stomachi,
  wei), schweißtreibend
- Vor allem bei Kopfschmerzen aufgrund von außen induzierten Schrägläufigkeiten (Heteropathien, *xie*), Verdauungsblockaden.

3.3 Fisch/ Meerestiere

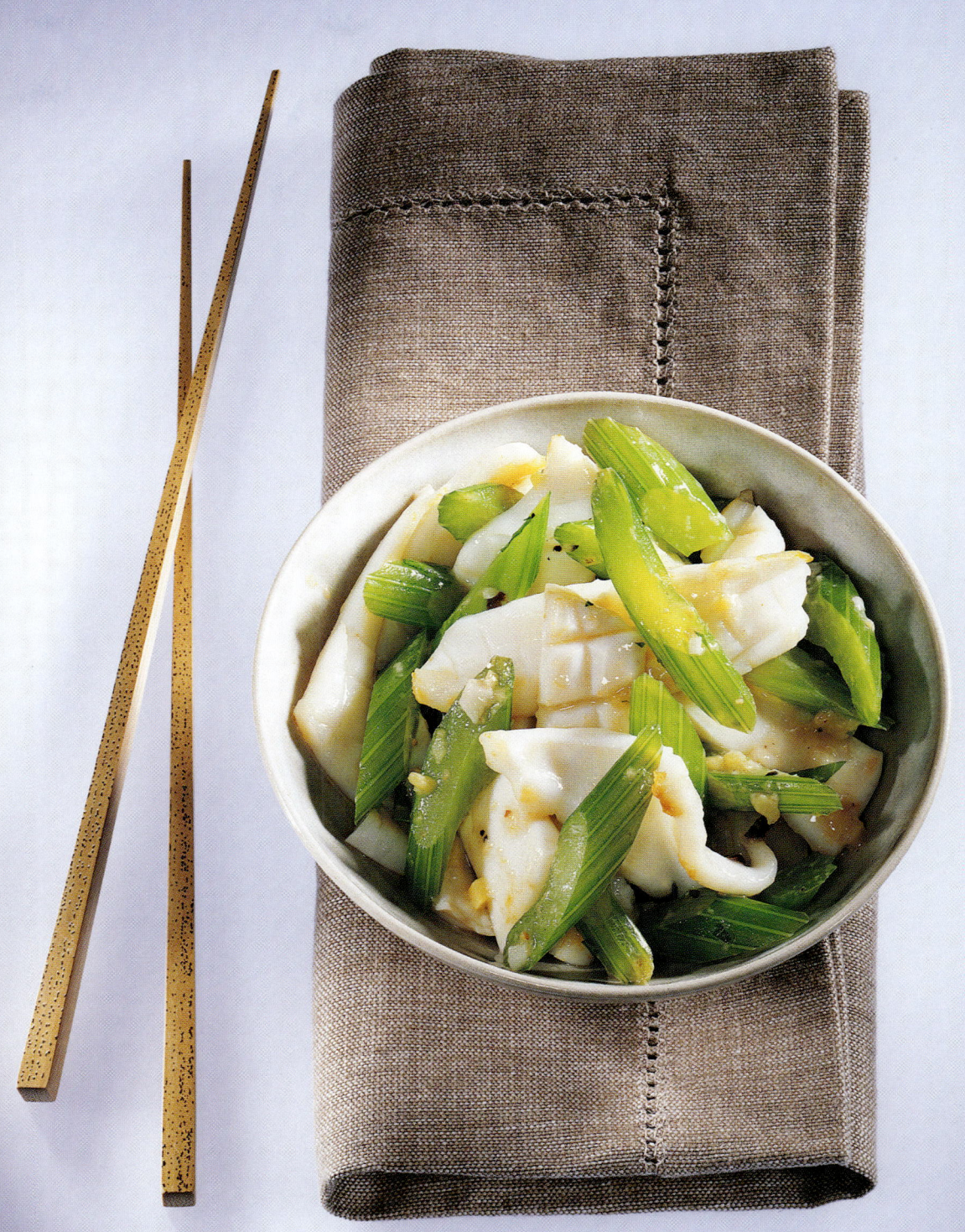

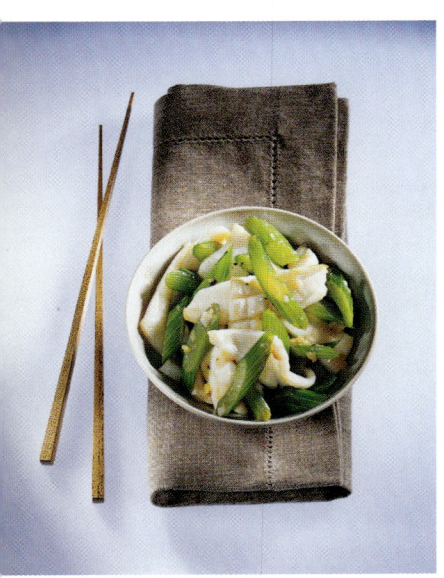

1 Tintenfisch mit Staudensellerie

Rezept für 1 Person

100 g Tintenfisch
100 g Staudensellerie
1 Knoblauchzehe
1 St. frischer Ingwer (1 gestr. TL)
2 EL Öl
2 EL Sherry medium
¼ TL Zucker
gekörnte Brühe
Meersalz
etwas Pfeffer
Sellerieblätter

- Tintenfisch vorbereiten, in Rauten-muster einschneiden, danach in ¹/₂ cm breite Streifen schneiden.
- Staudensellerie vorbereiten, in ¹/₂ cm breite Streifen schneiden.
- Knoblauch, Ingwer: beides sehr fein hacken.
- 1 EL Öl erhitzen.
- Staudensellerie und Ingwer zugeben, andünsten, kurz durchschmoren, evtl. etwas Wasser zugeben, Knoblauch nur ganz kurz mitschmoren lassen. Alles herausnehmen.
- 1 EL Öl nochmals stark erhitzen, Tin-tenfisch zugeben und unter Rühren so lange braten, bis er glasig weiß ist. Sellerie zugeben.
- Mit Zucker, gekörnter Brühe, Meersalz und etwas Pfeffer würzen.
- Sherry medium nach Geschmack zugeben.
- Sellerieblätter, falls vorhanden, klein schneiden und als Garnitur darüber-streuen und sofort servieren.

Zubereitungszeit: 25 Minuten

- Den Tintenfisch nur kurz mitbraten lassen, sonst wird er zäh.
- Als Beilage eignen sich Reis, Pasta, Kartoffeln.
- Zusätzlich kann man eine geschälte, gewürfelte Tomate zugeben.

Wirkung

Besänftigung des Fk Leber (o. hepaticus, *gan*) mit Stützung des Yin der Fk Leber und Niere (yin hepatici et renale, *gan shen yin*).

Funktionskreisbezug	Fk Leber (o. hepaticus, *gan*)	+++
	Fk Niere (o. renalis, *shen*)	++
Temperaturverhalten	kühl	+
Geschmack	süß	+
	salzig	+
Wirkung	stützt das Yin der Fk Leber und Niere (yin hepatici et renale, *gan shen yin*)	++
	senkt das Yang des Fk Leber (yang hepatici, *ganyang*) ab	++
	mehrt das Xue	++
Indikation	Bluthochdruck	
	Kopfschmerzen	
	trockene und gereizte Augen	
	Blutarmut	

Erläuterung

Der als kühl qualifizierte Stangensellerie besänftigt den Fk Leber (o. hepaticus, *gan*), wirkt absenkend und beseitigt „Hitze" (calor, *re*). Diese auf die Yang-Kräfte des Fk Leber (o. hepaticus, *gan*) bezogenen Wirkungen werden durch den Tintenfisch unterstützt. Er mehrt das Xue und das Yin in den Fk Leber und Niere (oo. hepaticus et renalis, *gan shen*). Daraus resultiert eine deutliche Beruhigung und Festigung des Fk Leber (o. hepaticus, *gan*).

Indikationen

Ein hochschlagendes Yang des Fk Leber (yang hepatici, *ganyang*) auf dem Boden einer energetischen Schwäche (depletio, *xu*) des Xue bzw. des Yin ist häufig die Ursache für Bluthochdruck. Kopfschmerzen, Schwindel, Neigung zu Jähzorn, Tinnitus oder trockene und gereizte Augen sind häufige Störungen aufgrund der oben genannten Konstellation. Auch Übelkeit oder Erbrechen können dabei auftreten. Tomaten als Beigabe unterstützen die kühlende und stützende Wirkung.

Daneben ist das Rezept geeignet, Blutarmut durch Regelstörungen mit verfrühter und starker Blutung zu mildern. Stillschwierigkeiten durch verminderten Milchfluss und starke Anspannung lassen sich ebenfalls positiv beeinflussen. Die Zunge sollte bei allen beschriebenen Symptomen rot, trocken, etwas verschmälert und eventuell rissig sein. Der Puls ist zart (minutus, *xi*) und saitenförmig (chordal, *xian*), zum Teil beschleunigt (celer, *shu*).

Angaben zur Einnahme

Das kühlende und Xue bzw. Yin stützende Gericht sollte bis zur Normalisierung der Befunde häufig gegessen werden. Danach ist auf Zeichen einer „Mitten"-Schwäche (Fk Milz und Magen, oo. lienalis et stomachi, *pi wei*) wie weiche Stühle oder Bauchschmerzen zu achten.

Die einzelnen Zutaten und ihre Wirkungen

Tintenfisch

- Neutral, salzig; Fk Leber und Niere (oo. hepaticus et renalis, *gan shen*)
- Stützt das Yin der Fk Leber und Niere (yin hepatici et renale, *gan shen yin*), ergänzt das Xue
- Vor allem bei Erschöpfung des Struktivpotenzials *(jing)*, Amenorrhoe, Schwindel, Kopfschmerzen, Ohrrauschen (Tinnitus), bei Bluthochdruck.

Staudensellerie

- Kühl, süß; Fk Leber und Magen (oo. hepaticus et stomachi, *gan wei*)
- Kühlt „Hitze" (calor, *re*), besänftigt die Aktivität des Fk Leber (o. hepaticus, *gan*), senkt das Qi ab, vertreibt „Wind" (ventus, *feng*), wandelt „Feuchtigkeit" (humor, *shi*) um, wirkt harntreibend und Blutungen stillend
- Vor allem bei Schwindel, Kopfschmerzen, Bluthochdruck, Heuschnupfen, Regelstörungen.

Ingwer

- Warm, scharf; Fk Lunge, Milz und Magen (oo. pulmonalis, lienalis et stomachi, *fei pi wei*)
- Öffnet die Oberfläche (extima, *biao*), erwärmt die „Mitte" (Fk Milz und Magen, oo. lienalis et stomachi, *pi wei*), wandelt „Feuchtigkeit" (humor, *shi*) um, wirkt entgiftend
- Vor allem bei Erbrechen, Appetitlosigkeit und Klumpengefühl, Husten, Keuchatmung, beginnenden Erkältungen

- **Zu beachten!** Bei „Hitze"-Prozessen (calor, *re*) und energetischer Schwäche (depletio, *xu*) des Yin sowie bei Augenkrankheiten und Hämorrhoiden sollte Ingwer mit Vorsicht angewendet werden.

Knoblauch

- Warm, scharf; Fk Milz, Magen und Lunge (oo. lienalis, stomachi et pulmonalis, *pi wei fei*)
- Bewegt das Qi, erwärmt die „Mitte" (Fk Milz und Magen, oo. lienalis et stomachi, *pi wei*), vertreibt „Feuchtigkeit" (humor, *shi*) und „Schleim" (pituita, *tan*), wirkt entgiftend
- Vor allem bei „Kälte" (algor, *han*) der „Mitte" (Fk Milz und Magen, oo. lienalis et stomachi, *pi wei*), Oberbauchsymptomatik, auch bei beginnenden Erkältungen
- **Zu beachten!** Bei „Hitze"-Prozessen (calor, *re*) und energetischer Schwäche (depletio, *xu*) des Yin sowie bei Augenkrankheiten und Hämorrhoiden sollte Knoblauch mit Vorsicht angewendet werden.

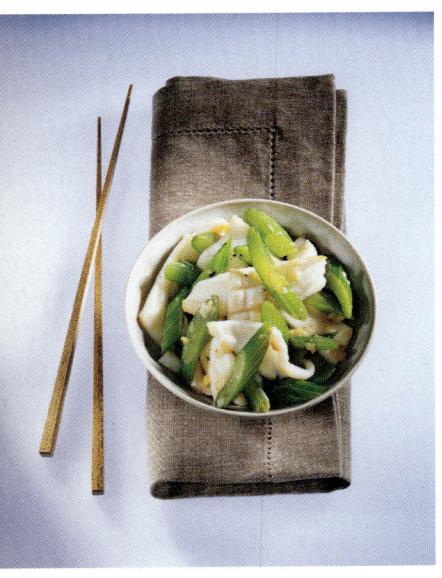

2 Gedünsteter Tintenfisch mit Schweinefleisch

Rezept für 2 Portionen

150 g Schweinefleisch
2 EL Sojasauce
2 EL Sherry medium
1 EL Öl
100 g Tintenfisch
100 g Karotten
100 g Staudensellerie
2–3 Frühlingszwiebeln
200 ml Wasser
1 dünne Scheibe frischer Ingwer
gekörnte Brühe
Sojasauce
Pfeffer
Sherry medium
gehackte Petersilie

- Schweinefleisch waschen, in $^1/_2$ cm dünne Streifen schneiden.
- Sojasauce, Sherry und Öl: Fleisch darin 15–30 Minuten marinieren.
- Tintenfisch waschen und vorbereiten, mit einem scharfen Messer etwa 2–3 mm kreuzweise ein-, aber nicht durchschneiden.
- Tintenfisch in $^1/_2$ cm dünne Streifen schneiden.
- Karotten in dünne Streifen schneiden.
- Staudensellerie in dünne Scheiben schneiden.
- Frühlingszwiebeln schräg in dünne Ringe schneiden.
- Wasser erhitzen, Fleisch und Karotten zufügen, 10 Minuten sanft köcheln lassen.

- Ingwer mit Staudensellerie und Frühlingszwiebeln 5 Minuten mitgaren lassen.
- Tintenfisch nur 1 – 2 Minuten mitziehen lassen.
- Mit gekörnter Brühe, Sojasauce, Pfeffer, Sherry medium und gehackter Petersilie würzen und sofort servieren.

Zubereitungszeit: 30 – 40 Minuten ohne Marinierzeit

Tipps:
- Das Gericht lässt sich variieren von Beilage bis Eintopf, dabei die Wassermenge berücksichtigen.
- Statt Petersilie bringt Koriandergrün eine andere Geschmackskomponente.
- Den Tintenfisch nur sehr kurz in der Brühe ziehen lassen, sonst wird er zäh.
- Als Beilage eignet sich sehr gut Reis.

Wirkung

Stützung des Yin und des Xue sowie Förderung der Muttermilch.

Funktionskreisbezug	Fk Niere (o. renalis, *shen*)	++
	Fk Leber (o. hepaticus, *gan*)	++
	Fk Magen (o. stomachi, *wei*)	+
Temperaturverhalten	neutral	
Geschmack	salzig	++
	süß	+
Wirkung	stützt das Yin	++
	mehrt das Xue	++
	senkt das Yang des Fk Leber (yang hepatici, *ganyang*) ab	+
Indikation	Schwäche von Rücken und Gelenken	
	trockene, gereizte Augen	
	Tinnitus	
	Kopfschmerzen	
	Stillschwäche	

Erläuterung

Sowohl Tintenfisch als auch Schweinefleisch stützen das Yin und mehren das
Xue, beide haben eine Wirkung auf den
Fk Niere (o. renalis, *shen*). Auch die
Karotten stützen das Xue, mit dem Sellerie zusammen wirken sie absenkend
(Sellerie kühlt auch „Hitze" [calor, *re*] und
besänftigt den Fk Leber [o. hepaticus,
gan]). Die Frühlingszwiebel und die
Gewürze erleichtern die Aufnahme der
ansonsten für die „Mitte" (Fk Milz und
Magen, oo. lienalis et stomachi, *pi wei*)
etwas belastenden Zutaten.

Indikationen

Der Mangel an Yin bzw. Xue in den Fk
Niere und Leber (oo. renalis et hepaticus,
shen gan) wird durch verschwommene
Sicht und trockene Augen, Schwäche in
Hüften und Knien, Verstopfung, aber
auch Amenorrhoe mit trocken-geröteter
Zunge und zarten sowie beschleunigten
(minuti und celeri, *xi shu*) Pulsen angezeigt. Auf diesem Boden kann sich das
Yang erheben, „Hitze" (calor, *re*) entwickeln und Schwindel, Tinnitus,
Kopfschmerzen oder Bluthochdruck
entstehen.
Durch die Entstehung des Xue, die mit
diesem Gericht gefördert wird, ist es
auch speziell nach schweren Geburten
mit viel Blutverlust und Stillschwäche zur
Förderung der Milchproduktion geeignet.

Angaben zur Einnahme

Die Rezeptur kann bei normaler Funktion der „Mitte" (Fk Milz und Magen,
oo. lienalis et stomachi, *pi wei*) regelmäßig eingesetzt werden. Es lässt sich gut
mit Rezepten wie der kräftigen Hühnersuppe (S. 104), den Teigtaschen mit
Spinat und Sesam (S. 218) oder dem
geschmorten Schweinefuß mit Erdnüssen
(S. 112) abwechseln.

Die einzelnen Zutaten und ihre Wirkungen

Tintenfisch

* Neutral, salzig; Fk Leber und Niere
  (oo. hepaticus et renalis, *gan shen*)
* Stützt das Yin der Fk Leber und Niere
  (yin hepatici et renale, *gan shen yin*),
  ergänzt das Xue
* Bei Erschöpfung des Struktivpotenzials *(jing)*, Amenorrhoe, Schwindel,
  Kopfschmerzen, Ohrrauschen (Tinnitus), bei Bluthochdruck.

Schweinefleisch

* Neutral, süß, leicht salzig; Fk Milz,
  Magen und Niere (oo. lienalis, stomachi et renalis, *pi wei shen*)
* Stützt das Yin und das Xue, wirkt
  stark befeuchtend
* Vor allem bei Schmälerung der Säfte
  (jinye), Durst, trockenem Husten, Trockenheit des Rachens, Halsschmerzen,
  trockener Haut, Verstopfung
* **Zu beachten!** Schweinefleisch kann
  „Hitze"-Prozesse (calor, *re*) schüren
  sowie „Feuchtigkeit"/„Schleim"
  (humor/pituita, *shi tan*) in den Leitbahnen Vorschub leisten, es kann
  Schrägläufiges (Heteropathisches, *xie*)
  festhalten (gilt vor allem für fettes
  Fleisch).

Staudensellerie

- Kühl, süß; Fk Leber und Magen (oo. hepaticus et stomachi, *gan wei*)
- Kühlt „Hitze" (calor, *re*), besänftigt die Aktivität des Fk Leber (o. hepaticus, *gan*), senkt das Qi ab, vertreibt „Wind" (ventus, *feng*), wandelt „Feuchtigkeit" (humor, *shi*) um, wirkt harntreibend und Blutungen stillend
- Vor allem bei Schwindel, Kopfschmerzen, Bluthochdruck, Heuschnupfen, Regelstörungen.

Karotte

- Neutral (roh: kühl), süß; Fk Milz, Magen und Leber (oo. lienalis, stomachi et hepaticus, *pi wei gan*)
- Stützt den Fk Leber (o. hepaticus, *gan*) und die „Mitte" (Fk Milz und Magen, oo. lienalis et stomachi, *pi wei*), senkt Qi ab, entgiftet
- Vor allem bei Verdauungsblockaden, Blähungen, Kopfschmerzen, Schwindel, Bluthochdruck.

Frühlingszwiebel

- Warm, scharf; Fk Lunge und Magen (oo. pulmonalis et stomachi, *fei wei*)
- Öffnet die Oberfläche (extima, *biao*), stützt das Yang, zerstreut „Kälte" (algor, *han*), wirkt entgiftend
- Vor allem bei „Wind-Kälte"-Erkältungen (algor venti, *fenghan*) mit Schüttelfrost, Schweißlosigkeit
- **Zu beachten!** Aufgrund ihrer Wärme sollten Frühlingszwiebeln bei „Hitze" (calor, *re*) sowie bei energetischer Schwäche (depletio, *xu*) des Qi nur in geringen Maßen verwendet werden
- Weiterhin sollte man sie nicht mit Honig kombinieren.

Ingwer

- Warm, scharf; Fk Lunge, Milz und Magen (oo. pulmonalis, lienalis et stomachi, *fei pi wei*)
- Öffnet die Oberfläche (extima, *biao*), erwärmt die „Mitte" (Fk Milz und Magen, oo. lienalis et stomachi, *pi wei*), wandelt „Feuchtigkeit" (humor, *shi*) um, wirkt entgiftend
- Vor allem bei Erbrechen, Appetitlosigkeit und Klumpengefühl, Husten, Keuchatmung, beginnenden Erkältungen
- **Zu beachten!** Bei „Hitze"-Prozessen (calor, *re*) und energetischer Schwäche (depletio, *xu*) des Yin sowie bei Augenkrankheiten und Hämorrhoiden sollte Ingwer mit Vorsicht angewendet werden.

Sojasauce

- Kalt, salzig und/oder süß; Fk Milz, Magen und Niere (oo. lienalis, stomachi et renalis, *pi wei shen*)
- Kühlt „Hitze" (calor, *re*), harmonisiert die „Mitte" (Fk Milz und Magen, oo. lienalis et stomachi, *pi wei*), wirkt entgiftend
- Vor allem bei „Hitze"-bedingten (calor, *re*) Verdauungsstörungen, Unruhe, Harnwegsbeschwerden
- **Zu beachten!** Im Übermaß verzehrt kann Sojasauce „Feuchtigkeit"-(humor, *shi*) und „Schleim"-Prozesse (pituita, *tan*) fördern.

3 Garnelen mit Chinesischem Lauch

Rezept für 1– 2 Portionen

150 g Chinesischer Lauch
4 EL Öl
1 Tasse Brühe
250 g Garnelen
gekörnte Brühe
Sojasauce
etwas Sherry medium
Pfeffer
wenig Ingwer

- Chinesischen Lauch vorbereiten, in 1–2 cm lange Stücke schneiden, dabei feste und weiche Teile des Lauches trennen.
- Zuerst die festen Lauchteile in 2 EL Öl anbraten, dann die weichen Lauchteile.
- Mit Gemüsebrühe ablöschen und weichdünsten.
- Garnelen separat mit 2 EL Öl kurz anbraten, zum Lauch geben.
- Mit gekörnter Brühe, Sojasauce, etwas Sherry medium, Pfeffer und wenig Ingwer abschmecken, sofort servieren.

Zubereitungszeit: 20 Minuten

Tipps:
- Chinesischen Lauch können Sie auch durch Gemüselauch ersetzen.
- Das fertige Gericht lässt sich mit wenig in Wasser aufgelöster Stärke binden.
- Als Beilage eignet sich sehr gut Reis.

Wirkung

Stützung des Yang des Fk Niere (yang renale, *shenyang*).

Funktionskreisbezug	Fk Niere (o. renalis, *shen*)	+++
	Fk Magen (o. stomachi, *wei*)	+
Temperaturverhalten	warm	++
Geschmack	süß	+
	salzig	+
	scharf	+
Wirkung	stützt das Yang des Fk Niere (yang renale, *shenyang*)	+++
	wärmt „Kälte" (algor, *han*)	+
	bewegt das Xue	+
Indikation	Inkontinenz	
	Impotenz	
	Verfrorenheit	
	Gelenkschwäche	

Erläuterung

Beide Hauptbestandteile dieser Rezeptur stützen das Yang des Fk Niere (yang renale, *shenyang*). Daneben fördern sie auch den Fluss des Xue.

Indikationen

Einerseits könnte man das Gericht bei Kindern verwenden, die konstitutionell schwach, verfroren und blass sind und an Enuresis leiden. Häufiger ist es andererseits bei Erwachsenen mit nachlassender Potenz, Unfruchtbarkeit, Kraftlosigkeit und Durchfällen indiziert. Bei älteren Menschen sind es Inkontinenzprobleme sowie Schwäche und Schmerzen der Wirbelsäule und Gelenke oder schmerzhafte Blockaden im Brustbereich, die an diese Rezeptur denken lassen. Unabhängig vom Lebensalter ist eine Verfrorenheit, eine blasse (eventuell livide) und feuchte Zunge sowie ein untergetauchter (mersus, *chen*) und erschöpfter (deplet, *xu*) Puls bei dieser Störung anzutreffen.

Angaben zur Einnahme

Da es sich um konstitutionelle beziehungsweise chronische Erkrankungen handelt, nimmt die Behandlung meist einen längeren Zeitraum ein, während der das Gericht verwendet werden soll.

Die einzelnen Zutaten und ihre Wirkungen

Garnelen/Shrimps/Krabben

- Neutral, süß und salzig; Fk Leber und Niere (oo. hepaticus et renalis, *gan shen*)
- Stützen das Yang des Fk Niere (yang renale, *shenyang*), wirken entgiftend
- Vor allem bei Impotenz, Schmerzen im Lumbalbereich, Kraftlosigkeit.

Chinesischer Lauch

- Warm, süß und scharf; Fk Leber, Magen und Niere (oo. hepaticus, stomachi et renalis, *gan wei shen*)
- Erwärmt die „Mitte" (Fk Milz und Magen, oo. lienalis et stomachi, *pi wei*) und stützt das Yang des Fk Niere (yang renale, *shenyang*), bewegt das Qi und das Xue, senkt Qi ab, wirkt entgiftend
- Vor allem bei Beklemmungsgefühlen im Brustbereich, Schluckbeschwerden, Impotenz, Husten, Keuchatmung und Kurzatmigkeit auch im Alter, bei Blutungen.

Lauch

- Warm; süß und scharf; Fk Lunge und Magen (oo. pulmonalis et stomachi, *fei wei*)
- Stützt das Yang, zerstreut „Kälte" (algor, *han*), reguliert das Qi der „Mitte" (Fk Milz und Magen, oo. lienalis et stomachi, *pi wei*)
- Vor allem bei „Kälte" (algor, *han*) in der „Mitte" (Fk Milz und Magen, oo. lienalis et stomachi, *pi wei*), Durchfall, Schluckbeschwerden
- **Zu beachten!** Aufgrund seiner Wärme sollte Lauch bei „Hitze" (calor, *re*) sowie bei energetischer Schwäche (depletio, *xu*) des Qi nur in geringen Maßen verwendet werden
- Weiterhin sollte man ihn nicht mit Honig kombinieren.

4 Bunte Reispfanne mit Brokkoli und Shrimps

Für 2 Portionen

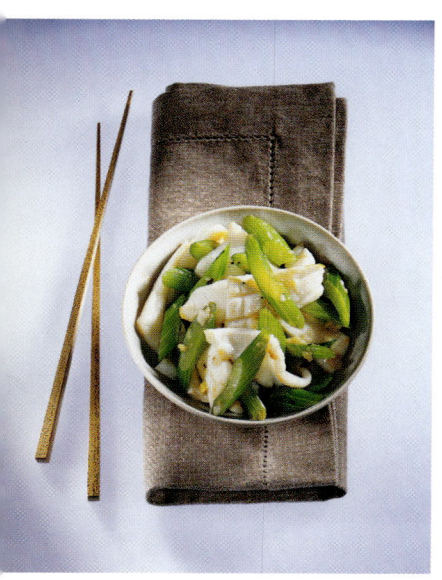

150 g Reis
300 g Brokkoli
4 Frühlingszwiebeln
Ingwer
2 Tomaten
3 EL Öl
evtl. etwas Brühe
100 g Shrimps
Meersalz
Pfeffer

- Reis nach Vorschrift kochen.
- Brokkoli: die kleinen Röschen abschneiden und halbieren/vierteln, den Strunk entfasern und in $1/2$ cm breite Stücke schneiden.
- Frühlingszwiebeln in dünne Streifen schneiden.
- Ingwer vorbereiten, so dass es $1/2$ TL ergibt.
- Tomaten in kleine Würfel schneiden.
- Öl erhitzen, den Brokkoli zugeben, evtl. etwas Brühe zugießen und fast gar dünsten, Frühlingszwiebeln/Ingwer/Reis zufügen.
- Shrimps waschen, abtropfen lassen und mit den Tomaten nur ganz kurz erwärmen.
- Mit Meersalz und Pfeffer würzen.

Zubereitungszeit: 30– 40 Minuten

Wirkung

Stützung und Wärmung des Fk Milz
(o. lienalis, *pi*) und des Yang des Fk
Niere (yang renale, *shenyang*).

Funktionskreisbezug	Fk Milz (o. lienalis, *pi*)	++
	Fk Magen (o. stomachi, *wei*)	+
	Fk Niere (o. renalis, *shen*)	++
Temperaturverhalten	warm	+
Geschmack	süß	++
	salzig	+
	scharf	+
Wirkung	stützt das Qi des Fk Milz (qi lienale, *piqi*)	++
	stützt das Yang des Fk Niere (yang renale, *shenyang*)	++
Indikation	Kraftlosigkeit	
	Kältegefühl	
	(chronischer) Durchfall	
	Impotenz	
	Harninkontinenz	

Erläuterung

Während Reis, Brokkoli, Ingwer und die
Frühlingszwiebeln die „Mitte" (Fk Milz
und Magen, oo. lienalis et stomachi, *pi
wei*) stützen und wärmen, wirken die
Shrimps vor allem auf den Fk Niere
(o. renalis, *shen*). Dort kräftigen sie das
Yang des Fk Niere (yang renale, *shenyang*). (Die Tomaten runden das Gericht
ab und verlieren klein geschnitten und
gedünstet ihren kalten Charakter.)

Indikationen

Kraftlosigkeit, Blässe, allgemeines inneres Kältegefühl, Schwäche und Schmerzen im Knie- und Lendenwirbelsäulen-
Bereich sowie Verminderung von Potenz
und Libido sind typische Symptome für
eine energetische Schwäche des Yang
des Fk Niere (depletio yang renale, *shenyang xu*). Es können auch Miktionsstörungen im Sinne einer Inkontinenz auftreten. Da das Yang des Fk Niere (yang
renale, *shenyang*) auch die „Mitte" (Fk
Milz und Magen, oo. lienalis et stomachi,
pi wei) wärmt, ist das vorliegende Gericht besonders zu empfehlen bei (flüs-
sigem, geruchsarmem) Durchfall und
Bauchschmerzen, die sich auf Wärme
bessern. Der Puls ist dabei erschöpft
(deplet, *xu*) und untergetaucht (mersus,
chen), die Zunge blass und feucht.

Angaben zur Einnahme

Das Rezept muss zur Normalisierung des Energiezustandes länger eingenommen werden. Es ist allgemein und insbesondere in der kalten Jahreszeit und bei älteren Menschen zur prophylaktischen Anwendung sinnvoll.

Die Stimmigkeit der Diagnose ist dabei von Zeit zu Zeit zu überprüfen, um eine unerwünschte Erzeugung von „Hitze" (calor, *re*) wie z.B. rote Zunge, vermehrter Durst, Hitzegefühle zu vermeiden.

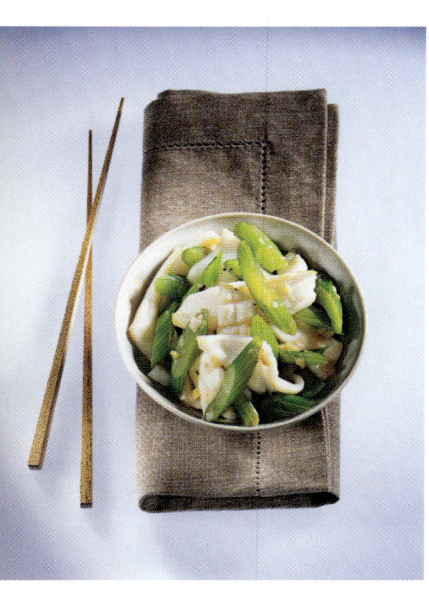

Die einzelnen Zutaten und ihre Wirkungen

Reis

(bevorzugt ist Rundkornreis, d.h. Milchreis oder Risottoreis; Langkornreis, z.B. Basmati-Reis, ist etwas wärmer)

- Neutral, süß; Fk Milz und Magen (oo. lienalis et stomachi, *pi wei*)
- Stützt und harmonisiert die „Mitte" (Fk Milz und Magen, oo. lienalis et stomachi, *pi wei*), mehrt das Qi, behebt Durchfall
- Vor allem bei Verdauungsbeschwerden (z.B. chronischer Gastritis), Infektionsneigung, bronchialen Infekten und auch zur Korrektur von Diätfehlern.

Brokkoli (interpoliert)

- Neutral, süß; Fk Milz und Magen (oo. lienalis et stomachi, *pi wei*)
- Stützt die „Mitte" (Fk Milz und Magen, oo. lienalis et stomachi, *pi wei*), lindert Schmerzzustände
- Vor allem bei Schmerzzuständen im Bauchbereich.

Frühlingszwiebel

- Warm, scharf; Fk Lunge und Magen (oo. pulmonalis et stomachi, *fei wei*)
- Öffnet die Oberfläche (extima, *biao*), stützt das Yang, zerstreut „Kälte" (algor, *han*), wirkt entgiftend
- Vor allem bei „Wind-Kälte"-Erkältungen (algor venti, *fenghan*) mit Schüttelfrost, Schweißlosigkeit
- **Zu beachten!** Aufgrund ihrer Wärme sollten Frühlingszwiebeln bei „Hitze" (calor, *re*) sowie bei energetischer Schwäche (depletio, *xu*) des Qi nur in geringen Maßen verwendet werden.
- Weiterhin sollte man sie nicht mit Honig kombinieren.

Tomate

- Kühl, süß und sauer; Fk Magen und Leber (oo. stomachi et hepaticus, *wei gan*)
- Kühlt „Hitze"-Prozesse (calor, *re*), besänftigt die Aktivität des Fk Leber (o. hepaticus, *gan*), erzeugt Säfte *(jinye)*
- Vor allem bei Kopfschmerzen, Schwindel, Bluthochdruck, auch bei Blutungen (nicht ganz so effektiv wie Aubergine).

Shrimps/Krabben/Garnelen

- Neutral, süß und salzig; Fk Leber und Niere (oo. hepaticus et renalis, *gan shen*)
- Stützen das Yang des Fk Niere (yang renale, *shenyang*), wirken entgiftend
- Vor allem bei Impotenz, Schmerzen im Lumbalbereich, Kraftlosigkeit.

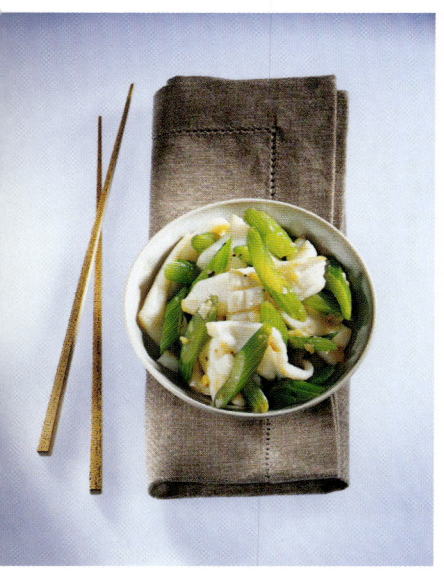

5 Rotbarsch in Erdnusssauce

Rezept für 2 Personen

300 g Rotbarschfilet
2 EL Zitronensaft
Meersalz
Pfeffer
100 g Erdnussmus
200 ml Brühe
200 g Karotten
100 g Zuckererbsen
etwas Ingwer
Knoblauchzehe
3 EL Öl
Koriandergrün

- Rotbarschfilet vorbereiten und in mundgerechte Stücke oder Streifen schneiden.
- 2 EL Zitronensaft, Meersalz, Pfeffer: Fisch damit würzen und marinieren.
- Erdnussmus mit 100 ml Brühe glattrühren.
- Karotten vorbereiten und in dünne Scheiben schneiden.
- Zuckererbsen vorbereiten und schräg in breite Streifen schneiden.
- Ingwer und Knoblauch sehr fein hacken.
- Öl in einer Pfanne erhitzen und den Fisch anbraten, herausnehmen. Gemüse im verbliebenen Öl anbraten. Ingwer und Knoblauch nur ganz kurz mitbraten.
- 100 ml Brühe dazugießen, aufkochen und das Gemüse bissfest garen. Die Erdnusssauce zugeben und kurz mit-garen lassen. Den Fisch zugeben und darin ziehen lassen. Eventuell die

Sauce verdünnen und nochmals abschmecken.
- Koriandergrün untermischen.

Zubereitungszeit: 30 Minuten

Tipps:
- Als Beilage eignet sich Reis.
- Sehr gut schmeckt dieses Gericht statt mit Erdnussmus auch mit Sesammus oder durch Zugabe von etwas Sherry.
- Gemüsevarianten wären Karotten mit Frühlingszwiebel, Kürbis mit Frühlingszwiebel.

Wirkung

Stützung der „Mitte" (Fk Milz und Magen, oo. lienalis et stomachi, *pi wei*) und des Xue.

Funktionskreisbezug	Fk Milz (o. lienalis, *pi*)	+++
	Fk Leber (o. hepaticus, *gan*)	++
	Fk Niere (o. renalis, *shen*)	+
Temperaturverhalten	neutral	
Geschmack	süß	+
Wirkung	stützt das Qi des Fk Milz (qi lienale, *piqi*)	++
	mehrt das Xue	++
	stützt den Fk Leber (o. hepaticus, *gan*)	+
	stützt den Fk Niere (o. renalis, *shen*)	+
Indikation	verminderter Appetit	
	Gedunsenheit, Ödeme	
	Blutarmut	
	Schwäche des Bewegungsapparates	

Erläuterung

Rotbarsch, Erdnüsse, Karotten und die Zuckererbsen stützen sämtlich den Fk Milz (o. lienalis, *pi*). Sie kräftigen nicht nur dessen Qi-Aspekt, es erfolgt auch eine direkte oder indirekte Mehrung des Xue.

Der Barsch wirkt zudem kräftigend auf den Fk Niere (o. renalis, *shen*) und zusammen mit der Karotte auf den Fk Leber (o. hepaticus, *gan*).

189

Indikationen

Verminderter Appetit, Kraftlosigkeit und Wasseransammlungen bei weicher, gedunsener Zunge sowie erschöpften (depleten, *xu*) Pulsen können mit diesem Gericht normalisiert werden.

Besteht ein Xue-Mangel, so ist die Zunge hell und der Puls zart (minutus, *xi*), es kann zu Abmagerung, Blutarmut oder verschwommener Sicht und zunehmender Nachtblindheit kommen. Schwäche-Zustände und mangelnde Milchbildung nach einer Geburt sind ebenfalls eine vorzügliche Einsatzmöglichkeit für diese Rezeptur.

Da sowohl das Bindegewebe über den Fk Milz (o. lienalis, *pi*), die Muskeln und Sehnen über den Fk Leber (o. hepaticus, *gan*) als auch die Knochen über den Fk Niere (o. renalis, *shen*) gestärkt werden, eignet sich das Gericht sehr bei Schwäche-Zuständen im Bewegungsapparat.

Angaben zur Einnahme

Durch den milden und stützenden Charakter kann dieses Gericht regelmäßig sowohl bei Beschwerden als auch prophylaktisch eingenommen werden.

Variation

Verwendet man Sesam- statt Erdnussmus, richtet sich die Wirkung weniger auf den Fk Milz (o. lienalis, *pi*) und eine Stützung des Qi, sondern auf eine Mehrung des Xue sowie die Fk Niere und Leber (oo. renalis et hepaticus, *shen gan*).

Die einzelnen Zutaten und ihre Wirkungen

Rotbarsch (Barsch)
- Neutral, süß; Fk Milz, Magen, Leber und Niere (oo. lienalis, stomachi, hepaticus et renalis, *pi wei gan shen*)
- Stützt die Fk Milz, Magen, Leber und Niere (oo. lienalis, stomachi, hepaticus et renalis, *pi wei gan shen*), suppletiert Qi und Xue, kräftigt Muskeln, Sehnen und Knochen
- Vor allem bei vermindertem Appetit, Ödemen und Gedunsenheit, Schwäche des Bewegungsapparates.

Karotte
- Neutral (roh: kühl), süß; Fk Milz, Magen und Leber (oo. lienalis, stomachi et hepaticus, *pi wei gan*)
- Stützt den Fk Leber (o. hepaticus, *gan*) und die „Mitte" (Fk Milz und Magen, oo. lienalis et stomachi, *pi wei*), senkt Qi ab, entgiftet
- Vor allem bei Verdauungsblockaden, Blähungen, Kopfschmerzen, Schwindel, Bluthochdruck.

Erdnüsse
- Neutral, süß; Fk Milz und Lunge (oo. lienalis et pulmonalis, *pi fei*)
- Stützen die „Mitte" (Fk Milz und Magen, oo. lienalis et stomachi, *pi wei*) (gekocht), befeuchten den Fk Lunge (o. pulmonalis, *fei*) (roh oder Mus), bewegen das Xue und stillen Blutungen (mit braunem Häutchen)
- Vor allem bei Schwäche der „Mitte" (Fk Milz und Magen, oo. lienalis et stomachi, *pi wei*) mit Gedunsenheit und Appetitlosigkeit, trockenem Husten (roh oder als Mus), Blutungen (braune Haut der Erdnuss)

- **Zu beachten!** Erdnüsse sind zu meiden bei Durchfallneigung (vor allem rohe Erdnüsse); geröstete Erdnüsse haben trocknende und wärmende Wirkung und fördern „Hitze" (calor, *re*) bis hin zu „Glut" (ardor, *huo*).

Knoblauch

- Warm, scharf; Fk Milz, Magen und Lunge (oo. lienalis, stomachi et pulmonalis, *pi wei fei*)
- Bewegt das Qi, erwärmt die „Mitte" (Fk Milz und Magen, oo. lienalis et stomachi, *pi wei*), vertreibt „Feuchtigkeit" (humor, *shi*) und „Schleim" (pituita, *tan*), wirkt entgiftend
- Vor allem bei „Kälte" (algor, *han*) der „Mitte" (Fk Milz und Magen, oo. lienalis et stomachi, *pi wei*), Oberbauchsymptomatik, auch bei beginnenden Erkältungen
- **Zu beachten!** Bei „Hitze"-Prozessen (calor, *re*) und energetischer Schwäche (depletio, *xu*) des Yin sowie bei Augenkrankheiten und Hämorrhoiden sollte Knoblauch mit Vorsicht angewendet werden.

Zuckererbse (auch Zuckerschote)

- Neutral, süß; Fk Milz und Magen (oo. lienalis et stomachi, *pi wei*)
- Harmonisiert die „Mitte" (Fk Milz und Magen, oo. lienalis et stomachi, *pi wei*), senkt Qi ab, leitet „Feuchtigkeit" (humor, *shi*) aus, wirkt diuretisch und entgiftend
- Vor allem bei Disharmonie der „Mitte" (Fk Milz und Magen, oo. lienalis et stomachi, *pi wei*) mit Brechdurchfall; energetischer Schwäche (depletio, *xu*) von Qi und Xue mit Ödemen und Gedunsenheit, verminderter Harnausscheidung; Defizienz des Yin des Fk Magen (yin stomachi, *weiyin*) mit Trockenheit des Rachens etc.

Korianderblätter

- Warm, scharf; Fk Lunge und Milz (oo. pulmonalis et lienalis, *fei pi*)
- Öffnen die Oberfläche (extima, *biao*), senken Qi ab, lösen Verdauungsblockaden
- Vor allem bei „Kälte" (algor, *han*) in der „Mitte" (Fk Milz und Magen, oo. lienalis et stomachi, *pi wei*) mit Übelkeit oder bei „Wind-Kälte"-Erkältungen (algor venti, *fenghan*) mit Schüttelfrost, Schweißlosigkeit.

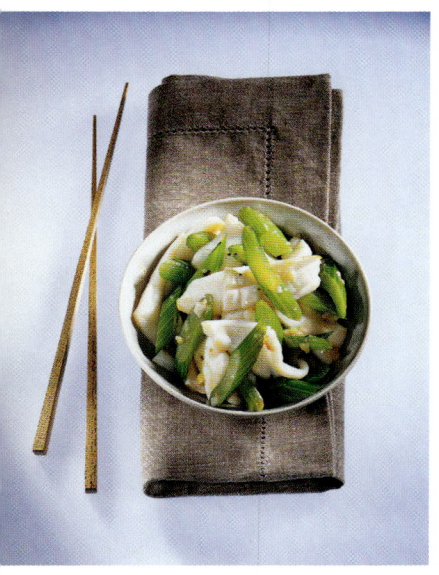

6 Orangen-Ingwer-Fisch

Rezept für 2 Personen

300 g Zanderfilet
Meersalz
Pfeffer
etwas Zitronensaft
1 Orange
Ingwer
2–3 Selleriestangen
Selleriegrün
3–4 Frühlingszwiebeln
2 EL Öl
Sherry
etwas Brühe

- 300 g Zanderfilet vorbereiten und in schmale Streifen schneiden.
- Mit Meersalz, Pfeffer und etwas Zitronensaft würzen.
- Orange: Schale fein abreiben und die Frucht filetieren.
- Ingwer fein reiben.
- Selleriestangen vorbereiten, in feine Scheibchen schneiden, Selleriegrün grob hacken.
- Frühlingszwiebeln vorbereiten und schräg in dünne Ringe schneiden.
- Öl erhitzen, Sellerie und die weißen Zwiebelringe unter Rühren etwa 5 Minuten anbraten.
- Dann den Fisch und Ingwer zugeben, unter vorsichtigem Rühren mitbraten.
- Mit Meersalz, Pfeffer, Sherry und etwas Brühe würzen und sanft fertiggaren.
- Orangensaft, -stücke und -schale zufügen.

- Mit den grünen Zwiebelringen und
  Sellerieblättern garnieren.

Zubereitungszeit: 30 Minuten

Tipps:
- Statt Orange eignet sich auch eine
  Zitrone, statt Staudensellerie auch
  Gurke.
- Kalt kann dieses Gericht auch als
  Antipasto oder als Fischsalat
  gereicht werden, dann jedoch
  nochmals nachwürzen.
- Statt Brühe können Sie auch Sahne
  verwenden, diese vorsichtig zu-
  geben, damit die Sahne durch die
  Fruchtsäure nicht gerinnt.

Wirkung

Regulation der „Mitte" (Fk Milz und
Magen, oo. lienalis et stomachi, *pi wei*)
und Stabilisierung des Fk Leber (o. hepaticus, *gan*).

Funktionskreisbezug	Fk Magen (o. stomachi, *wei*)	++
	Fk Leber (o. hepaticus, *gan*)	++
	Fk Niere (o. renalis, *shen*)	+
	Fk Milz (o. lienalis, *pi*)	+
Temperaturverhalten	neutral	
Geschmack	süß	+
	scharf	+
Wirkung	reguliert die „Mitte" (Fk Milz und Magen, oo. lienalis et stomachi, *pi wei*)	++
	senkt das Qi ab	++
	stützt den Fk Leber (o. hepaticus, *gan*)	+
	stützt den Fk Niere (o. renalis, *shen*)	+
Indikation	Übelkeit, verminderter Appetit	
	Schwindel	
	erhöhter Blutdruck	
	Schwäche des Bewegungsapparates	

Erläuterung

Zander stützt den Fk Milz (o. lienalis, *pi*), Orange und Sellerie kräftigen den Fk Magen (o. stomachi, *wei*) und senken das Qi des Fk Magen (qi stomachi, *weiqi*) ab. Die Schärfe des Ingwer und der Frühlingszwiebel sowie die scharfe und leicht bittere Orangenschale regulieren die „Mitte" (Fk Milz und Magen, oo. lienalis et stomachi, *pi wei*) und unterstützen so ausgewogen ihren Qi-Mechanismus.

Da der Zander außerdem den Fk Leber (o. hepaticus, *gan*) und den Fk Niere (o. renalis, *shen*) stützt und der Sellerie auf den Fk Leber (o. hepaticus, *gan*) kühlend und beruhigend wirkt, lässt sich der Fk Leber (o. hepaticus, *gan*) mit diesem Gericht stabilisieren.

Indikationen

Die Rezeptur eignet sich zur Behandlung von „Mitte"-Problemen (Fk Milz und Magen, oo. lienalis et stomachi, *pi wei*), die einerseits mit vermindertem Appetit, Durchfall oder Bauchweh, andererseits mit Übelkeit oder Aufstoßen einhergehen.

Werden diese Störungen durch emotionale Spannungen hervorgerufen, die mit geröteten Zungenrändern, saitenförmigem (chordalem, *xian*) Puls und eventuell erhöhtem Blutdruck oder Schwindel einhergehen, wirkt das Gericht auch gegen diese Störungen.

Eine spezielle Indikation stellen Beschwerden in der Schwangerschaft dar: Übelkeit, erhöhter Blutdruck oder Frühgeburtsneigung. Im letzteren Fall ist die Verwendung der Zitrone statt der Orange zu empfehlen.

Angaben zur Einnahme

Der regulierende Charakter dieses Gerichtes erlaubt eine regelmäßige Einnahme sowohl prophylaktisch als auch therapeutisch.

Variation

Verwendet man Sahne und verzehrt das Gericht kalt, wird die absenkende und befeuchtende Wirkung auf den Fk Magen (o. stomachi, *wei*) betont. Deshalb ist Vorsicht geboten, wenn eine Schwäche des Fk Milz (o. lienalis, *pi*) mit Durchfall und weicher Zunge vorliegt.

Die einzelnen Zutaten und ihre Wirkungen

Zander (Barsch)
- Neutral, süß; Fk Milz, Magen, Leber und Niere (oo. lienalis, stomachi, hepaticus et renalis, *pi wei gan shen*)
- Stützt die Fk Milz, Magen, Leber und Niere (oo. lienalis, stomachi, hepaticus et renalis, *pi wei gan shen*), suppletiert Qi und Xue, kräftigt Muskeln, Sehnen und Knochen
- Vor allem bei vermindertem Appetit, Ödemen und Gedunsenheit, Schwäche des Bewegungsapparates.

Orange, Apfelsine (Fruchtfleisch und Schale)
- Kühl (Schale: warm), süß und sauer (Schale: scharf und bitter); Fk Magen und Lunge (oo. stomachi et pulmonalis, *wei fei*)
- Kühlt „Hitze" (calor, *re*), bringt Säfte *(jinye)* hervor, senkt das Qi ab (Schale: bewegt und reguliert das Qi, trocknet „Feuchtigkeit" [humor, *shi*], wandelt „Schleim" [pituita, *tan*] um)

- Vor allem bei Durst, Unruhe, Erbrechen, Völlegefühl, vermindertem Appetit.

Staudensellerie

- Kühl, süß; Fk Leber und Magen (oo. hepaticus et stomachi, *gan wei*)
- Kühlt „Hitze" (calor, *re*), besänftigt die Aktivität des Fk Leber (o. hepaticus, *gan*), senkt das Qi ab, vertreibt „Wind" (ventus, *feng*), wandelt „Feuchtigkeit" (humor, *shi*) um, wirkt harntreibend und Blutungen stillend
- Vor allem bei Schwindel, Kopfschmerzen, Bluthochdruck, Heuschnupfen, Regelstörungen.

Frühlingszwiebel

- Warm, scharf; Fk Lunge und Magen (oo. pulmonalis et stomachi, *fei wei*)
- Öffnet die Oberfläche (extima, *biao*), stützt das Yang, zerstreut „Kälte" (algor, *han*), wirkt entgiftend; vor allem bei „Wind-Kälte"-Erkältungen (algor venti, *fenghan*) mit Schüttelfrost, Schweißlosigkeit
- **Zu beachten!** Aufgrund ihrer Wärme sollten Frühlingszwiebeln bei „Hitze" (calor, *re*) sowie bei energetischer Schwäche (depletio, *xu*) des Qi nur in geringen Maßen verwendet werden.
- Weiterhin sollte man sie nicht mit Honig kombinieren.

Ingwer

- Warm, scharf; Fk Lunge, Milz und Magen (oo. pulmonalis, lienalis et stomachi, *fei pi wei*)
- Öffnet die Oberfläche (extima, *biao*), erwärmt die „Mitte" (Fk Milz und Magen, oo. lienalis et stomachi, *pi*

wei), wandelt „Feuchtigkeit" (humor, *shi*) um, wirkt entgiftend
- Vor allem bei Erbrechen, Appetitlosigkeit und Klumpengefühl, Husten, Keuchatmung, beginnenden Erkältungen
- **Zu beachten!** Bei „Hitze"-Prozessen (calor, *re*) und energetischer Schwäche (depletio, *xu*) des Yin sowie bei Augenkrankheiten und Hämorrhoiden sollte Ingwer mit Vorsicht angewendet werden.

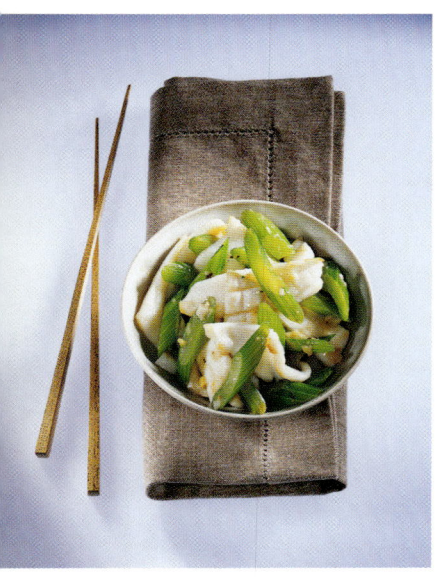

7 Gedämpfter Karpfen auf Gemüsebett

Rezept für 2 Personen

400 g Karpfenfilets
Meersalz
Pfeffer
3 EL Zitronensaft
200 g Karotten
150 g Staudensellerie
4 EL trockener Sherry
1 EL Öl
2 EL gehackte Petersilie
2 EL gehackter Dill

- Karpfenfilets, Meersalz, Pfeffer, Zitronensaft: vorbereiten, würzen und marinieren, den Fisch in 4 gleich große Stücke teilen.
- Aus Backtrennpapier 2 große Rechtecke ausschneiden (plus Seitenzugabe), damit der Fisch großzügig Platz hat. Die Ecken zusammendrehen, um „Gefäße" zu erhalten. Diese sollten in einen Dämpfer passen.
- Karotten und Staudensellerie vorbereiten, in feine Scheiben schneiden und mischen.
- Mit etwas Meersalz, etwas Pfeffer, trockenem Sherry und Öl Gemüse würzen und in die Schalen füllen. Darauf jeweils 1 Fischstück geben.
- Gehackte Petersilie und gehackten Dill mischen und auf den Fischstücken verteilen. Die letzten Fischstücke darauf legen.
- Die so vorbereiteten Fische in den Dämpfer geben und ca. 15–20 Minuten garen lassen.

Zubereitungszeit: 30–40 Minuten

Tipps:

- Als Beilage eignen sich Reis, Pellkartoffeln und Baguette.
- Als weitere Geschmackszutaten bieten sich mit den Kräutern etwas gehackter Ingwer und/oder Knoblauch an. Ebenso können Sie Koriandergrün verwenden. Bei Zugabe von Sojasauce auf die verminderte Zugabe von Meersalz achten.
- Sollten Sie keinen Dämpfer haben, so gelingt dieses Gericht auch in einem Bratschlauch im Backofen oder im Römertopf, dann jedoch die empfohlenen Hinweise der Hersteller beachten.

Wirkung

Kräftigung der „Mitte" (Fk Milz und Magen, oo. lienalis et stomachi, *pi wei*), Ausleitung von „Feuchtigkeit" (humor, *shi*) und Stabilisierung des Fk Leber (o. hepaticus, *gan*).

Funktionskreisbezug	Fk Milz (o. lienalis, *pi*)	++
	Fk Leber (o. hepaticus, *gan*)	++
	Fk Niere (o. renalis, *shen*)	+
Temperaturverhalten	neutral	
Geschmack	süß	+
Wirkung	stützt das Qi des Fk Milz (qi lienale, *piqi*)	++
	leitet „Feuchtigkeit" (humor, *shi*) aus	++
	stabilisiert den Fk Leber (o. hepaticus, *gan*)	++
Indikation	Wasseransammlungen	
	Rötungen der Augen	
	Schwindel	
	erhöhter Blutdruck	

Erläuterung

Karpfen hat eine deutliche Wasseransammlungen ausleitende und diuretische
Wirkung. Sie wird über eine Stützung
des Qi des Fk Milz (qi lienale, *piqi*) –
und abgeschwächt des Qi des Fk Niere
(qi renale, *shenqi*) sowie des Qi des Fk
Lunge (qi pulmonale, *feiqi*) – erzielt.
Karotten unterstützen diese Wirkung,
indem sie ebenfalls den Fk Milz (o. lienalis, *pi*) kräftigen, der Sellerie durch seine
„Feuchtigkeit" (humor, *shi*) ausleitende
Eigenschaft.
Sellerie und Karotten harmonisieren
zudem den Fk Leber (o. hepaticus, *gan*).
Hierbei wirkt der Sellerie kühlend und
absenkend, die Karotten stützend.

Indikationen

Die Rezeptur eignet sich gut zur Behebung aller Arten von Wasseransammlungen. Es kann sich dabei um eine allgemeine Gedunsenheit oder um lokalisierte
Schwellungen und Ödeme handeln. Die
Zunge sollte weich und gedunsen, der
Puls erschöpft oder schlüpfrig (deplet
oder lubricus, *xu hua*) sein. Auch in der
Schwangerschaft kann dieses Gericht
eingenommen werden.
Gerötete Augen, Kopfschmerzen oder
Schwindel zeigen bei an den Rändern
geröteter Zunge und saitenförmigem
(chordalem, *xian*) Puls Störungen im
Fk Leber (o. hepaticus, *gan*) an, die
durch dieses Gericht normalisiert werden
können.
Klinisch sieht man häufig bei erhöhtem
Blutdruck eine Mischung aus hochschla-
gendem Yang des Fk Leber (yang hepa-
tici, *ganyang*) bei vermindertem Xue des
Fk Leber (xue hepatici, *ganxue*) und
„Feuchtigkeits"-Ansammlungen (humor,

shi). Deshalb ist diese Störung eine sehr
gute Indikation für diese Rezeptur.

Angaben zur Einnahme

Der regulierende Charakter dieses Gerichtes erlaubt eine regelmäßige Einnahme sowohl prophylaktisch als auch
therapeutisch.

Variation

Ingwer und Knoblauch sollten bei Vorliegen von „Schleim" (pituita, *tan*) (z.B.
Verschleimungen, sehr klebriger Zungenbelag oder Übergewicht) verwendet
werden.

Die einzelnen Zutaten und ihre Wirkungen

Karpfen

* Neutral, süß; Fk Milz, Niere und
  Lunge (oo. lienalis, renalis et pulmonalis, *pi shen fei*)
* Leitet „Feuchtigkeit" (humor, *shi*) aus,
  behebt Schwellungen, wirkt diuretisch, senkt Qi ab, stützt den Fk Milz
  (o. lienalis, *pi*)
* Vor allem bei Gedunsenheit, Schwellungen, vermindertem Appetit,
  Durchfall.

Staudensellerie

* Kühl, süß; Fk Leber und Magen
  (oo. hepaticus et stomachi, *gan wei*)
* Kühlt „Hitze" (calor, *re*), besänftigt die
  Aktivität des Fk Leber (o. hepaticus,
  gan), senkt das Qi ab, vertreibt „Wind"
  (ventus, *feng*), wandelt „Feuchtigkeit"
  (humor, *shi*) um, wirkt harntreibend
  und Blutungen stillend
* Vor allem bei Schwindel, Kopfschmerzen, Bluthochdruck, Heuschnupfen,
  Regelstörungen.

Karotte

- Neutral (roh: kühl), süß; Fk Milz, Magen und Leber (oo. lienalis, stomachi et hepaticus, *pi wei gan*)
- Stützt den Fk Leber (o. hepaticus, *gan*) und die „Mitte" (Fk Milz und Magen, oo. lienalis et stomachi, *pi wei*), senkt Qi ab, entgiftet
- Vor allem bei Verdauungsblockaden, Blähungen, Kopfschmerzen, Schwindel, Bluthochdruck.

Petersilie (interpoliert)

- Leicht warm, leicht bitter, scharf; Fk Magen (o. stomachi, *wei*)
- Löst Verdauungsblockaden, senkt Qi ab
- Vor allem bei vermindertem Appetit, Übelkeit.

Dill

- Warm, scharf; Fk Milz und Niere (oo. lienalis et renalis, *pi shen*)
- Erwärmt die Fk Milz und Niere (oo. lienalis et renalis, *pi shen*), zerstreut „Kälte" (algor, *han*); bewegt das Qi und senkt es ab, entgiftet
- Vor allem bei Aufstoßen, Übelkeit und Erbrechen, Blähungen, „Kälte"-Schmerzen (algor, *han*) im Unterbauch.

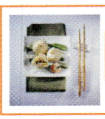

4 Gedämpfte Teigtaschen

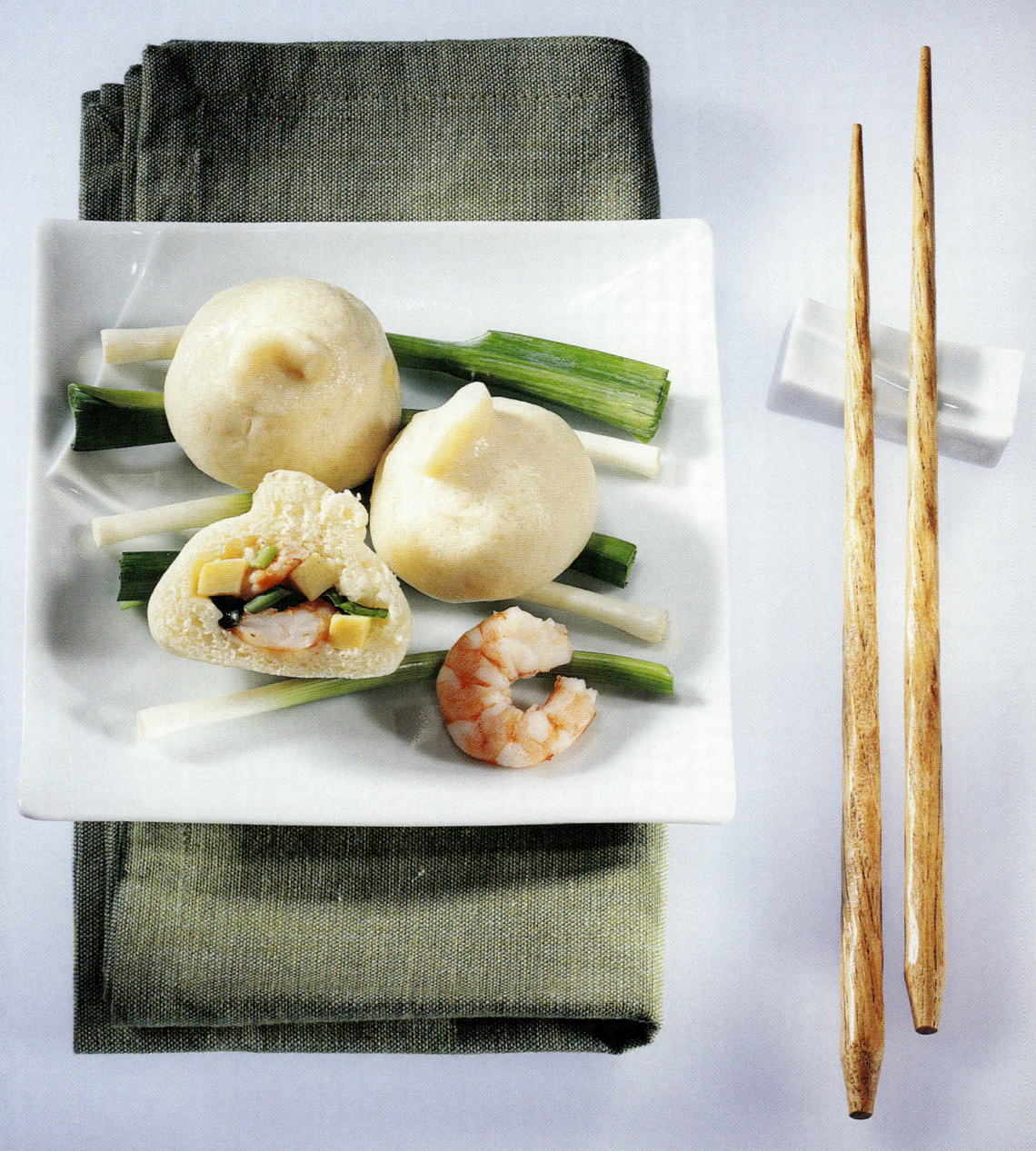

4 Gedämpfte Teigtaschen

4.1 Teigtaschen

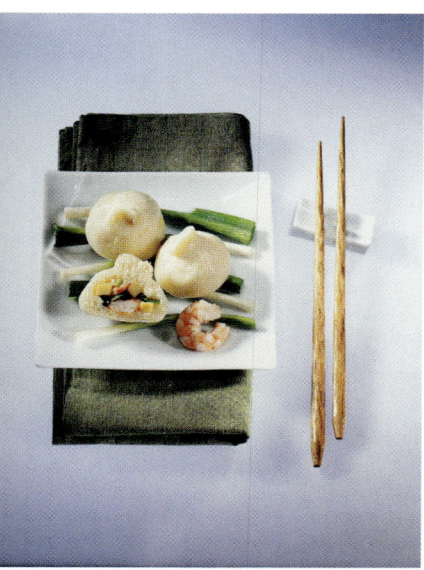

Grundrezept

für 12–14 Stück

250 g Mehl
2 TL Trockenhefe
50 g Zucker
1 Prise Salz
120–150 ml lauwarmes Wasser
1 EL Öl
¹/₂ TL Backpulver

- Mehl, Trockenhefe, Zucker, Salz, lauwarmes Wasser und Öl in eine Schüssel geben und mit dem Knethaken des Handrührers zu einem geschmeidigen Teig verarbeiten. Zugedeckt an einem warmen Ort auf die doppelte Größe gehen lassen.
- 12 kleine Quadrate (ca. 5 × 5 cm) aus Backtrennpapier schneiden.
- Den gegangenen Teig auf die bemehlte Arbeitsfläche geben. Backpulver darüber streuen und den Teig nochmals gut durchkneten. In 12 gleich große Stücke teilen. Jeweils zu Fladen (10 cm Durchmesser) formen und 1 EL Füllung in die Mitte geben, mit dem Teig umhüllen und zu Kugeln formen. Mit der Nahtstelle nach unten auf ein Papierquadrat legen. Zugedeckt an einem warmen Ort weitere 30 Minuten gehen lassen.
- Wasser in einem Wok oder einer großen Pfanne zum Kochen bringen.
- Hefekugeln mit dem Papier portionsweise in einen Bambusdämpfer legen. In den Wok/die Pfanne stellen und mit dem Bambusdeckel verschließen. Die Teigtaschen zugedeckt über dem Wasserdampf 15 Minuten garen, das Papier abziehen und warm servieren.

*Zubereitungszeit: 90 Minuten (ohne Fül-
lung)*

Tipps:

- Das Mehl kann ausgetauscht werden durch $1/2$ Menge Mehl und
  $1/2$ Menge Vollkornmehl oder ganze
  Menge Vollkornmehl, dabei jeweils
  etwas mehr Flüssigkeit zugeben.
  Die Flüssigkeitsmenge bleibt etwa
  gleich bei der Verwendung von
  $2/3$ Mehl und $1/3$ Buchweizenmehl.
- Die Füllung sollte gut erkaltet,
  pikant abgeschmeckt und relativ
  trocken sein.
- Zum Befüllen eignen sich viele
  Gemüse-, Fisch- und Fleischge-
  richte, sofern die Zutaten sehr klein
  geschnitten sind. Ebenso können
  die Teigtaschen mit Obst der Sai-
  son gefüllt werden.
- Erkaltete, fertig gedämpfte Hefe-
  teigbrötchen eignen sich zum Ein-
  frieren, sollten aber vor dem Verzehr nochmals aufgedämpft
  werden.
- Für pikante Füllungen schmecken
  sehr gut Sojasauce, süßsaure Sauce
  oder Chili-Sauce.
- Als Beilage für süße Füllungen eignen sich sehr gut pürierte Frucht-
  kompotte.

Wirkung

Stützung und Erwärmung des Fk Milz
(o. lienalis, *pi*).

Funktionskreisbezug	Fk Milz (o. lienalis, *pi*)	++
Temperaturverhalten	warm	++
Geschmack	süß	++
Wirkung	stützt das Qi des Fk Milz (qi lienale, *piqi*)	++
	erwärmt den Fk Milz (o. lienalis, *pi*)	+
Indikation	verminderter Appetit	
	Verfrorenheit	
	allgemeine Schwäche	
	weicher Stuhl	

Erläuterung

Weizen als Mehl und in gedämpfter Form unter Beigabe von Zucker erwärmt und stützt vor allem den Fk Milz (o. lienalis, *pi*), in geringerem Maße die Fk Niere und Herz (oo. renalis et cardialis, *shen xin*). Die kühlende und beruhigende Wirkung des Weizens auf den Fk Herz (o. cardialis, *xin*), die in der Anwendung als Abkochung oder Keimling genützt wird, spielt in dieser Zubereitungsform nur noch eine geringe Rolle.

Teigtaschen sind eine traditionelle Zubereitungsart in China und werden dort in großer Vielfalt überall angeboten. Sie sind sehr bekömmlich, die Füllung kann sowohl aus Fleisch als auch aus Gemüse bestehen. Häufig werden sie besonders für ältere Menschen empfohlen.

Indikationen

Appetitverminderung, Schwäche, Kollern der Eingeweide, Neigung zu Durchfall und blasser Teint können eine energetische Schwäche (depletio, *xu*) des Qi des Fk Milz (qi lienale, *piqi*) anzeigen. Die Zunge ist tendenziell hell, weich und feucht verändert, der Puls erschöpft (deplet, *xu*).

Angaben zur Einnahme

Nur beim Verzehr sehr großer Mengen über einen längeren Zeitraum oder entsprechendem Grundbefund ist auf die Entwicklung von „Hitze" (calor, *re*) (u. a. rote Zunge, gelber Zungenbelag, großer Durst, beschleunigter [celer, *shu*] Puls und Unruhe) zu achten.

Ausgehend von dieser Wirkung des Grundrezeptes kann man die Wirkung der Teigtaschen durch die unterschiedlichen Zutaten der Füllung entscheidend verstärken bzw. modifizieren.

Die einzelnen Zutaten und ihre Wirkungen

Weizen

- Kühl, süß; Fk Herz (o. cardialis, *xin*), Fk Milz und Niere (oo. lienalis et renalis, *pi shen*)
- Stützt den Fk Herz (o. cardialis, *xin*), beseitigt Unruhe und „Hitze" (calor, *re*), wirkt harntreibend, hält den Schweiß zurück
- Wichtiges Mittel zur Stützung des Yin und Absenkung des Yang, d. h. vor allem bei Erregungszuständen, Unruhe, Schlafstörungen sowie spontanen oder nächtlichen Schweißen.
- **Zu beachten!** Hier ist anzumerken, dass gekörntes bzw. grob geschrotetes oder gekeimtes Getreide neutral bis kühl ist, während das hier zu verwendende raffinierte Weizenmehl warm bis heiß ist und „Hitze"-Prozesse (calor, *re*) begünstigen kann. Allerdings ist das Dämpfen eine sehr milde Zubereitungsmethode, die das Temperaturverhalten nur leicht in Richtung Wärme verändert.

4.2 Füllungen für Teigtaschen

Hinweis zu den Füllungen: Die stützende Wirkung des Grundrezeptes der gedämpften Teigtaschen bleibt weiter gültig. Die folgenden Erläuterungen beziehen sich nur auf die jeweilige Füllung und ihre charakteristischen Merkmale.

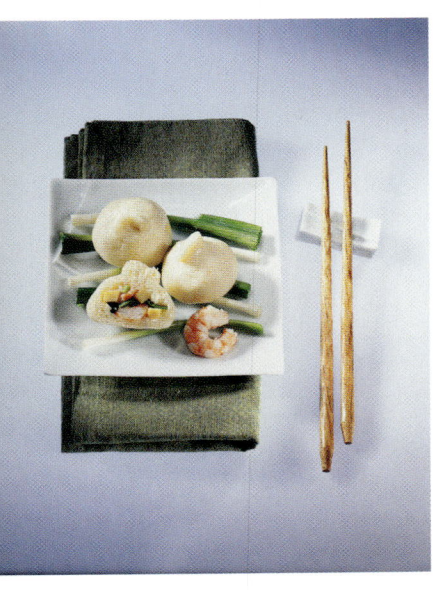

1. Füllung: Hühnerbrustfilet mit Frühlingszwiebeln

Rezept für 2 Portionen

200 g Hühnerbrustfilet
4 EL Sojasauce
2 EL Sherry medium
1 TL Öl
1 Bund Frühlingszwiebeln
1–2 Knoblauchzehen
$^{1}/_{2}$–1 TL gehackter Ingwer
2 EL Öl
Pfeffer
evtl. Brühe

- Hühnerbrustfilet waschen, trockentupfen, in sehr kleine Stücke schneiden ($^{1}/_{2}$–1 cm große Würfel).
- 2 EL Sojasauce, Sherry medium, 1 TL Öl: Marinade zubereiten, das Fleisch etwa 15 Minuten einlegen.
- Frühlingszwiebeln schräg in sehr dünne Ringe schneiden.
- Knoblauch fein hacken.
- Ingwer vorbereiten.
- 2 EL Öl erhitzen, Fleisch abgetropft stark anbraten, Zwiebeln/Ingwer/Knoblauch zugeben.
- Mit 2 EL Sojasauce, Pfeffer und evtl. Brühe kräftig würzen, abkühlen lassen und evtl. pikant nachwürzen.

Zubereitungszeit: 30 Minuten

Tipp: Das Fleisch in kleine Stücke schneiden, die Masse wird dadurch zum Füllen homogener. Ebenso sollte die Masse gut erkaltet sein, sehr pikant schmecken und relativ trocken sein.

Wirkung

Deutliche Erwärmung und Stützung der „Mitte" (Fk Milz und Magen, oo. lienalis et stomachi, *pi wei*).

Funktionskreisbezug	Fk Milz (o. lienalis, *pi*)	+++
	Fk Lunge (o. pulmonalis, *fei*)	++
Temperaturverhalten	warm	+++
Geschmack	süß	++
	scharf	++
Wirkung	stützt das Qi und das Yang des Fk Milz (qi et yang lienale, *pi qi yang*)	+++
	erwärmt den Fk Milz (o. lienalis, *pi*)	+++
	löst die Oberfläche (extima, *biao*)	+
Indikation	deutliches Kältegefühl	
	allgemeine Schwäche	
	schneidende Bauchschmerzen	
	Durchfall	
	Infektprophylaxe	

Erläuterung

Hühnerfleisch erwärmt und stützt den Fk Milz (o. lienalis, *pi*) (und den Fk Niere [o. renalis, *shen*]). Die erwärmende Komponente wird noch deutlich verstärkt durch die Verwendung von Frühlingszwiebel, Knoblauch, Ingwer und Pfeffer. Die Gewürze lösen mit ihrer Schärfe auch die Oberfläche (extima, *biao*).

Indikationen

Diese Variante ist bei Symptomen, die im Grundrezept beschrieben sind, einzusetzen. Insbesondere ein deutliches Kältegefühl und schneidende Bauchschmerzen mit Durchfall können damit therapiert werden.

Zusätzlich dienen die Teigtaschen zur Stützung der Immunabwehr bei häufigen grippalen Infekten.

Angaben zur Einnahme

Sie können sowohl prophylaktisch in der kalten Jahreszeit als auch therapeutisch bei beginnenden Erkältungen eingesetzt werden.

Die einzelnen Zutaten und ihre Wirkungen

Hühnerfleisch

- Warm, süß; Fk Milz und Magen (oo. lienalis et stomachi, *pi wei*)
- Erwärmt die „Mitte" (Fk Milz und Magen, oo. lienalis et stomachi, *pi wei*), stützt das Yang des Fk Milz (yang lienale, *piyang*) und das Struktivpotenzial *(jing)*
- Vor allem bei Schwäche der „Mitte" (Fk Milz und Magen, oo. lienalis et stomachi, *pi wei*), Durchfall, vermindertem Appetit, Ödemen und Gedunsenheit, Kältegefühl in Leibesmitte, Schwäche nach der Geburt
- **Zu beachten!** Bei „Hitze"-Befunden (calor, *re*) und bei noch nicht bereinigten Schrägläufigkeiten (Heteropathien, *xie*) mit Vorsicht zu verwenden.

Sojasauce

- Kalt, salzig und/oder süß; Fk Milz, Magen und Niere (oo. lienalis, stomachi et renalis, *pi wei shen*)
- Kühlt „Hitze" (calor, *re*), harmonisiert die „Mitte" (Fk Milz und Magen, oo. lienalis et stomachi, *pi wei*), wirkt entgiftend
- Vor allem bei durch „Hitze" (calor, *re*) bedingten Verdauungsstörungen, Unruhe, Harnwegsbeschwerden
- **Zu beachten!** Im Übermaß verzehrt kann Sojasauce „Feuchtigkeit"- (humor, *shi*) und „Schleim"-Prozesse (pituita, *tan*) fördern.

Frühlingszwiebel

- Warm, scharf; Fk Lunge und Magen (oo. pulmonalis et stomachi, *fei wei*)
- Öffnet die Oberfläche (extima, *biao*), stützt das Yang, zerstreut „Kälte" (algor, *han*), wirkt entgiftend
- Vor allem bei „Wind-Kälte"-Erkältungen (algor venti, *fenghan*) mit Schüttelfrost, Schweißlosigkeit
- **Zu beachten!** Aufgrund ihrer Wärme sollten Frühlingszwiebeln bei „Hitze" (calor, *re*) sowie bei energetischer Schwäche (depletio, *xu*) des Qi nur in geringen Maßen verwendet werden
- Weiterhin sollte man sie nicht mit Honig kombinieren.

Ingwer

- Warm, scharf; Fk Lunge, Milz und Magen (oo. pulmonalis, lienalis et stomachi, *fei pi wei*)
- Öffnet die Oberfläche (extima, *biao*), erwärmt die „Mitte" (Fk Milz und Magen, oo. lienalis et stomachi, *pi wei*), wandelt „Feuchtigkeit" (humor, *shi*) um, wirkt entgiftend
- Vor allem bei Erbrechen, Appetitlosigkeit und Klumpengefühl, Husten, Keuchatmung, beginnenden Erkältungen
- **Zu beachten!** Bei „Hitze"-Prozessen (calor, *re*) und energetischer Schwäche (depletio, *xu*) des Yin sowie bei Augenkrankheiten und Hämorrhoiden sollte Ingwer mit Vorsicht angewendet werden.

Knoblauch

- Warm, scharf; Fk Milz, Magen und Lunge (oo. lienalis, stomachi et pulmonalis, *pi wei fei*)
- Bewegt das Qi, erwärmt die „Mitte" (Fk Milz und Magen, oo. lienalis et stomachi, *pi wei*), vertreibt „Feuchtigkeit" (humor, *shi*) und „Schleim" (pituita, *tan*), wirkt entgiftend
- Vor allem bei „Kälte" (algor, *han*) der „Mitte" (Fk Milz und Magen, oo. lienalis et stomachi, *pi wei*), Oberbauchsymptomatik, auch bei beginnenden Erkältungen
- **Zu beachten!** Bei „Hitze"-Prozessen (calor, *re*) und energetischer Schwäche (depletio, *xu*) des Yin sowie bei Augenkrankheiten und Hämorrhoiden solte Knoblauch mit Vorsicht angewendet werden.

Pfeffer

- Heiß, scharf; Fk Magen und Dickdarm (oo. stomachi et intestini crassi, *wei dachang*)
- Erwärmt die „Mitte" (Fk Milz und Magen, oo. lienalis et stomachi, *pi wei*), zerstreut „Kälte" (algor, *han*), wirkt entgiftend und schmerzstillend
- Vor allem bei „Kälte"-bedingten (algor, *han*) Verdauungsblockaden, Übelkeit, Erbrechen, Schluckbeschwerden
- **Zu beachten!** Bei „Hitze"-Prozessen (calor, *re*) und energetischer Schwäche (depletio, *xu*) des Yin sowie bei Augenkrankheiten und Hämorrhoiden sollte Pfeffer mit Vorsicht angewendet werden.

2. Füllung: Karottengemüse mit Staudensellerie

Rezept für 2 Portionen

250 g Karotten
100 g Staudensellerie
1–2 Knoblauchzehen
¹/₂–1 TL gehackter Ingwer
2 EL Öl
1–2 EL Sojasauce
Pfeffer
evtl. Brühe
2 EL Sherry medium

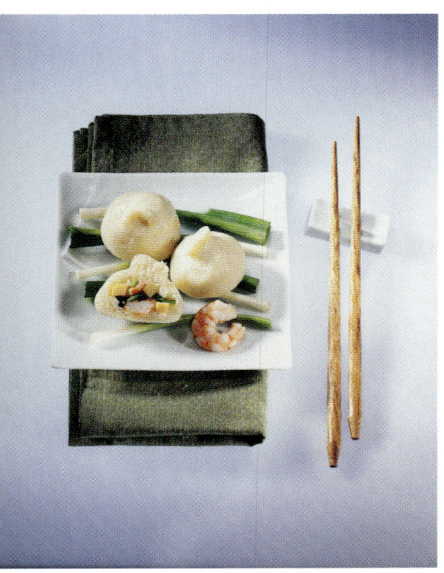

- Karotten schälen, schräg in sehr dünne, kurze Streifen schneiden.
- Staudensellerie entfädeln, evtl. der Länge nach 1- bis 2-mal teilen und in sehr dünne Streifen schneiden.
- Evtl. Blätter waschen, trocknen, fein schneiden.
- Knoblauch fein hacken.
- Ingwer vorbereiten.
- Öl erhitzen, Karotten/Sellerie zugeben, andünsten, am Ende des Vorganges Ingwer/Knoblauch/Blätter zugeben und fertig garen.
- Mit Sojasauce, Pfeffer, evtl. Brühe und Sherry medium kräftig würzen, Masse abkühlen lassen, evtl. nachwürzen.

Zubereitungszeit: 25 Minuten

Tipp: Masse sollte zum Füllen gut abgekühlt sein, pikant schmecken und relativ trocken sein.

Wirkung

Besänftigung der Aktivität des Fk Leber
(o. hepaticus, *gan*) und Regulierung der
„Mitte" (Fk Milz und Magen, oo. lienalis
et stomachi, *pi wei*).

Funktionskreisbezug	Fk Leber (o. hepaticus, *gan*)	+++
	Fk Milz (o. lienalis, *pi*)	++
Temperaturverhalten	neutral	
Geschmack	süß	+
Wirkung	senkt das Yang des Fk Leber (yang hepatici, *ganyang*) ab	++
	stützt das Yin des Fk Leber (yin hepatici, *ganyin*)	+
	stützt das Qi des Fk Milz (qi lienale, *piqi*)	+
Indikation	Kopfschmerzen	
	Schwindel	
	Jähzorn	
	Augenerkrankungen	

Erläuterung

Staudensellerie vermag „Hitze" (calor, *re*)
zu kühlen und den Fk Leber (o. hepaticus, *gan*) abzusenken und zu besänftigen. Auch die Karotte senkt Qi ab und
kühlt „Hitze" (calor, *re*), stützt jedoch
gedünstet noch stärker das Yin und Xue
des Fk Leber (yin et xue hepatici, *gan
yin xue*). Die Stützung der „Mitte" (Fk
Milz und Magen, oo. lienalis et stomachi,
pi wei) der Grundrezeptur wird durch die
scharfen und warmen Beigaben betont
und um eine regulierende Komponente
erweitert.

Die Kombination aus leichter Schwäche
der „Mitte" (Fk Milz und Magen, oo. lienalis et stomachi, *pi wei*) und sich nicht frei
entfaltendem Fk Leber (o. hepaticus,
gan) mit energetischer Schwäche (depletio, *xu*) des Xue bzw. Yin und hochschlagendem Yang ist im Alltag sehr oft
anzutreffen. Sie kann mit diesen Teigtaschen ausgeglichen werden.

Indikationen

Hochschlagendes Yang des Fk Leber
(yang hepatici, *ganyang*) äußert sich mit
Kopfschmerzen, Schwindel und Jähzorn.
Augenprobleme mit geröteten und trockenen Augen oder zunehmende Nachtblindheit treten ebenfalls auf.

Ist die Symptomatik durch emotionale
Belastungen wie Ärger, Frustration oder
Stress bedingt und die „Mitte" (Fk Milz
und Magen, oo. lienalis et stomachi, *pi
wei*) gleichzeitig geschwächt, können
sich arterieller Hochdruck, Migräne und
Fettstoffwechselstörungen entwickeln.
Neben den in der Grundrezeptur aufgezählten Erscheinungen ist der Puls saitenförmig (chordal, *xian*), die Zunge – insbesondere an den Rändern – gerötet
oder livide verfärbt.

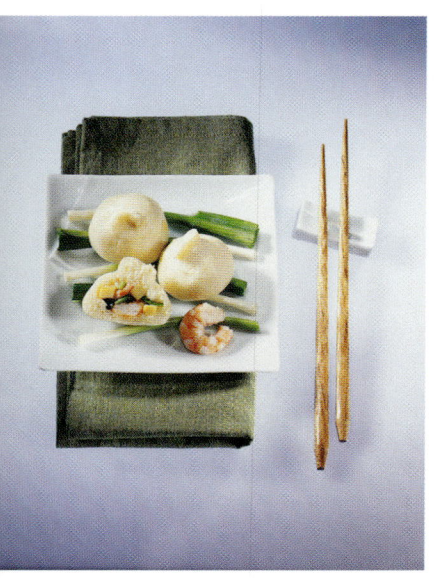

Die Einnahme ist meist über einen längeren Zeitraum notwendig und sinnvoll.

Die einzelnen Zutaten und ihre Wirkungen

Karotte

- Neutral (roh: kühl), süß; Fk Milz, Magen und Leber (oo. lienalis, stomachi et hepaticus, *pi wei gan*)
- Stützt den Fk Leber (o. hepaticus, *gan*) und die „Mitte" (Fk Milz und Magen, oo. lienalis et stomachi, *pi wei*), senkt Qi ab, entgiftet
- Vor allem bei Verdauungsblockaden, Blähungen, Kopfschmerzen, Schwindel, Bluthochdruck.

Staudensellerie

- Kühl, süß; Fk Leber und Magen (oo. hepaticus et stomachi, *gan wei*)
- Kühlt „Hitze" (calor, *re*), besänftigt die Aktivität des Fk Leber (o. hepaticus, *gan*), senkt das Qi ab, vertreibt „Wind" (ventus, *feng*), wandelt „Feuchtigkeit" (humor, *shi*) um, wirkt harntreibend und Blutungen stillend
- Vor allem bei Schwindel, Kopfschmerzen, Bluthochdruck, Heuschnupfen, Regelstörungen.

Ingwer

- Warm, scharf; Fk Lunge, Milz und Magen (oo. pulmonalis, lienalis et stomachi, *fei pi wei*)
- Öffnet die Oberfläche (extima, *biao*), erwärmt die „Mitte" (Fk Milz und Magen, oo. lienalis et stomachi, *pi wei*), wandelt „Feuchtigkeit" (humor, *shi*) um, wirkt entgiftend

- Vor allem bei Erbrechen, Appetitlosigkeit und Klumpengefühl, Husten, Keuchatmung, beginnenden Erkältungen
- **Zu beachten!** Bei „Hitze"-Prozessen (calor, *re*) und energetischer Schwäche (depletio, *xu*) des Yin sowie bei Augenkrankheiten und Hämorrhoiden sollte Ingwer mit Vorsicht angewendet werden.

Knoblauch

- Warm, scharf; Fk Milz, Magen und Lunge (oo. lienalis, stomachi et pulmonalis, *pi wei fei*)
- Bewegt das Qi, erwärmt die „Mitte" (Fk Milz und Magen, oo. lienalis et stomachi, *pi wei*), vertreibt „Feuchtigkeit" (humor, *shi*) und „Schleim" (pituita, *tan*), wirkt entgiftend
- Vor allem bei „Kälte" (algor, *han*) der „Mitte" (Fk Milz und Magen, oo. lienalis et stomachi, *pi wei*), Oberbauchsymptomatik, auch bei beginnenden Erkältungen
- **Zu beachten!** Bei „Hitze"-Prozessen (calor, *re*) und energetischer Schwäche (depletio, *xu*) des Yin sowie bei Augenkrankheiten und Hämorrhoiden sollte Knoblauch mit Vorsicht angewendet werden.

3. Füllung: Garnelen mit Frühlingszwiebeln

Rezept für 2 Portionen

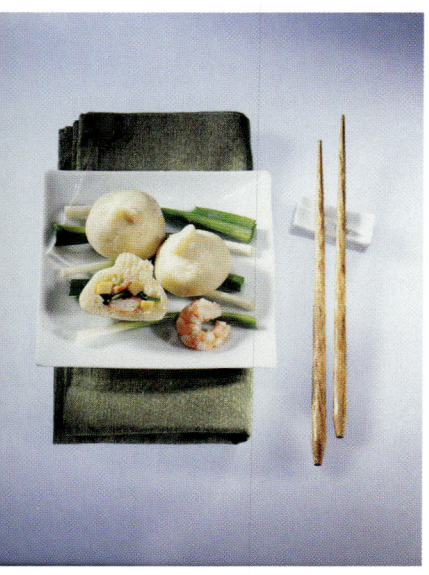

100 g Garnelen
1 Bund Frühlingszwiebeln
50 g Bambussprossen
1–2 Knoblauchzehen
$1/2$–1 TL gehackter Ingwer
2 EL Öl
2 EL Sojasauce
Pfeffer
evtl. Brühe

- Garnelen vorbereiten und waschen, evtl. etwas kleinschneiden.
- Frühlingszwiebeln schräg in sehr dünne Ringe schneiden.
- Bambussprossen in kleine Würfel schneiden.
- Knoblauch fein hacken.
- Ingwer vorbereiten.
- Öl erhitzen, Frühlingszwiebel/Bambus/Knoblauch/Ingwer zugeben, kurz andünsten, Garnelen nur erwärmen.
- Mit Sojasauce, Pfeffer und evtl. Brühe würzen, abkühlen lassen, evtl. nachwürzen.

Zubereitungszeit: 25 Minuten

Tipp: Masse sollte zum Füllen gut abgekühlt sein, sehr pikant schmecken und relativ trocken sein.

Wirkung

Stützung des Yang des Fk Niere (yang renale, *shenyang*).

Funktionskreisbezug	Fk Niere (o. renalis, *shen*)	++
	Fk Milz (o. lienalis, *pi*)	+
	Fk Lunge (o. pulmonalis, *fei*)	+
Temperaturverhalten	warm	++
Geschmack	scharf	+
	salzig	+
	süß	+
Wirkung	stützt das Yang des Fk Niere (yang renale, *shenyang*)	++
	stützt das Qi des Fk Milz (qi lienale, *piqi*)	+
	stützt das Qi des Fk Lunge (qi pulmonale, *feiqi*)	+
	wandelt „Schleim" (pituita, *tan*) um	+
Indikation	Impotenz	
	Infertilität	
	Schwäche des Rückens und der Gelenke	
	Durchfall	
	Blässe	
	chronische Bronchitis	

Erläuterung

Garnelen kräftigen das Yang des Fk Niere (yang renale, *shenyang*). Die Frühlingszwiebeln erwärmen (wie Pfeffer, Knoblauch und Ingwer) die „Mitte" (Fk Milz und Magen, oo. lienalis et stomachi, *pi wei*) und den Fk Lunge (o. pulmonalis, *fei*). Der Gefahr einer zu starken Erhitzung und der Erzeugung von „Hitze" (calor, *re*) wirken die absenkenden, kühlenden Bambussprossen entgegen. Zudem vermögen sie gemeinsam mit den anderen Bestandteilen, „Schleim" (pituita, *tan*) umzuwandeln.

Indikationen

Mangelndes Yang des Fk Niere (yang renale, *shenyang*) äußert sich in Impotenz, Unfruchtbarkeit, Schwäche und Schmerzen der Knochen und Gelenke. In Bezug auf den Fk Milz (o. lienalis, *pi*) kommt es zu Kraftlosigkeit und Müdigkeit, starkem Kältegefühl, Durchfall und Blässe. Im Bereich des Fk Lunge (o. pulmonalis, *fei*) besteht eine (konstitutionelle) Infektanfälligkeit mit Schweißneigung und Kurzatmigkeit. Begleitende, hartnäckige Verschleimungen mit weißen Sekreten wie bei einer chronischen Bronchitis sind typisch.
Die Zunge ist blass, feucht und oft geschwollen. Bei der Pulstastung findet man untergetauchte (mersi, *chen*), erschöpfte (depleti, *xu*) und verlangsamte (tardi, *chi*) Pulse.

Angaben zur Einnahme

Die Einnahme soll über einen längeren Zeitraum erfolgen und ist besonders für ältere Menschen mit den genannten Befunden sehr empfehlenswert.

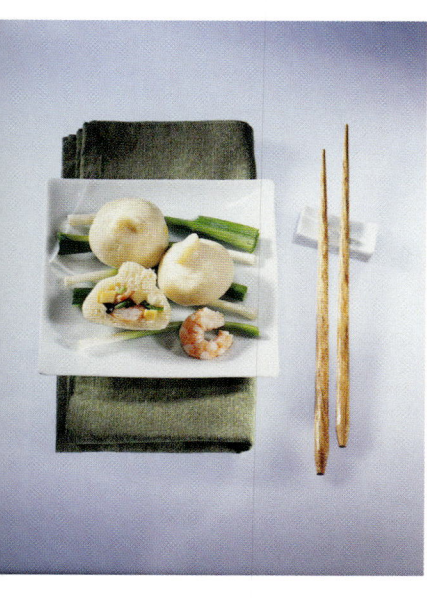

Die einzelnen Zutaten und ihre Wirkungen

Garnelen/Shrimps/Krabben

- Neutral, süß und salzig; Fk Leber und Niere (oo. hepaticus et renalis, *gan shen*)
- Stützen das Yang des Fk Niere (yang renale, *shenyang*), wirken entgiftend
- Vor allem bei Impotenz, Schmerzen im Lumbalbereich, Kraftlosigkeit.

Frühlingszwiebel

- Warm, scharf; Fk Lunge und Magen (oo. pulmonalis et stomachi, *fei wei*)
- Öffnet die Oberfläche (extima, *biao*), stützt das Yang, zerstreut „Kälte" (algor, *han*), wirkt entgiftend
- Vor allem bei „Wind-Kälte"-Erkältungen (algor venti, *fenghan*) mit Schüttelfrost, Schweißlosigkeit
- **Zu beachten!** Aufgrund ihrer Wärme sollten Frühlingszwiebeln bei „Hitze" (calor, *re*) sowie bei energetischer Schwäche (depletio, *xu*) des Qi nur in geringen Maßen verwendet werden.
- Weiterhin sollte man sie nicht mit Honig kombinieren.

Bambussprossen

- Kalt, süß; Fk Lunge und Magen (oo. pulmonalis et stomachi, *fei wei*)
- Kühlen „Hitze"-Prozesse (calor, *re*), wandeln „Schleim" (pituita, *tan*) um, senken das Qi ab, wirken diuretisch und laxierend
- Vor allem bei Verstopfung und Harnwegsentzündungen sowie bei Husten aufgrund „Schleim-Hitze" (calor pituitae, *tanre*).

Ingwer

- Warm, scharf; Fk Lunge, Milz und Magen (oo. pulmonalis, lienalis et stomachi, *fei pi wei*)
- Öffnet die Oberfläche (extima, *biao*), erwärmt die „Mitte" (Fk Milz und Magen, oo. lienalis et stomachi, *pi wei*), wandelt „Feuchtigkeit" (humor, *shi*) um, wirkt entgiftend
- Vor allem bei Erbrechen, Appetitlosigkeit und Klumpengefühl, Husten, Keuchatmung, beginnenden Erkältungen
- **Zu beachten!** Bei „Hitze"-Prozessen (calor, *re*) und energetischer Schwäche (depletio, *xu*) des Yin sowie bei Augenkrankheiten und Hämorrhoiden sollte Ingwer mit Vorsicht angewendet werden.

Knoblauch

- Warm, scharf; Fk Milz, Magen und Lunge (oo. lienalis, stomachi et pulmonalis, *pi wei fei*)
- Bewegt das Qi, erwärmt die „Mitte" (Fk Milz und Magen, oo. lienalis et stomachi, *pi wei*), vertreibt „Feuchtigkeit" (humor, *shi*) und „Schleim" (pituita, *tan*), wirkt entgiftend
- Vor allem bei „Kälte" (algor, *han*) der „Mitte" (Fk Milz und Magen, oo. lienalis et stomachi, *pi wei*), Oberbauchsymptomatik, auch bei beginnenden Erkältungen
- **Zu beachten!** Bei „Hitze"-Prozessen (calor, *re*) und energetischer Schwäche (depletio, *xu*) des Yin sowie bei Augenkrankheiten und Hämorrhoiden sollte Knoblauch mit Vorsicht angewendet werden.

Sojasauce

- Kalt, salzig und/oder süß; Fk Milz, Magen und Niere (oo. lienalis, stomachi et renalis, *pi wei shen*)
- Kühlt „Hitze" (calor, *re*), harmonisiert die „Mitte" (Fk Milz und Magen, oo. lienalis et stomachi, *pi wei*), wirkt entgiftend
- Vor allem bei „Hitze"-bedingten (calor, *re*) Verdauungsstörungen, Unruhe, Harnwegsbeschwerden
- **Zu beachten!** Im Übermaß verzehrt kann Sojasauce „Feuchtigkeit"-(humor, *shi*) und „Schleim"-Prozesse (pituita, *tan*) fördern.

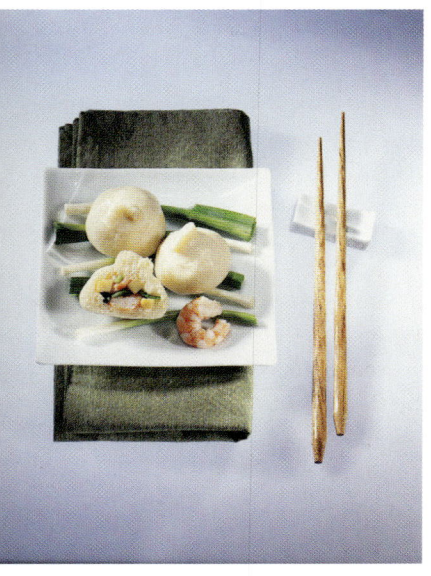

4. Füllung:
Spinat mit Sesam

Rezept für 2 Portionen

500 g frischer Spinat
1–2 TL gehackter Ingwer
1 Zwiebel
1–2 Knoblauchzehen
2 EL Öl
gekörnte Brühe
Pfeffer
Muskat
1–2 TL Sesamkörner

- Frischen Spinat verlesen, waschen, grobe Stiele entfernen, in 1 cm breite Streifen schneiden.
- Ingwer vorbereiten.
- Zwiebel und Knoblauchzehen fein hacken.
- Öl erhitzen, Zwiebel/Knoblauch darin andünsten, Spinat zugeben, zerfallen lassen, herausnehmen und gut abtropfen lassen.
- Spinat mit der Gabel auflockern und mit gekörnter Brühe, Pfeffer, Muskat und Sesamkörnern sehr pikant würzen, evtl. noch abtropfen lassen.

Zubereitungszeit: 25 Minuten

Tipp: Zum Füllen sollte die Masse gut abgetropft, abgekühlt und sehr pikant gewürzt sein.

Wirkung

Stützung des Fk Niere (o. renalis, *shen*) sowie Befeuchtung der Fk Leber und Magen (oo. hepaticus et stomachi, *gan wei*).

Funktionskreisbezug	Fk Niere (o. renalis, *shen*)	++
	Fk Leber (o. hepaticus, *gan*)	++
	Fk Magen (o. stomachi, *wei*)	+
Temperaturverhalten	neutral	
Geschmack	süß	+
Wirkung	stützt das Xue des Fk Leber (xue hepatici, *ganxue*)	++
	stützt das Struktivpotenzial *(jing)*	+
	kühlt „Hitze" (calor, *re*)	+
	senkt das Yang des Fk Leber (yang hepatici, *ganyang*) ab	+
Indikation	Tinnitus	
	verminderter Milchfluss	
	Verstopfung	
	trockene, gereizte Augen	
	Schwindel	

Erläuterung

Spinat kühlt „Hitze" (calor, *re*), befeuchtet und senkt ab. Sesam suppletiert das Struktivpotenzial *(jing)* und das Xue. Gemeinsam lassen sich Mangelzustände des Xue und der Säfte *(jinye)* ausgleichen, die durch „Hitze"-Prozesse (calor, *re*) in den Fk Leber und Magen (oo. hepaticus et stomachi, *gan wei*) entstanden sind. Da aus Sicht der chinesischen Medizin Xue und Säfte *(jinye)* ihren Ursprung in der „Mitte" (Fk Milz und Magen, oo. lienalis et stomachi, *pi wei*) haben, ist die Zugabe der die „Mitte" (Fk Milz und Magen, oo. lienalis et stomachi, *pi wei*) stärkenden und wärmenden Gewürze und die Zubereitung als Teigtasche sehr sinnvoll.

Indikationen

Die „Hitze" (calor, *re*) kann sich im Fk Leber (o. hepaticus, *gan*) mit Kopfschmerzen, Schwindel, Unruhe und Reizbarkeit sowie geröteten Augen äußern. Sind der Fk Magen (o. stomachi, *wei*) und die Fk Dick- und Dünndarm (o. intestinorum, *chang*) betroffen, treten trockener Mund, Durst und Verstopfung auf. Auch Blutungen sind möglich. Die Zunge ist rot, der Puls beschleunigt (celer, *shu*).
Der Xue-Mangel führt zu frühem Ergrauen, Tinnitus, Schwindel, rheumatoiden Gelenkbeschwerden oder vermindertem Milchfluss nach der Geburt. Der Puls wird zart (minutus, *xi*), die Zunge trocken.

Angaben zur Einnahme

Die Teigtaschen können bis zur Normalisierung der Symptome und Befunde regelmäßig und häufig verzehrt werden, danach ist auf eine Belastung der „Mitte" (Fk Milz und Magen, oo. lienalis et stomachi, *pi wei*) mit Völlegefühl und weichen Stühlen zu achten.

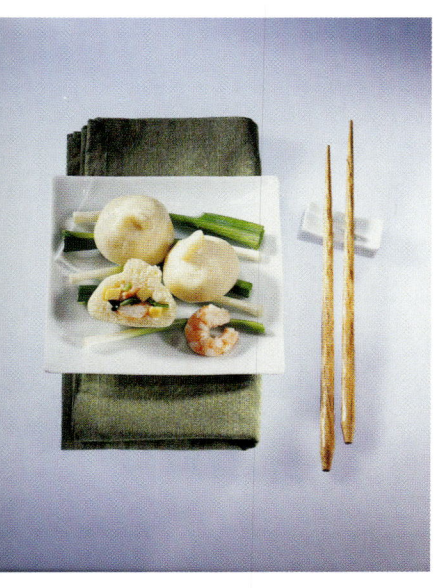

Die einzelnen Zutaten und ihre Wirkungen

Spinat

- Kühl, süß; Fk Dickdarm und Magen (oo. intestini crassi et stomachi, *dachang wei*), Fk Leber (o. hepaticus, *gan*)
- Kühlt und stützt den Fk Leber (o. hepaticus, *gan*) und das Xue, stillt Blutungen, befeuchtet den Fk Dickdarm (o. intestini crassi, *dachang*), senkt das Qi ab
- Vor allem bei Unruhe, Kopfschmerzen, Bluthochdruck, Schwindel, Blähungen, chronischer Verstopfung auch im Alter, Hämorrhoiden.

Sesam

- Neutral, süß; Fk Leber und Niere (oo. hepaticus et renalis, *gan shen*)
- Stützt die Fk Leber und Niere (oo. hepaticus et renalis, *gan shen*) und befeuchtet sie, wirkt abführend
- Gutes Mittel im Alter; vor allem bei verschwommener Sicht, Drehschwindel, Tinnitus, allgemeiner Kraftlosigkeit, Schwäche und Schmerzen in Hüften und Knien, Palpitationen und Verstopfung
- **Zu beachten!** Gerösteter Sesam ist wärmer, daher Vorsicht bei „Hitze"-Prozessen (calor, *re*).

Ingwer

- Warm, scharf; Fk Lunge, Milz und Magen (oo. pulmonalis, lienalis et stomachi, *fei pi wei*)
- Öffnet die Oberfläche (extima, *biao*), erwärmt die „Mitte" (Fk Milz und Magen, oo. lienalis et stomachi, *pi wei*), wandelt „Feuchtigkeit" (humor, *shi*) um, wirkt entgiftend

- Vor allem bei Erbrechen, Appetitlosigkeit und Klumpengefühl, Husten, Keuchatmung, beginnenden Erkältungen
- **Zu beachten!** Bei „Hitze"-Prozessen (calor, *re*) und energetischer Schwäche (depletio, *xu*) des Yin sowie bei Augenkrankheiten und Hämorrhoiden sollte Ingwer mit Vorsicht angewendet werden.

Knoblauch

- Warm, scharf; Fk Milz, Magen und Lunge (oo. lienalis, stomachi et pulmonalis, *pi wei fei*)
- Bewegt das Qi, erwärmt die „Mitte" (Fk Milz und Magen, oo. lienalis et stomachi, *pi wei*), vertreibt „Feuchtigkeit" (humor, *shi*) und „Schleim" (pituita, *tan*), wirkt entgiftend
- Vor allem bei „Kälte" (algor, *han*) der „Mitte" (Fk Milz und Magen, oo. lienalis et stomachi, *pi wei*), Oberbauchsymptomatik, auch bei beginnenden Erkältungen
- **Zu beachten!** Bei „Hitze"-Prozessen (calor, *re*) und energetischer Schwäche (depletio, *xu*) des Yin sowie bei Augenkrankheiten und Hämorrhoiden sollte Knoblauch mit Vorsicht angewendet werden.

Zwiebel

- Warm, scharf und süß; Fk Magen (o. stomachi, *wei*)
- Reguliert das Qi, bewegt es an der Oberfläche (extima, *biao*) und in der „Mitte" (Fk Milz und Magen, oo. lienalis et stomachi, *pi wei*), entfaltet das Yang des Fk Milz (yang lienale, *piyang*)

- Vor allem bei vermindertem Appetit, gespanntem Abdomen und Durchfall
- **Zu beachten!** Zwiebel sollte in der Regel gedünstet oder gebraten verwendet werden, da sie so besser verträglich ist.

Pfeffer

- Heiß, scharf; Fk Magen und Dickdarm (oo. stomachi et intestini crassi, *wei dachang*)
- Erwärmt die „Mitte" (Fk Milz und Magen, oo. lienalis et stomachi, *pi wei*), zerstreut „Kälte" (algor, *han*), wirkt entgiftend und schmerzstillend
- Vor allem bei durch „Kälte" (algor, *han*) bedingten Verdauungsblockaden, Übelkeit, Erbrechen, Schluckbeschwerden
- **Zu beachten!** Bei „Hitze"-Prozessen (calor, *re*) und energetischer Schwäche (depletio, *xu*) des Yin sowie bei Augenkrankheiten und Hämorrhoiden sollte Pfeffer mit Vorsicht angewendet werden.

Muskat

- Warm, scharf; Fk Milz, Magen und Dickdarm (oo. lienalis, stomachi et intestini crassi, *pi wei dachang*)
- Erwärmt die „Mitte" (Fk Milz und Magen, oo. lienalis et stomachi, *pi wei*), senkt Qi ab
- Vor allem bei Verdauungsblockaden, Durchfall.

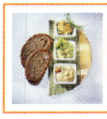

5 Brotaufstriche/Pasten

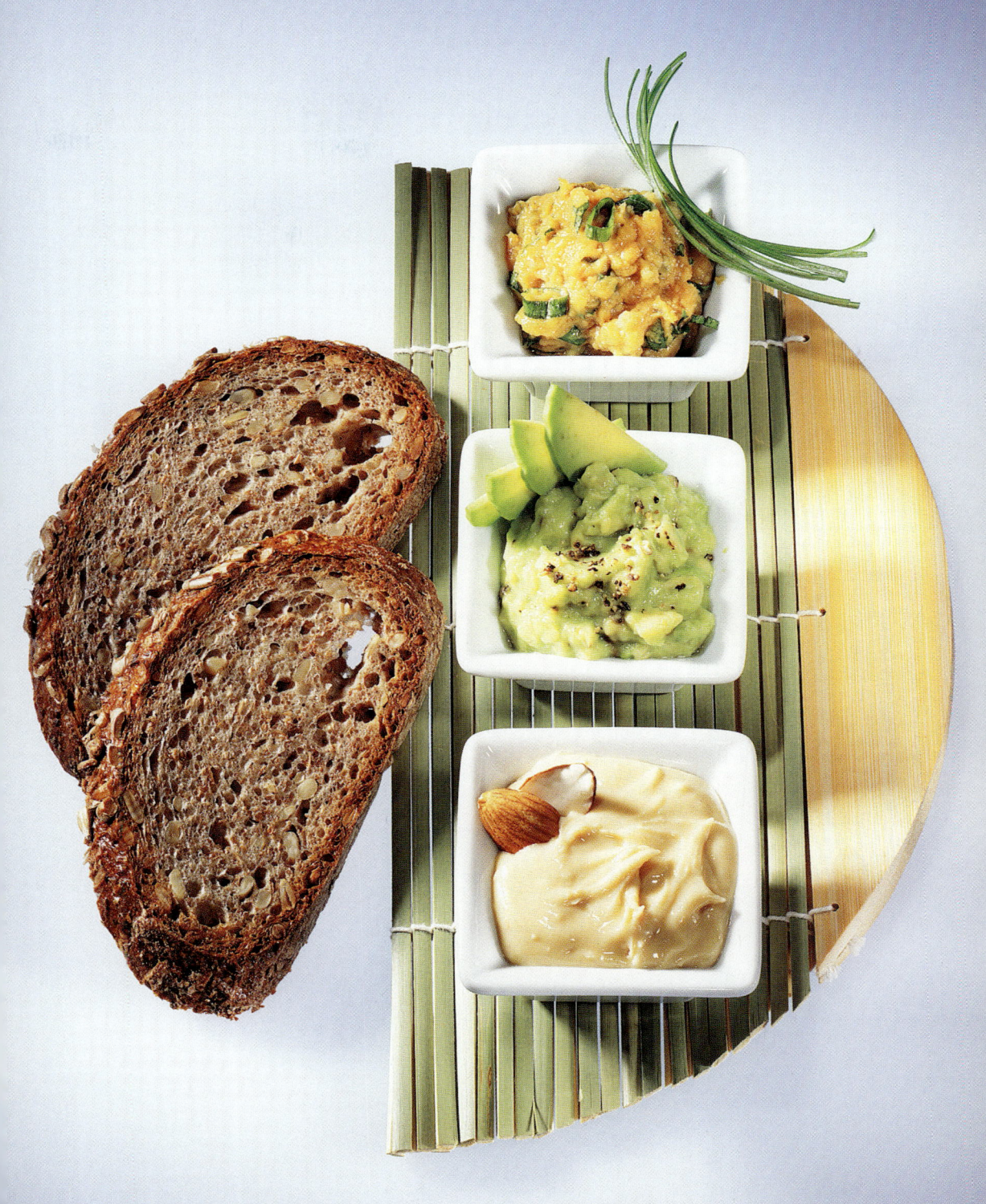

5 Brotaufstriche/Pasten

1 Tofu-Avocado-Paste

Rezept für 2 Portionen

200 g Tofu natur
1 Avocado
1–2 EL Zitronensaft
Meersalz
Pfeffer

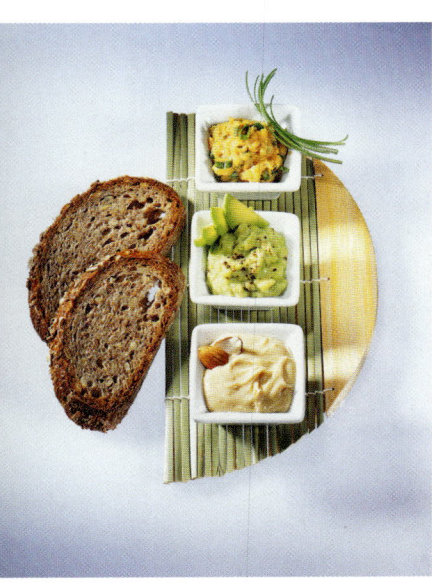

- Tofu natur mit einer Gabel möglichst fein zerdrücken.
- Avocado halbieren, Kern entfernen, Fruchtfleisch aus der Schale nehmen.
- Avocado mit dem Zitronensaft und mit einer Gabel fein zerdrücken.
- Mit Meersalz und Pfeffer pikant würzen, sofort servieren.

Zubereitungszeit: 15 Minuten

Tipps:
- Unter die Paste feingehackte Petersilie, Rucola oder Kresse ziehen.
- Von der Masse nur so viel zubereiten, wie Sie verbrauchen, da sie sich schnell verfärbt.

Wirkung

Kühlung von „Hitze" (calor, *re*) sowie
Stützung und Befeuchtung des Yin.

Funktionskreisbezug	Fk Magen (o. stomachi, *wei*)	++
	Fk Dickdarm (o. intestini crassi, *dachang*)	++
Temperaturverhalten	kühl	++
Geschmack	süß	+
Wirkung	kühlt „Hitze" (calor, *re*)	++
	mehrt Säfte *(jinye)*	++
Indikation	Trockenheit	
	Durst	
	Verstopfung	

Erläuterung

Tofu befeuchtet und kühlt „Hitze" (calor,
re) im Bereich der „Mitte" (Fk Milz und
Magen, oo. lienalis et stomachi, *pi wei*)
und des Darmes. Diese Wirkung wird
durch die Verwendung im naturbelas-
senen Zustand noch verstärkt. Avocado,
leicht kühl, befeuchtet und stützt das Yin
ebenfalls.

Indikationen

Die Paste kann bei allen „Hitze"-Prozes-
sen (calor, *re*) mit Schmälerung der Säfte
(jinye) Verwendung finden. Das Spektrum reicht dabei von geröteten Augen,
Infekten im Hals-Nasen-Rachen-Raum
und der Bronchien bis zu Magen-Darm-
oder Blasenentzündungen. Es kommt
dabei zu Durst, Trockenheit von Haut
und Schleimhäuten, trockenem Stuhl und
spärlichem, vielleicht brennendem Urin.
Der Puls ist beschleunigt, die Zunge rot
und trocken.

Angaben zur Einnahme

Aufgrund der kühlenden Wirkung ist die
Paste nach Verschwinden der Symptome
und im Winter nur sparsam zu benutzen.

Die einzelnen Zutaten und ihre Wirkungen

Tofu/Sojaquark

- Kühl, süß; Fk Milz, Magen und Dickdarm (oo. lienalis, stomachi et intestini crassi, *pi wei dachang*)
- Stützt das Qi, macht die „Mitte" (Fk
  Milz und Magen, oo. lienalis et stomachi, *pi wei*) frei, befeuchtet und wandelt zugleich „Feuchtigkeit" (humor,
  shi) um, kühlt „Hitze" (calor, *re*), wirkt
  diuretisch und entgiftend
- Vor allem bei allgemeiner Schwäche,
  Spannungsgefühlen im Unterbauch,
  Harnwegsbeschwerden, Husten, geröteten Augen, Diabetes.

Avocado (interpoliert)

- Neutral/leicht kühl, süß; Fk Dickdarm,
  Leber, Lunge und Magen (oo. intestini
  crassi, hepaticus, pulmonalis et stomachi, *dachang gan fei wei*), Fk Milz
  (o. lienalis, *pi*)
- Befeuchtet und stützt Yin und Xue
- Vor allem bei trockener Haut und trockenen Schleimhäuten, Verstopfung,
  trockenem Husten.

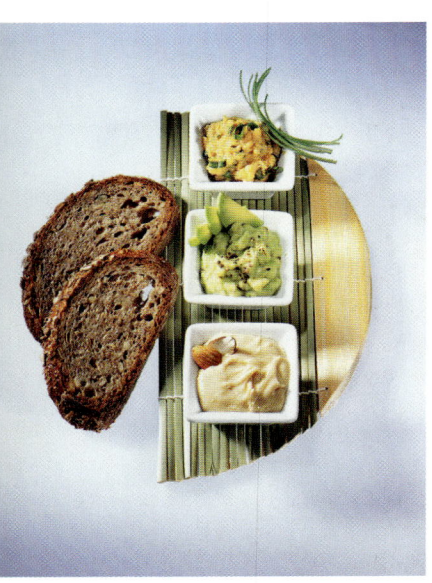

2 Miso-Sesam-Paste

Rezept für 1– 2 Portionen

1 kleine Zwiebel oder
1 Frühlingszwiebel
1 Essiggurke
5 EL Sesammus (ohne Salz)
1– 2 EL Miso
frische Kräuter

- Zwiebel sehr fein würfeln oder Früh-lingszwiebel in sehr feine Ringe schneiden.
- Essiggurke fein würfeln.
- Sesammus mit den Zwiebeln/Essig-gurke vermischen.
- Miso mit etwas Wasser sämig rühren und zugeben.
- Frische Kräuter untermengen, evtl. nachwürzen.

Zubereitungszeit: 15 Minuten

Tipp: Miso-Paste nur für den jewei-ligen Verbrauch zubereiten, da sie schnell verdirbt.

Wirkung

Zum Stützen der Fk Niere und Leber
(oo. renalis et hepaticus, *shen gan*) und
der „Mitte" (Fk Milz und Magen, oo. lienalis et stomachi, *pi wei*) und zur sanften
Ausleitung von Schrägläufigkeiten (Heteropathien, *xie*).

Funktionskreisbezug	Fk Niere (o. renalis, *shen*)	++
	Fk Leber (o. hepaticus, *gan*)	++
	Fk Magen (o. stomachi, *wei*)	+
Temperaturverhalten	neutral	
Geschmack	süß	+
	salzig	+
	scharf	+
Wirkung	stützt das Yin des Fk Niere (yin renale, *shenyin*)	++
	stützt das Yin des Fk Leber (yin hepatici, *ganyin*)	+
	harmonisiert die „Mitte" (Fk Milz und Magen, oo. lienalis et stomachi, *pi wei*)	++
	leitet Schrägläufigkeiten (Heteropathien, *xie*) aus	+
Indikation	Schwäche nach Geburt, Schwäche im Alter, Schwäche nach Lebensmittelvergiftung	

Erläuterung

Sesam stützt das Struktivpotenzial *(jing)*
und das Xue, Miso den Fk Niere (o. renalis, *shen*). Deshalb kann die Paste bei
energetischer Schwäche (depletio, *xu*)
von Xue und Yin der Fk Leber und Niere
(oo. hepaticus et renalis, *gan shen*) eingesetzt werden. Miso harmonisiert
zudem die „Mitte" (Fk Milz und Magen,
oo. lienalis et stomachi, *pi wei*) und leitet
Schrägläufigkeiten (Heteropathien, *xie*)
aus. Disharmonien des Fk Magen (o. stomachi, *wei*) lassen sich durch die bei-
gefügten Zwiebel, Essiggurke und Kräuter besser beseitigen.

Indikationen

Klinisch stellt sich diese Konstellation durch Auszehrung, Kraftlosigkeit, fahlem Teint mit blasser, eher trockener Zunge und erschöpftem und zartem (depletus und minutus, *xu xi*) Puls dar. Dazu ist der Appetit vermindert, es kommt zu häufigem Aufstoßen bei Neigung zu Übelkeit.

Gehäuft treten diese Symptome nach Geburten, in der Menopause und bei älteren Menschen im Zusammenhang mit verdorbenen Speisen auf.

Zur begleitenden Behandlung eines hochschlagenden Yang des Fk Leber (yang hepatici, *ganyang*) mit Schwindel, Kopfschmerzen, Jähzorn und arteriellem Hypertonus ist die Paste aufgrund der stützenden Wirkung auf das Yin der Fk Leber und Niere (yin hepatici et renale, *gan shen yin*) zu empfehlen.

Angaben zur Einnahme

Bei Beschwerden nach dem Verzehr verdorbener Speisen soll die Paste bis zur Normalisierung der Essgewohnheiten verwendet werden.

Der stützende und leicht ausleitende Effekt legt für alle anderen genannten Störungen auch eine vorbeugende und längere Verwendung nahe.

Die einzelnen Zutaten und ihre Wirkungen

Miso (Sojabohnenpaste, chin. *douchi*)

- Neutral, süß, je nach Präparation: leicht salzig, scharf; Fk Lunge, Magen, Niere (oo. pulmonalis, stomachi et renalis, *fei wei shen*)
- Öffnet leicht die Oberfläche (extima, *biao*), leitet Schrägläufigkeiten (Heteropathien, *xie*) aus, harmonisiert den mittleren Wärmebereich (mittleres Calorium, *zhongjiao*), beseitigt Unruhe
- Vor allem bei vermindertem Appetit, Übelkeit, Unruhe, fieberhaften Infekten.

Sesam

- Neutral, süß; Fk Leber und Niere (oo. hepaticus et renalis, *gan shen*)
- Stützt die Fk Leber und Niere (oo. hepaticus et renalis, *gan shen*) und befeuchtet sie, wirkt abführend
- Gutes Mittel im Alter; vor allem bei verschwommener Sicht, Drehschwindel, Tinnitus, allgemeiner Kraftlosigkeit, Schwäche und Schmerzen in Hüften und Knien, Palpitationen und Verstopfung
- **Zu beachten!** Gerösteter Sesam ist wärmer, daher Vorsicht bei „Hitze"-Prozessen (calor, *re*).

Zwiebel

- Warm, scharf und süß; Fk Magen
  (o. stomachi, *wei*)
- Reguliert das Qi, bewegt es an der
  Oberfläche (extima, *biao*) und in der
  „Mitte" (Fk Milz und Magen, oo. liena-
  lis et stomachi, *pi wei*), entfaltet das
  Yang des Fk Milz (yang lienale,
  piyang)
- Vor allem bei vermindertem Appetit,
  gespanntem Abdomen und Durchfall
- **Zu beachten!** Zwiebel sollte in der
  Regel gedünstet oder gebraten ver-
  wendet werden, da sie so besser ver-
  träglich ist.

Frühlingszwiebel

- Warm, scharf; Fk Lunge und Magen
  (oo. pulmonalis et stomachi, *fei wei*)
- Öffnet die Oberfläche (extima, *biao*),
  stützt das Yang, zerstreut „Kälte"
  (algor, *han*), wirkt entgiftend
- Vor allem bei „Wind-Kälte"-Erkäl-
  tungen (algor venti, *fenghan*) mit
  Schüttelfrost, Schweißlosigkeit
- **Zu beachten!** Aufgrund ihrer Wärme
  sollten Frühlingszwiebeln bei „Hitze"
  (calor, *re*) sowie bei energetischer
  Schwäche (depletio, *xu*) des Qi nur in
  geringen Maßen verwendet werden.
- Weiterhin sollte man sie nicht mit
  Honig kombinieren.

3 Erdnuss- und Mandelmus

Rezept für 3 Portionen

15 g Erdnüsse mit brauner Haut
15 g Mandeln mit brauner Haut
Honig

- Erdnüsse und Mandeln: sehr fein pürieren/mörsern, bis ein Mus entsteht.
- Honig nach Bedarf zufügen, zu einer Paste verrühren.

Zubereitungszeit: etwa 15 Minuten

Tipps:

- Erdnussmus und Mandelmus (aus Samenfrüchten, die bei minimaler Temperatur geröstet sind) gibt es in Reformhäusern und Bioläden fertig zu kaufen.
- Die gemischten Nussmuse eignen sich auch sehr gut als Brotaufstriche.
- Das Mus ist im Schraubdeckelglas im Kühlschrank etwa eine Woche haltbar.

Wirkung

Befeuchtung des Fk Lunge (o. pulmonalis, *fei*) und des Fk Dickdarm (o. intestini crassi, *dachang*).

Funktionskreisbezug	Fk Lunge (o. pulmonalis, *fei*)	++
	Fk Milz (o. lienalis, *pi*)	+
	Fk Dickdarm (o. intestini crassi, *dachang*)	++
Temperaturverhalten	neutral	
Geschmack	süß	+
Wirkung	befeuchtet das Yin des Fk Lunge (yin pulmonale, *feiyin*)	++
	Stützt die „Mitte" (Fk Milz und Magen, oo. lienalis et stomachi, *pi wei*)	+
	befeuchtet den Fk Dickdarm (o. intestini crassi, *dachang*)	+
Indikation	trockener Husten	
	Kurzatmigkeit	
	trockene Haut	
	Verstopfung	

Erläuterung

Sowohl die Mandeln als auch die Erdnüsse und der Honig befeuchten direkt den Fk Lunge (o. pulmonalis, *fei*) und den Fk Dickdarm (o. intestini crassi, *dachang*). Diese Wirkung wird durch die Verwendung der rohen Zutaten in der Zubereitung als Mus noch betont. Die Erdnüsse unterstützen zudem die Hervorbringung von Säften *(jinye)* durch eine Stärkung des Fk Milz (o. lienalis, *pi*).

Indikationen

Trockener Husten, trockene Haut oder Schleimhäute sowie Verstopfung zeigen einen Säftemangel *(jinye)* in den Fk Lunge und Dickdarm (oo. pulmonalis et intestini crassi, *fei dachang*) an.

Angaben zur Einnahme

Das Mus kann bei genannter Symptomatik täglich verzehrt werden. Vorsicht ist bei Verschleimung oder Durchfallneigung angezeigt.

Es lässt sich sinnvoll mit „Brei mit Mandelmus" (S. 66) kombinieren.

Die einzelnen Zutaten und ihre Wirkungen

Mandeln

- Neutral, süß; Fk Lunge und Dickdarm (oo. pulmonalis et intestini crassi, *fei dachang*)
- Befeuchten die Fk Lunge und Dickdarm (oo. pulmonalis et intestini crassi, *fei dachang*), senken Qi ab, wirken abführend
- Vor allem bei trockenem Husten, Verstopfung.

Erdnüsse

- Neutral, süß; Fk Milz und Lunge (oo. lienalis et pulmonalis, *pi fei*)
- Stützen die „Mitte" (Fk Milz und Magen, oo. lienalis et stomachi, *pi wei*) (gekocht), befeuchten den Fk Lunge (o. pulmonalis, *fei*) (roh oder Mus), bewegen das Xue und stillen Blutungen (mit braunem Häutchen)
- Vor allem bei Schwäche der „Mitte" (Fk Milz und Magen, oo. lienalis et stomachi, *pi wei*) mit Gedunsenheit und Appetitlosigkeit, trockenem Husten (roh oder als Mus), Blutungen (braune Haut der Erdnuss)
- **Zu beachten!** Erdnüsse sind zu meiden bei Durchfallneigung (vor allem rohe Erdnüsse); geröstete Erdnüsse haben eine trocknende und wärmende Wirkung und fördern „Hitze" (calor, *re*) bis hin zu „Glut" (ardor, *huo*).

Honig

- Neutral, süß; Fk Milz, Lunge und Dickdarm (oo. lienalis, pulmonalis et intestini crassi, *pi fei dachang*)
- Stützt die „Mitte" (Fk Milz und Magen, oo. lienalis et stomachi, *pi wei*), befeuchtet die Fk Lunge und Dickdarm (oo. pulmonalis et intestini crassi, *fei dachang*), lindert akute Schmerzzustände, wirkt entgiftend
- Vor allem bei Kraftlosigkeit und Kurzatmigkeit, trockenem Husten, Verstopfung.

4 Mus aus Pinienkernen und Walnüssen

Tipp: Das Mus ist im Schraubdeckelglas im Kühlschrank etwa eine Woche haltbar.

Rezept für 4 Portionen

30 g Pinienkerne
60 g Walnüsse
Honig

- Pinienkerne und Walnüsse sehr fein pürieren/mörsern.
- Honig nach Bedarf hinzufügen, zu einer Paste verrühren.

Zubereitungszeit: 15 Minuten

Wirkung

Befeuchtung des Fk Lunge (o. pulmonalis, *fei*) und des Fk Dickdarm (o. intestini crassi, *dachang*) sowie Stützung des Fk Niere (o. renalis, *shen*).

Funktionskreisbezug	Fk Lunge (o. pulmonalis, *fei*)	++
	Fk Dickdarm (o. intestini crassi, *dachang*)	++
	Fk Niere (o. renalis, *shen*)	+
Temperaturverhalten	warm	+
Geschmack	süß	+
Wirkung	befeuchtet den Fk Lunge (o. pulmonalis, *fei*)	++
	befeuchtet den Fk Dickdarm (o. intestini crassi, *dachang*)	+
	stützt das Xue	+
	stützt die Fk Niere und Lunge (oo. renalis et pulmonalis, *shen fei*)	+
Indikation	Husten	
	Asthma bronchiale	
	Trockenheit des Rachens	
	Verstopfung	
	trockene Haut	

Erläuterung

Sowohl die Pinienkerne als auch die Walnüsse und der Honig befeuchten direkt den Fk Lunge (o. pulmonalis, *fei*) und den Fk Dickdarm (o. intestini crassi, *dachang*). Diese Wirkung wird durch die Verwendung der rohen Zutaten in der Zubereitung als Mus noch betont. Die Walnüsse unterstützen außerdem das Qi des Fk Lunge (qi pulmonale, *feiqi*) und den Fk Niere (o. renalis, *shen*).

Indikationen

Trockener Husten, trockene Haut oder Schleimhäute sowie Verstopfung zeigen einen Säftemangel *(jinye)* in den Fk Lunge und Dickdarm (oo. pulmonalis et intestini crassi, *fei dachang*) an. Durch die stützende Wirkung der Walnuss auf die Fk Niere und Lunge (oo. renalis et pulmonalis, *shen fei*) ist das Mus auch bei Kurzatmigkeit oder Asthma bronchiale geeignet. Dies gilt insbesondere für Menschen mit einer konstitutionellen Schwäche, d. h. für Kinder oder alte Menschen.

Angaben zur Einnahme

Das Mus kann bei genannter Symptomatik täglich verzehrt werden. Wird es bei chronischen Erkrankungen regelmäßig eingenommen, ist auf Verschleimung oder Durchfallneigung zu achten. Andere Rezepturen, die eine ähnliche Wirkrichtung haben, sind der „Brei mit Walnüssen" (S. 70) und der „Brei mit Pinienkernen" (S. 72).

Die einzelnen Zutaten und ihre Wirkungen

Walnusskerne

- Warm, süß; Fk Lunge und Niere (oo. pulmonalis et renalis, *fei shen*), Fk Dickdarm (o. intestini crassi, *dachang*)
- Erwärmen die Fk Lunge und Niere (oo. pulmonalis et renalis, *fei shen*) und stützen ihr Yang und Yin, befeuchten den Fk Dickdarm (o. intestini crassi, *dachang*) und wirken abführend.
- Vor allem bei Schwäche und Schmerzen in Hüften und Knien, Rückenschmerzen, chronischem trockenem Husten, Verstopfung.

Pinienkerne

- Leicht warm, süß; Fk Leber, Lunge und Dickdarm (oo. hepaticus, pulmonalis et intestini crassi, *gan fei dachang*)
- Stützen Xue und Yin, befeuchten den Fk Lunge (o. pulmonalis, *fei*), vertreiben „Wind" (ventus, *feng*)
- Vor allem bei chronischem trockenem Husten, Gelenkschmerzen.

Honig

- Neutral, süß; Fk Milz, Lunge und Dickdarm (oo. lienalis, pulmonalis et intestini crassi, *pi fei dachang*)
- Stützt die „Mitte" (Fk Milz und Magen, oo. lienalis et stomachi, *pi wei*), befeuchtet die Fk Lunge und Dickdarm (oo. pulmonalis et intestini crassi, *fei dachang*), lindert akute Schmerzzustände, wirkt entgiftend
- Vor allem bei Kraftlosigkeit und Kurzatmigkeit, trockenem Husten, Verstopfung.

5 Elixier für ein jadeglänzendes Antlitz

Rezept für 1 Portion

**1 kg frische Äpfel
evtl. Honig**

- Apfelkraut entsteht durch Zerkleinern und Auspressen von frischen Äpfeln.
- Der Saft wird über Stunden ohne Deckel sanft eingekocht, bis ein zäher Sirup entsteht.
- Je nach Apfelsorte nachsüßen mit Honig.

Zubereitungszeit: 5 Minuten

Tipps:
- Apfelkraut gibt es fertig zu kaufen im Reformhaus oder Bioladen.
- Es eignet sich als Brotaufstrich ebenso wie zum Verfeinern von Nachspeisen.
- Als schmackhaftes Getränk kann man 1 EL Apfelkraut in einer Tasse heißen Wassers auflösen und trinken, evtl. süßen.

Wirkung

Befeuchtung des Yin der Fk Magen, Milz und Lunge (yin stomachi, lienale et pulmonale, *wei pi fei yin*).

Funktionskreisbezug	Fk Milz (o. lienalis, *pi*)	++
	Fk Lunge (o. pulmonalis, *fei*)	++
	Fk Magen (o. stomachi, *wei*)	+
Temperaturverhalten	warm	+
Geschmack	süß	+++
Wirkung	befeuchtet das Yin der Fk Milz und Magen (yin lienale, *piyin*, yin stomachi, *weiyin*)	++
	befeuchtet das Yin des Fk Lunge (yin pulmonale, *feiyin*)	++
Indikation	Abmagerung	
	trockene Haut	
	trockener Husten	
	trockene Kehle	

Erläuterung

Äpfel, die im rohen Zustand kühlend wirken, wandeln ihr Temperaturverhalten durch die beschriebene Zubereitung zu warm. Sie behalten allerdings ihren befeuchtenden Charakter, der hauptsächlich das Yin der Fk Magen, Milz und Lunge (yin stomachi, lienale et pulmonale, *wei pi fei yin*) stützt.

Indikationen

Verminderter Appetit, Abmagerung und Kraftlosigkeit sowie Trockenheit von Mund und Lippen weisen auf eine energetische Schwäche des Yin des Fk Milz (depletio yin lienale, *piyin xu*) hin. Trockener Husten und trockene Haut zeigen einen Säftemangel *(jinye)* im Fk Lunge (o. pulmonalis, *fei*), Durst sowie Verstopfung im Fk Magen (o. stomachi, *wei*) an. Die Zunge ist zart gerötet, trocken mit dünnem, eventuell in der Mitte fehlendem Belag, die Pulse sind erschöpft (depleti, *xu*) und zart (minuti, *xi*).

Angaben zur Einnahme

Bei Beschwerden ist die tägliche Anwendung zu empfehlen. Die Rezeptur eignet sich zur prophylaktischen Einnahme, um das jadeglänzende Antlitz, d. h. eine gesunde Versorgung mit Säften *(jinye)* aus dem Bereich der „Mitte", zu erhalten. Ähnlich in der Wirkung sind „Getreidebrei mit Apfel" (S. 58) sowie Bratäpfel (S. 258).

Die einzelnen Zutaten und ihre Wirkungen

Apfel

- Kühl (gerieben oder gegart: leicht warm), süß und etwas sauer; Fk Milz und Magen (oo. lienalis et stomachi, *pi wei*), Fk Lunge (o. pulmonalis, *fei*)
- Kühlt „Hitze" (calor, *re*) und befeuchtet, stützt das Yin des Fk Milz (yin lienale, *piyin*)
- Vor allem bei Verdauungsstörungen, vermindertem Appetit.

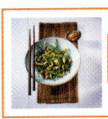

6 Salate

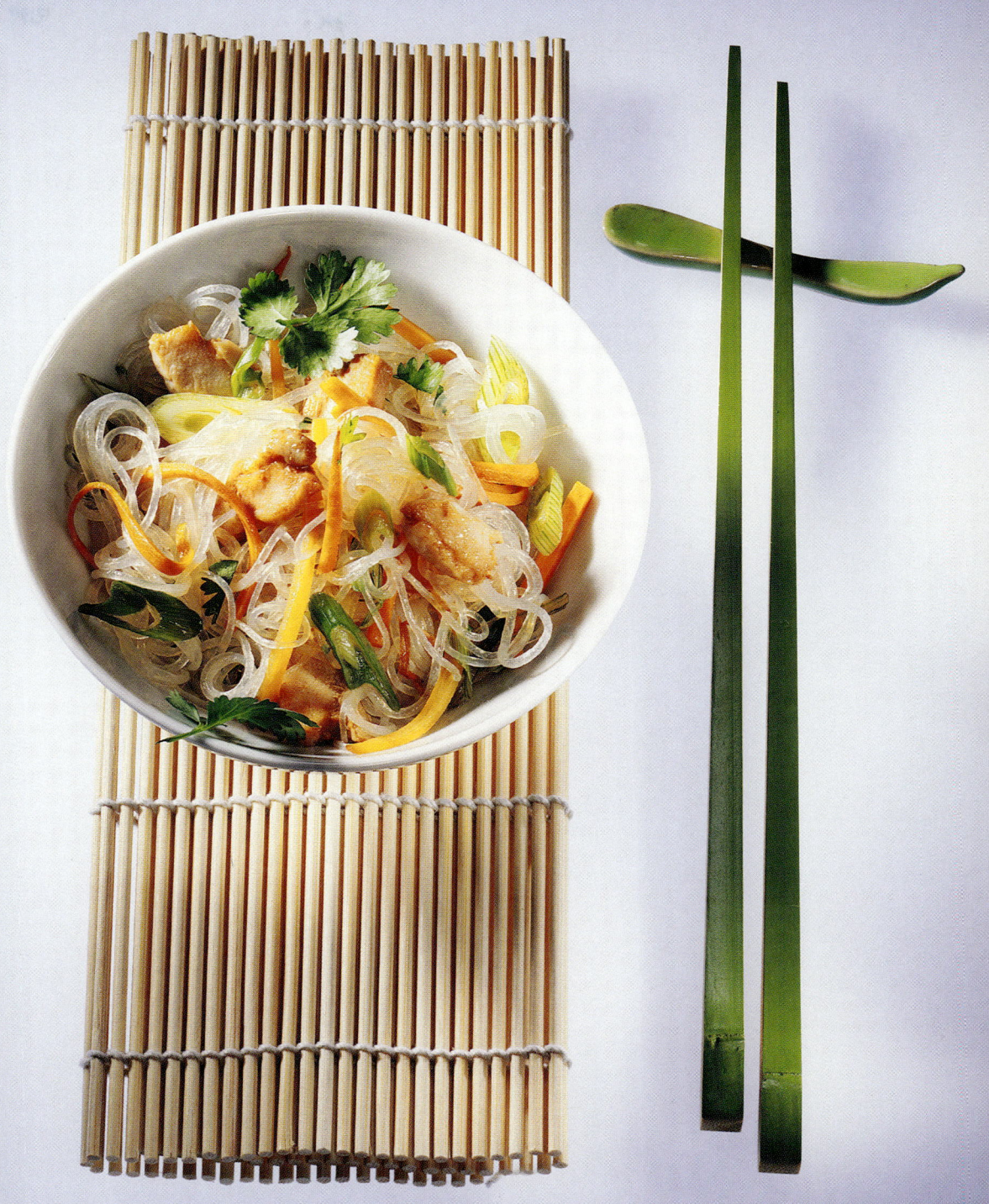

6 Salate

1 Erfrischender Getreidesalat

Rezept für 4 Personen

2 Tassen Gemüsebrühe
1 Tasse Getreide (Couscous oder
Bulgur)
3–4 Tomaten
¹/₂ Salatgurke
1 rote Paprika
1 Bund Petersilie
Pfefferminze
1–2 Knoblauchzehen
1 Bund Schnittlauch
Zitronensaft
Olivenöl
Meersalz
Pfeffer
schwarze Oliven

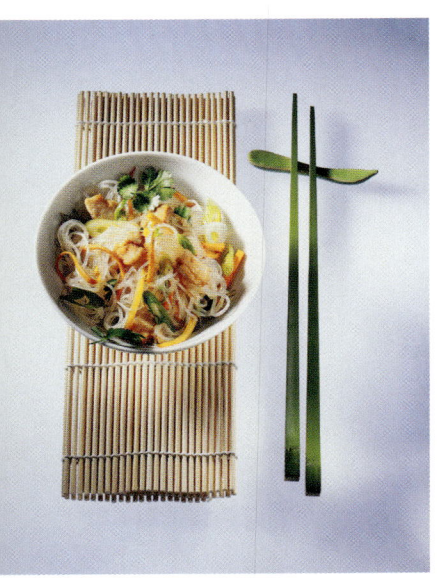

- Gemüsebrühe aufkochen.
- Getreide (Couscous oder Bulgur) einstreuen, aufkochen und zugedeckt bei kleinster Flamme 3 Minuten köcheln lassen, danach ausschalten und ausquellen lassen, während des Vorganges nicht umrühren!
- Tomaten, Salatgurke und Paprika in kleine Würfel schneiden.
- Petersilie, Pfefferminze und Knoblauch sehr fein hacken.
- Schnittlauch in Röllchen schneiden.
- Alle Zutaten gut vermischen und mit dem ausgekühlten Getreide vermengen.
- Mit Zitronensaft, Olivenöl, Meersalz und Pfeffer den Salat pikant würzen.
- Den Salat mit Oliven garnieren.

Zubereitungszeit: 30 Minuten

Tipps:

- Für diesen Salat eignen sich hervorragend Couscous (Hartweizen), Bulgur (Hartweizen), Hirse, Buchweizen oder Thermogetreide (bitte jeweilige Kochzeiten beachten).
- Die Gemüsemenge ist variabel, jedoch sollten Sie nicht auf die frische Pfefferminze verzichten, die den Salat sehr erfrischend macht.

Wirkung

Stützung der „Mitte" (Fk Milz und Magen, oo. lienalis et stomachi, *pi wei*) mit Kühlung von „Hitze" (calor, *re*) und mildes Öffnen der Oberfläche (extima, *biao*) (je nach Auswahl des Getreides und Dosierung der Einzelmittel Betonung einer bestimmten Wirkrichtung möglich).

Funktionskreisbezug	Fk Magen (o. stomachi, *wei*)	++
	Fk Milz (o. lienalis, *pi*)	+
	Fk Lunge (o. pulmonalis, *fei*)	+
Temperaturverhalten	kühl	++
Geschmack	süß	++
	scharf	+
Wirkung	kühlt „Hitze" (calor, *re*)	++
	mehrt die Säfte *(jinye)*	+
	öffnet die Oberfläche (extima, *biao*)	+
Indikation	Unruhe	
	Hitzewallungen	
	Verstopfung	
	fieberhafte Erkältungen	

Erläuterung

Von den genannten Getreidearten sind Weizen und Buchweizen neben ihrer die „Mitte" (Fk Milz und Magen, oo. lienalis et stomachi, *pi wei*) stützenden Funktion als kühl qualifiziert. Dadurch können „Hitze"-Prozesse (calor, *re*) im Fk Herz (o. cardialis, *xin*) (Weizen) oder den Fk Magen, Dick- und Dünndarm (oo. stomachi et intestinorum, *wei chang*) (Buchweizen) gekühlt werden. Die Zubereitung als Salat unterstützt dieses Anliegen, ebenso die Zugabe der kalt wirkenden Tomate, die insbesondere den Fk Leber (o. hepaticus, *gan*) kühlt und besänftigt, und der Gurke. Beide spenden gleichzeitig Säfte *(jinye)* und mehren das Yin. Die scharfen Beigaben wie Paprika, Knoblauch, Schnittlauch, Petersilie und Pfefferminze wirken bewegend und öffnen die Oberfläche (extima, *biao*).

Indikationen

Das Rezept kann durch Auswahl eines bestimmten Getreides und Dosierung der Einzelmittel verschiedenen klinischen Anliegen dienen:

Mit Verwendung des Weizens können insbesondere Unruhe, Hitzewallungen, Schlafstörungen sowie vermehrte Schweiße bei roter Zungenspitze und überflutendem (exundans, *hong*) Puls als Ausdruck einer „Hitze" (calor, *re*) im Fk Herz (o. cardialis, *xin*) korrigiert werden. Arterieller Hochdruck und Kopfschmerzen können begleitend hinzukommen. Zur Behandlung sollte man reichlich Tomaten und auch Gurken beifügen, gut salzen, die scharfen Bestandteile jedoch sehr sparsam einsetzen.

Bereitet man das Gericht auf Buchweizen- oder Gerstengrundlage, richtet sich die Wirkung auf den Bauchbereich: Schmerzen und Spannungsgefühle bei Nahrungsmittelblockaden mit Verstopfung sowie schmerzhafte Durchfälle und Ausfluss im Rahmen von Entzündungen und Infekten wie bei (vor allem im Sommer auftretenden) Nahrungsmittelvergiftungen. Die „Hitze" (calor, *re*) und die „Feuchtigkeit" (humor, *shi*) in den Fk Magen, Dick- und Dünndarm (oo. stomachi et intestinorum, *wei chang*) zeigt sich auch an einer roten Zunge, dem gelben und eventuell klebrigen Zungenbelag, dem angefüllten (replet, *shi*) und schlüpfrigen (lubricus, *hua*) Puls. Hier sind die Gurke zur Entgiftung und die scharfen Beigaben zur Lösung der Blockaden und der „Feuchtigkeit" (humor, *shi*) wesentlich.

Hirse sollte eingesetzt werden, um bei der Kühlung von „Hitze" (calor, *re*) eine etwas labile „Mitte" (Fk Milz und Magen, oo. lienalis et stomachi, *pi wei*) gleichzeitig sanft zu erwärmen; sie ist besonders für ältere Menschen oder Kinder geeignet.

Allgemein ist der Salat hervorragend bei infektiösen Entzündungen im Hals-Nasen-Ohren-Bereich und der Atemwege, die sich zum Teil noch oberflächlich befinden (Schüttelfrost, Wind- und Kälteabscheu, Gliederschmerzen, oberflächlicher [superficial, *fu*] Puls), aber auch schon tiefer gedrungen sind (hohes Fieber, rote Zunge, Durst). Die scharfen Bestandteile lösen dabei den Prozess nach außen aus, die kalten kühlen im Inneren.

Angaben zur Einnahme

In den Wechseljahren ist bei entsprechenden Beschwerden ein regelmäßiger Verzehr des Salates anzuraten.

Bei Beschwerden im Bauchbereich ist die Dauer und Häufigkeit der Einnahme abhängig von den Beschwerden und vom Zungen- und Pulsbefund.

Bei der beschriebenen Erkältungssymptomatik können die einzelnen Dosierungen dem jeweiligen Befund kurzfristig flexibel angepasst werden, die Einnahme erfolgt bis zur Gesundung.

Die einzelnen Zutaten und ihre Wirkungen

Weizen

- Kühl, süß; Fk Herz (o. cardialis, *xin*), Fk Milz und Niere (oo. lienalis et renalis, *pi shen*)
- Stützt den Fk Herz (o. cardialis, *xin*), beseitigt Unruhe und „Hitze" (calor, *re*), wirkt harntreibend, hält den Schweiß zurück
- Wichtiges Mittel zur Stützung des Yin und Absenkung des Yang, d. h. vor allem bei Erregungszuständen, Unruhe, Schlafstörungen sowie spontanen oder nächtlichen Schweißen.

Buchweizen

- Neutral/kühl, süß; Fk Milz, Magen und Dickdarm (oo. lienalis, stomachi et intestini crassi, *pi wei dachang*)
- Beseitigt „Feuchtigkeit" (humor, *shi*), stützt die „Mitte" (Fk Milz und Magen, oo. lienalis et stomachi, *pi wei*), senkt Qi ab, macht den Fk Dickdarm (o. intestini crassi, *dachang*) frei, wirkt entgiftend

- Wichtiges Mittel zur Ausleitung von „Feuchtigkeit" (humor, *shi*) und „Hitze" (calor, *re*); z. B. bei Spannungsgefühlen und Schmerzen im Unterbauch, Colitis, Hepatitis, rheumatischen Beschwerden, Harnwegsinfekten.

Hirse (Rispenhirse)

- Warm, süß; Fk Milz und Magen (oo. lienalis et stomachi, *pi wei*), Fk Niere (o. renalis, *shen*)
- Stützt das Qi und die „Mitte" (Fk Milz und Magen, oo. lienalis et stomachi, *pi wei*)
- Schönes Mittel zur Stabilisierung der „Mitte" (Fk Milz und Magen, oo. lienalis et stomachi, *pi wei*) und des Fk Niere (o. renalis, *shen*); auch gut für Kinder geeignet
- Vor allem bei Durchfall, Gedeihstörungen, Kraftlosigkeit.

Tomate

- Kühl, süß und sauer; Fk Magen und Leber (oo. stomachi et hepaticus, *wei gan*)
- Kühlt „Hitze"-Prozesse (calor, *re*), besänftigt die Aktivität des Fk Leber (o. hepaticus, *gan*), erzeugt Säfte (*jinye*)
- Vor allem bei Kopfschmerzen, Schwindel, Bluthochdruck, auch bei Blutungen (nicht ganz so effektiv wie Aubergine).

Salatgurke

- Kühl, süß; Fk Milz, Magen und Dickdarm (oo. lienalis, stomachi et intestini crassi, *pi wei dachang*), Fk Blase (o. vesicalis, *pangguang*)
- Kühlt „Hitze"-Prozesse (calor, *re*), harntreibend, abschwellend, entgiftend
- Bei verschiedenen „Hitze"-Prozessen (calor, *re*) wie Unruhe mit Durst, Schwellungen und Schmerzen im Hals, gerötete und geschwollene Augen
- **Zu beachten!** In rohem Zustand ist Gurke bei „Feuchtigkeit"-Befunden (humor, *shi*) zu meiden.

Paprika

- Warm/heiß, scharf; Fk Milz, Magen und Herz (oo. lienalis, stomachi et cardialis, *pi wei xin*)
- Erwärmt die „Mitte" (Fk Milz und Magen, oo. lienalis et stomachi, *pi wei*), zerstreut „Kälte" (algor, *han*), schweißtreibend
- Vor allem bei auf „Kälte" (algor, *han*) beruhenden Verdauungsblockaden und Gelenkbeschwerden, Durchfall, Muskelschmerzen.

Petersilie (interpoliert)

- Leicht warm, leicht bitter, scharf; Fk Magen (o. stomachi, *wei*)
- Löst Verdauungsblockaden, senkt Qi ab
- Vor allem bei vermindertem Appetit, Übelkeit.

Pfefferminze

- Kühl, scharf; Fk Lunge und Leber (oo. pulmonalis et hepaticus, *fei gan*)
- Löst und zerstreut „Wind-Hitze"-Prozesse (calor venti, *fengre*), klärt und kühlt den Kopf, löst die Oberfläche (extima, *biao*)
- Vor allem bei Kopfschmerzen, geröteten Augen.

Knoblauch

- Warm, scharf; Fk Milz, Magen und Lunge (oo. lienalis, stomachi et pulmonalis, *pi wei fei*)
- Bewegt das Qi, erwärmt die „Mitte" (Fk Milz und Magen, oo. lienalis et stomachi, *pi wei*), vertreibt „Feuchtigkeit" (humor, *shi*) und „Schleim" (pituita, *tan*), wirkt entgiftend
- Vor allem bei „Kälte" (algor, *han*) der „Mitte" (Fk Milz und Magen, oo. lienalis et stomachi, *pi wei*), Oberbauchsymptomatik, auch bei beginnenden Erkältungen
- **Zu beachten!** Bei „Hitze"-Prozessen (calor, *re*) und energetischer Schwäche (depletio, *xu*) des Yin sowie bei Augenkrankheiten und Hämorrhoiden sollte Knoblauch mit Vorsicht angewendet werden.

Schnittlauch (interpoliert)

- Warm, süß und scharf; Fk Lunge und Magen (oo. pulmonalis et stomachi, *fei wei*), Fk Niere (o. renalis, *shen*)
- Vor allem bei „Kälte" (algor, *han*) in der „Mitte" (Fk Milz und Magen, oo. lienalis et stomachi, *pi wei*), Durchfall, Schluckbeschwerden
- **Zu beachten!** Aufgrund seiner Wärme und Schärfe sollte Schnittlauch auch bei „Hitze" (calor, *re*) sowie bei energetischer Schwäche (depletio, *xu*) des Qi nur in geringen Maßen verwendet werden.
- Weiterhin sollte man ihn nicht mit Honig kombinieren.

2 Glasnudelsalat mit Hühnerfleisch

Rezept für 4 Portionen

100 g Glasnudeln
2 Hähnchenbrustfilets
3–4 EL Sojasauce
2 EL Öl
2 EL Sherry medium
Saft von 1 Zitrone
etwas Zitronenschale
Sojasauce
Pfeffer
250 g Karotten
wenig Öl
1 Bund Frühlingszwiebeln
¹/₂ bis 1 Bund Koriander

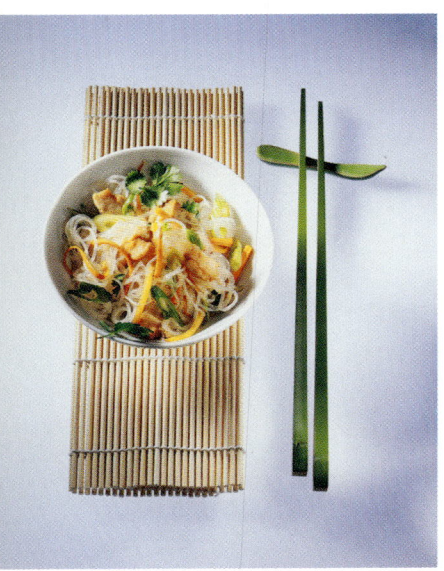

- Glasnudeln mit heißem Wasser übergießen und quellen lassen, bis sie weich sind. Danach abtropfen lassen und in 4–5 cm lange Stücke schneiden.
- Hähnchenbrustfilets waschen, trockentupfen und in ½ cm breite Streifen schneiden.
- 2 EL Sojasauce, 2 EL Öl und 2 EL Sherry medium: Marinade mischen und das Fleisch etwa 15 Minuten marinieren. Danach das Fleisch in Öl kräftig anbraten und herausnehmen.
- Mit dem Saft von 1 Zitrone, etwas Zitronenschale, 2 EL Sojasauce und Pfeffer den Bratensatz ablöschen und beiseite stellen.
- Karotten schälen und in feine Stifte schneiden.
- Wenig Öl in der Pfanne erhitzen und das Gemüse bissfest anbraten.

- Frühlingszwiebeln vorbereiten und schräg in sehr dünne Ringe schneiden, zugeben.
- 1–2 EL Sojasauce zum Würzen darübergeben und verkochen lassen.
- Alle Zutaten vorsichtig miteinander mischen, evtl. nachwürzen.
- Koriander fein hacken und untermischen.

Zubereitungszeit: 40 Minuten

Tipps:
- Wenn man die Frühlingszwiebeln kurz mit den Karotten andünstet, wird der intensive Zwiebelgeschmack gemildert.
- Statt Koriander eignet sich auch frisch gehackte Petersilie.

Wirkung

Stützung und Durchlässigmachung der „Mitte" (Fk Milz und Magen, oo. lienalis et stomachi, *pi wei*), leichtes Öffnen der Oberfläche (extima, *biao*).

Funktionskreisbezug	Fk Magen (o. stomachi, *wei*)	++
	Fk Milz (o. lienalis, *pi*)	+
	Fk Leber (o. hepaticus, *gan*)	+
	Fk Herz (o. cardialis, *xin*)	+
	Fk Lunge (o. pulmonalis, *fei*)	+
Temperaturverhalten	kühl	+
Geschmack	süß	++
	scharf	+
Wirkung	stützt das Qi des Fk Milz (qi lienale, *piqi*)	++
	reguliert die „Mitte" (Fk Milz und Magen, oo. lienalis et stomachi, *pi wei*)	++
	löst das Qi des Fk Leber (qi hepatici, *ganqi*)	+
	kühlt „Hitze" (calor, *re*)	+
Indikation	Kraftlosigkeit	
	Übelkeit, Bauchweh	
	beginnende Erkältung	

Erläuterung

Hühnerfleisch kräftigt und wärmt die „Mitte" (Fk Milz und Magen, oo. lienalis et stomachi, *pi wei*). Karotten stützen ebenfalls die „Mitte" (Fk Milz und Magen, oo. lienalis et stomachi, *pi wei*), wirken aber absenkend. Auch die Glasnudeln aus Mungbohnen senken leicht ab. Sie leiten auch „Feuchtigkeit" (humor, *shi*) aus und kühlen die Fk Herz und Magen (oo. cardialis et stomachi, *xin wei*). Koriander und Frühlingszwiebel bewegen, lösen Blockaden und öffnen die Oberfläche (extima, *biao*).

Ähnlich der Kartoffelpfanne mit Hühnerbrust und Spinat (s. S. 156) werden diejenigen Qi-Bewegungen mit diesem Salat gekräftigt, die einen harmonischen Ablauf der Funktion der „Mitte" (Fk Milz und Magen, oo. lienalis et stomachi, *pi wei*) gewährleisten: Aufsteigen, Regulierung und Absenkung. Im Unterschied zum genannten Rezept ist der Salat kühlender, absenkender und durch die Schärfe öffnender. Somit lässt er sich bei einer Stagnation des Qi des Fk Leber (qi hepatici, *ganqi*) und leichter „Hitze" (calor, *re*) im Fk Herz (o. cardialis, *xin*) in Kombination mit einer energetischen Schwäche (depletio, *xu*) im Fk Milz (o. lienalis, *pi*) verwenden.

Indikationen

Schwächezustände mit vermindertem Appetit und weichen Stühlen, bei denen Stauungen mit Übelkeit, Blähungen, Völle- und Spannungsgefühlen auftreten. Die Zunge ist etwas weich, der Puls erschöpft (deplet, *xu*), eventuell saitenförmig (chordal, *xian*). Diese Situation ist häufig bei emotionalen Spannungen und Stress bei geschwächter „Mitte" (Fk Milz

und Magen, oo. lienalis et stomachi, *pi wei*) anzutreffen.

Durch die Wirkung der scharfen Bestandteile kann der Salat auch bei beginnenden, leichten Erkältungen verwendet werden. Allerdings werden dazu noch wärmere Speisen und Getränke benötigt wie der Brei mit Frühlingszwiebel und Ingwer (s. S. 74) oder das Dekokt aus Frühlingszwiebeln, Ingwer und braunem Zucker (s. S. 272).

Angaben zur Einnahme

Der Salat kann grundsätzlich häufig verwendet werden, nur bei starker Schweißneigung und „Kälte" (algor, *han*) der „Mitte" (Fk Milz und Magen, oo. lienalis et stomachi, *pi wei*) mit Durchfällen ist Vorsicht geboten.

Die einzelnen Zutaten und ihre Wirkungen

Mungbohnen/Glasnudeln

* Kühl, süß; Fk Herz und Magen (oo. cardialis et stomachi, *xin wei*)
* Kühlen „Hitze" (calor, *re*), senken Qi ab, beseitigen Schwellungen, wirken harntreibend und entgiftend
* Vor allem bei Unruhe und Durst, Miktionsstörungen, Gedunsenheit und Ödemen.

Hühnerfleisch

* Warm, süß; Fk Milz und Magen (oo. lienalis et stomachi, *pi wei*)
* Erwärmt die „Mitte" (Fk Milz und Magen, oo. lienalis et stomachi, *pi wei*), stützt das Yang des Fk Milz (o. lienalis, *pi*) und das Struktivpotenzial *(jing)*

- Vor allem bei Schwäche der „Mitte"
  (Fk Milz und Magen, oo. lienalis et
  stomachi, *pi wei*), Durchfall, vermindertem Appetit, Ödemen und Gedunsenheit, Kältegefühl in Leibesmitte,
  Schwäche nach der Geburt
- **Zu beachten!** Bei „Hitze"-Befunden
  (calor, *re*) und bei noch nicht bereinigten Schrägläufigkeiten (Heteropathien,
  xie) mit Vorsicht einzusetzen.

Karotte

- Neutral (roh: kühl), süß; Fk Milz,
  Magen und Leber (oo. lienalis, stoma-
  chi et hepaticus, *pi wei gan*)
- Stützt den Fk Leber (o. hepaticus,
  gan) und die „Mitte" (Fk Milz und
  Magen, oo. lienalis et stomachi, *pi
  wei*), senkt Qi ab, entgiftet
- Vor allem bei Verdauungsblockaden,
  Blähungen, Kopfschmerzen, Schwin-
  del, Bluthochdruck.

Frühlingszwiebel

- Warm, scharf; Fk Lunge und Magen
  (oo. pulmonalis et stomachi, *fei wei*)
- Öffnet die Oberfläche (extima, *biao*),
  stützt das Yang, zerstreut „Kälte"
  (algor, *han*), wirkt entgiftend
- Vor allem bei „Wind-Kälte"-Erkältun-
  gen (algor venti, *fenghan*) mit Schüttelfrost, Schweißlosigkeit
- **Zu beachten!** Aufgrund ihrer Wärme
  sollten Frühlingszwiebeln bei „Hitze"
  (calor, *re*) sowie bei energetischer
  Schwäche (depletio, *xu*) des Qi nur in
  geringen Maßen verwendet werden.
- Weiterhin sollte man sie nicht mit
  Honig kombinieren.

Korianderblätter

- Warm, scharf; Fk Lunge und Milz
  (oo. pulmonalis et lienalis, *fei pi*)
- Öffnen die Oberfläche (extima, *biao*),
  senken Qi ab, lösen Verdauungsblockaden
- Vor allem bei „Kälte" (algor, *han*) in
  der „Mitte" (Fk Milz und Magen,
  oo. lienalis et stomachi, *pi wei*) mit
  Übelkeit oder bei „Wind-Kälte"-Erkäl-
  tungen (algor venti, *fenghan*) mit
  Schüttelfrost, Schweißlosigkeit.

3 Lauwarmer Zucchinisalat mit Pilzen

Rezept für 4 Portionen

500 g Zucchini
1 rote Paprika
3 Frühlingszwiebeln
300 g gemischte Pilze
(z. B. Champignons, Austernpilze)
6 EL Öl
2–3 EL Apfelessig
2–3 EL Balsamico
Meersalz
Pfeffer
gehackte Petersilie

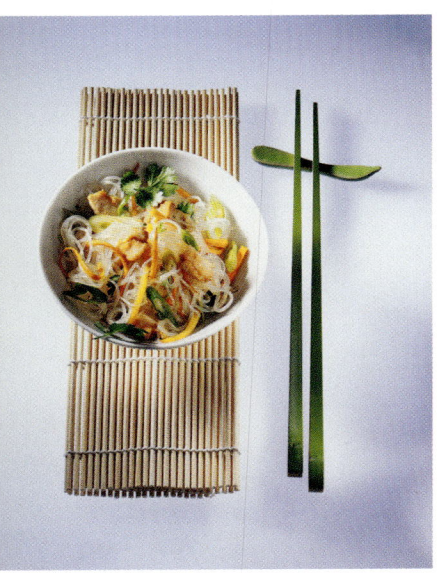

- Zucchini in dünne Scheiben schneiden.
- Paprika in dünne Streifen schneiden.
- Frühlingszwiebeln schräg in dünne Ringe schneiden.
- Gemischte Pilze (z. B. Champignons, Austernpilze) vorbereiten, in dünne Scheiben schneiden oder zupfen.
- Mit Öl das Gemüse separat von den Pilzen bissfest andünsten, danach vorsichtig zusammenmischen.
- Mit Apfelessig, Balsamico, Meersalz und Pfeffer das Gemüse pikant würzen, etwas abkühlen lassen.
- Gehackte Petersilie darüberstreuen.

Zubereitungszeit: 40 Minuten

Tipp: Ohne Essigsorten passt das Gemüse sehr gut zu Pasta und Getreide als Beilage.

Wirkung

Milde Kühlung und Klärung der „Mitte"
(Fk Milz und Magen, oo. lienalis et stomachi, *pi wei*).

Funktionskreisbezug	Fk Magen (o. stomachi, *wei*)	++
	Fk Milz (o. lienalis, *pi*)	+
Temperaturverhalten	kühl	+
Geschmack	süß	+
	scharf	+
Wirkung	kühlt „Hitze" des Fk Magen (calor stomachi, *weire*)	++
	stützt das Qi des Fk Milz (qi lienale, *piqi*)	+
	leitet „Feuchtigkeit"/„Schleim" (humor/pituita, *shi tan*) aus	+
Indikation	Aufstoßen, Übelkeit	
	trockener Mund	
	verminderter Appetit	
	Erschöpfbarkeit	
	zäher Schleim	

Erläuterung

Da Champignon und Zucchini als kühl
qualifiziert sind, können sie „Hitze"
(calor, *re*) kühlen und befeuchten. Austernpilze und Champignons stützen den
Fk Milz (o. lienalis, *pi*), wie Zucchinis leiten sie „Feuchtigkeit" (humor, *shi*) aus
(Austernpilz) und wandeln „Schleim"
(pituita, *tan*) um (Champignon), haben
also klärende Eigenschaften.

Wärmend und öffnend beugen Paprika,
Frühlingszwiebel und Essig Verdauungsblockaden vor, die durch den kühlen
Charakter des Gerichtes erzeugt werden
könnten.

Der Salat kräftigt also hauptsächlich den
Fk Magen (o. stomachi, *wei*) durch
Befeuchtung und Kühlung, aber auch
den Fk Milz (o. lienalis, *pi*) durch Stützung und Klärung.

Indikationen

Bei vermindertem Appetit, Kraftlosigkeit
und Erschöpfbarkeit, Aufstoßen, Übelkeit
sowie trockenem Rachen und Durst ist
der Salat gut einzusetzen. Die Zunge ist
leicht gerötet und trocken, der Puls ist
zart (minutus, *xi*) und beschleunigt
(celer, *shu*). Es können sich zäher
Schleim und leichte Ödeme gebildet
haben.

Angaben zur Einnahme

Der Salat ist gerade im Sommer oder
nach fiebrigen Erkrankungen sowie chronischen Entzündungen mit Schmälerung
der Säfte *(jinye)* sehr nützlich und kann
bis zum Ausgleich der Verschiebungen
regelmäßig eingenommen werden.

Die einzelnen Zutaten und ihre Wirkungen

Zucchini (interpoliert)
- Kühl, süß; Fk Milz, Magen und Dickdarm (oo. lienalis, stomachi et intestini crassi, *pi wei dachang*), Fk Blase (o. vesicalis, *pangguang*)
- Kühlt „Hitze"-Prozesse (calor, *re*), wirkt abschwellend und harntreibend
- Bei Halsschmerzen, Gedunsenheit und Ödemen, Harnwegsinfekten.

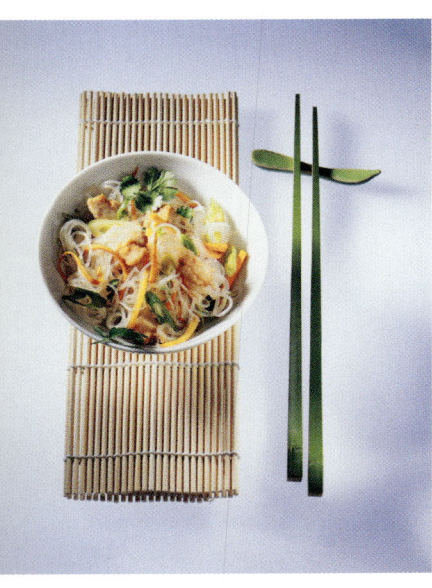

Paprika
- Warm/heiß, scharf; Fk Milz, Magen und Herz (oo. lienalis, stomachi et cardialis, *pi wei xin*)
- Erwärmt die „Mitte" (Fk Milz und Magen, oo. lienalis et stomachi, *pi wei*), zerstreut „Kälte" (algor, *han*), schweißtreibend
- Vor allem bei auf „Kälte" (algor, *han*) beruhenden Verdauungsblockaden und Gelenkbeschwerden, Durchfall, Muskelschmerzen.

Champignon/Egerling
- Kühl, süß; Fk Milz, Magen, Lunge, Dick- und Dünndarm (oo. lienalis, stomachi, pulmonalis et intestinorum, *pi wei fei chang*)
- Stützt die „Mitte" (Fk Milz und Magen, oo. lienalis et stomachi, *pi wei*), reguliert das Qi, befeuchtet
- Vor allem bei Schwäche der „Mitte" (Fk Milz und Magen, oo. lienalis et stomachi, *pi wei*) mit Müdigkeit, vermindertem Appetit oder bei „Trockenheit" (ariditas, *zao*) des Fk Lunge (o. pulmonalis, *fei*) mit Husten.

Austernpilze
- Tendenz zur Wärme, süß; Fk „Mitte" (Fk Milz und Magen, oo. lienalis et stomachi, *pi wei*), Fk Leber (o. hepaticus, *gan*)
- Stützen die „Mitte" (Fk Milz und Magen, oo. lienalis et stomachi, *pi wei*) und wandeln „Feuchtigkeit" (humor, *shi*) um
- Vor allem bei allgemeiner Schwäche z.B. nach der Geburt, Gelenkbeschwerden.

Frühlingszwiebel

- Warm, scharf; Fk Lunge und Magen (oo. pulmonalis et stomachi, *fei wei*)
- Öffnet die Oberfläche (extima, *biao*), stützt das Yang, zerstreut „Kälte" (algor, *han*), wirkt entgiftend
- Vor allem bei „Wind-Kälte"-Erkältungen (algor venti, *fenghan*) mit Schüttelfrost, Schweißlosigkeit
- **Zu beachten!** Aufgrund ihrer Wärme sollten Frühlingszwiebeln bei „Hitze" (calor, *re*) sowie bei energetischer Schwäche (depletio, *xu*) des Qi nur in geringen Maßen verwendet werden.
- Weiterhin sollte man sie nicht mit Honig kombinieren.

Essig

- Warm, sauer und bitter; Fk Magen und Leber (oo. stomachi et hepaticus, *wei gan*)
- Zerstreut Xue-Stasen, stillt Blutungen, beseitigt Verdauungsblockaden, entgiftet
- Vor allem bei Verdauungsblockaden, Blutungen verschiedenster Art
- **Zu beachten!** Aufgrund seines ausgeprägten sauren Sapors sollte Essig bei „Feuchtigkeits"-Belastungen (humor, *shi*) nur in geringen Maßen verwendet werden.

Petersilie (interpoliert)

- Leicht warm, leicht bitter, scharf; Fk Magen (o. stomachi, *wei*)
- Löst Verdauungsblockaden, senkt Qi ab
- Vor allem bei vermindertem Appetit, Übelkeit.

4 Meeresalgen-Salat

Rezept für 4 Portionen

$^1/_2$ **Tasse Algen**
1 EL Öl
$^1/_2$ **Tasse Gemüsebrühe**
1 Karotte
1 Knoblauchzehe
1 TL Zucker
1–2 EL Sojasauce
$^1/_2$ **Bund Schnittlauch**
1 TL Sesam

- Algen in einer großen Schüssel mit lauwarmem Wasser 10–20 Minuten einweichen, bis sie weich sind, herausnehmen, gut abtropfen lassen.
- Öl in einem Topf erhitzen, die Algen kurz andünsten.
- Mit Gemüsebrühe ablöschen und zugedeckt bei schwacher Hitze köcheln lassen, bis sie weich sind.
- Karotte in feine Stifte schneiden.
- Knoblauch fein hacken.
- Karotte und Knoblauch in den letzten 10 Minuten zu den Algen dazugeben. Das Gemüse herausnehmen und abkühlen lassen.
- Zucker und Sojasauce vermischen, zu den Algen geben und würzen.
- Schnittlauch in feine Röllchen schneiden, darübergeben.
- Sesam darüberstreuen.

Zubereitungszeit: 30 Minuten

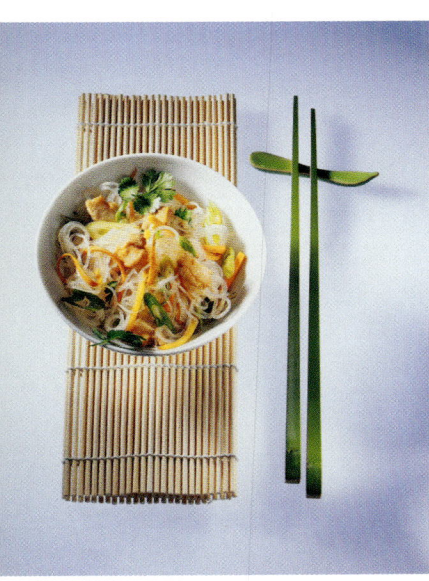

Tipps:
- Für dieses Gericht eignen sich besonders gut Hiziki- oder Arame-Algen (Braunalgen).
- Dieses Meeresgemüse können Sie auch warm zu frisch gekochtem Reis servieren.

Wirkung

Erweichung und kühle Umwandlung von „Schleim" (pituita, *tan*) mit Stützung der Fk Niere und Leber (oo. renalis et hepaticus, *shen gan*).

Funktionskreisbezug	Fk Niere (o. renalis, *shen*)	+++
	Fk Leber (o. hepaticus, *gan*)	+++
Temperaturverhalten	kalt	+
Geschmack	salzig	++
	süß	+
Wirkung	stützt das Yin des Fk Niere (yin renale, *shenyin*)	++
	stützt das Yin des Fk Leber (yin hepatici, *ganyin*)	+
	wandelt „Schleim" (pituita, *tan*) um und leitet ihn aus	++
Indikation	Hörstörungen	
	Schwindelneigung	
	Schwäche von Rücken und Gelenken	
	trockene Augen	
	vergrößerte Lymphknoten	
	Schilddrüsenknoten	

Erläuterung

Die salzigen Algen erweichen „Schleim"-Verhärtungen (pituita, *tan*). Der scharfe und warme Knoblauch vermag diese Zusammenballungen zu zerteilen. Entfernt wird „Schleim" (pituita, *tan*) dann durch die leicht diuretische Wirkung der Algen (insbesondere Brauntang und Rotalgen).

Sesam und Karotte stützen vor allem den Yin-Anteil der Fk Niere und Leber (oo. renalis et hepaticus, *shen gan*). Der Salat ist durch seinen kühlenden Charakter bei oder nach „Hitze"-/„Glut"-Prozessen (calor/ardor, *re huo*) zu empfehlen, die einerseits zu „Schleim" (pituita, *tan*), andererseits zu leichten Schädigungen des Yin des Fk Niere (yin renale, *shenyin*) oder des Yin des Fk Leber (yin hepatici, *ganyin*) geführt haben.

Indikationen

Frühes Ergrauen der Haare, Schwindelneigung, Hörstörungen, Schwäche der Knie und des Rückens, Verstopfung, trockene Augen und Mouches volantes sowie zunehmende Nachtblindheit können bei rötlicher, trockener, vielleicht rissiger und schmaler Zunge und zartem (minutus, *xi*) Puls den oben erwähnten Yin-Verlust anzeigen. Knotenbildungen, insbesondere im Halsbereich (Lymphknoten, Schilddrüse) sind als „Schleim"-Prozesse (pituita, *tan*) zu werten. Schilddrüsenknoten mit Überfunktion oder Morbus Basedow sind häufig anzutreffende Beispiele.

Angaben zur Einnahme

Für alle genannten Störungen ist eine wiederholte und langfristige Einnahme notwendig.

Zu beachten! Algen sind jodhaltig. Diese Eigenschaft unterstützt aus westlicher Sicht die Funktion der Schilddrüse und verhindert Knotenbildungen. Dies deckt sich somit mit der chinesischen Wirkbeschreibung. Da der Jodgehalt der Algen jedoch stark variieren kann, sollte zur Vermeidung einer jodinduzierten Schilddrüsenüberfunktion oder der Verschlechterung einer bestehenden Überfunktion der Salat nicht öfter als einmal pro Woche eingenommen werden. Dies gilt insbesondere bei der Verwendung der stärker jodhaltigen Arame-Algen (Braunalgen).

Die einzelnen Zutaten und ihre Wirkungen

Brauntang/Braunalgen

- Kalt, salzig; Fk Leber, Magen und Niere (oo. hepaticus, stomachi et renalis, *gan wei shen*)
- Wandelt „Schleim" (pituita, *tan*) um, erweicht Verhärtungen, kühlt „Hitze"-Prozesse (calor, *re*), harntreibend
- Vor allem bei Kropf und Schwellungen des äußeren Halses, Schluckbeschwerden, Ödemen und Gedunsenheit.

Karotte

- Neutral (roh: kühl), süß; Fk Milz, Magen und Leber (oo. lienalis, stomachi et hepaticus, *pi wei gan*)
- Stützt den Fk Leber (o. hepaticus, *gan*) und die „Mitte" (Fk Milz und Magen, oo. lienalis et stomachi, *pi wei*), senkt Qi ab, entgiftet
- Vor allem bei Verdauungsblockaden, Blähungen, Kopfschmerzen, Schwindel, Bluthochdruck.

Knoblauch

- Warm, scharf; Fk Milz, Magen und Lunge (oo. lienalis, stomachi et pulmonalis, *pi wei fei*)
- Bewegt das Qi, erwärmt die „Mitte" (Fk Milz und Magen, oo. lienalis et stomachi, *pi wei*), vertreibt „Feuchtigkeit" (humor, *shi*) und „Schleim" (pituita, *tan*), wirkt entgiftend
- Vor allem bei „Kälte" (algor, *han*) der „Mitte" (Fk Milz und Magen, oo. lienalis et stomachi, *pi wei*), Oberbauchsymptomatik, auch bei beginnenden Erkältungen

- **Zu beachten!** Bei „Hitze"-Prozessen (calor, *re*) und energetischer Schwäche (depletio, *xu*) des Yin sowie bei Augenkrankheiten und Hämorrhoiden sollte Knoblauch mit Vorsicht angewendet werden.

Sojasauce

- Kalt, salzig und/oder süß; Fk Milz, Magen und Niere (oo. lienalis, stomachi et renalis, *pi wei shen*)
- Kühlt „Hitze" (calor, *re*), harmonisiert die „Mitte" (Fk Milz und Magen, oo. lienalis et stomachi, *pi wei*), wirkt entgiftend
- Vor allem bei „Hitze"-bedingten (calor, *re*) Verdauungsstörungen, Unruhe, Harnwegsbeschwerden
- **Zu beachten!** Im Übermaß verzehrt kann Sojasauce „Feuchtigkeit"- (humor, *shi*) und „Schleim"-Prozesse (pituita, *tan*) fördern.

Sesam

- Neutral, süß; Fk Leber und Niere (oo. hepaticus et renalis, *gan shen*)
- Stützt die Fk Leber und Niere (oo. hepaticus et renalis, *gan shen*) und befeuchtet sie, wirkt abführend
- Gutes Mittel im Alter; vor allem bei verschwommener Sicht, Drehschwindel, Tinnitus, allgemeiner Kraftlosigkeit, Schwäche und Schmerzen in Hüften und Knien, Palpitationen und Verstopfung
- **Zu beachten!** Gerösteter Sesam ist wärmer, daher Vorsicht bei „Hitze"-Prozessen (calor, *re*).

Schnittlauch (interpoliert)

- Warm, süß und scharf; Fk Lunge und Magen (oo. pulmonalis et stomachi, *fei wei*), Fk Niere (o. renalis, *shen*)
- Vor allem bei „Kälte" (algor, *han*) in der „Mitte" (Fk Milz und Magen, oo. lienalis et stomachi, *pi wei*), Durchfall, Schluckbeschwerden
- **Zu beachten!** Aufgrund seiner Wärme und Schärfe sollte Schnittlauch auch bei „Hitze" (calor, *re*) sowie bei energetischer Schwäche (depletio, *xu*) des Qi nur in geringen Maßen verwendet werden.
- Weiterhin sollte man ihn nicht mit Honig kombinieren.

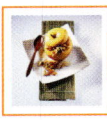

7 Desserts

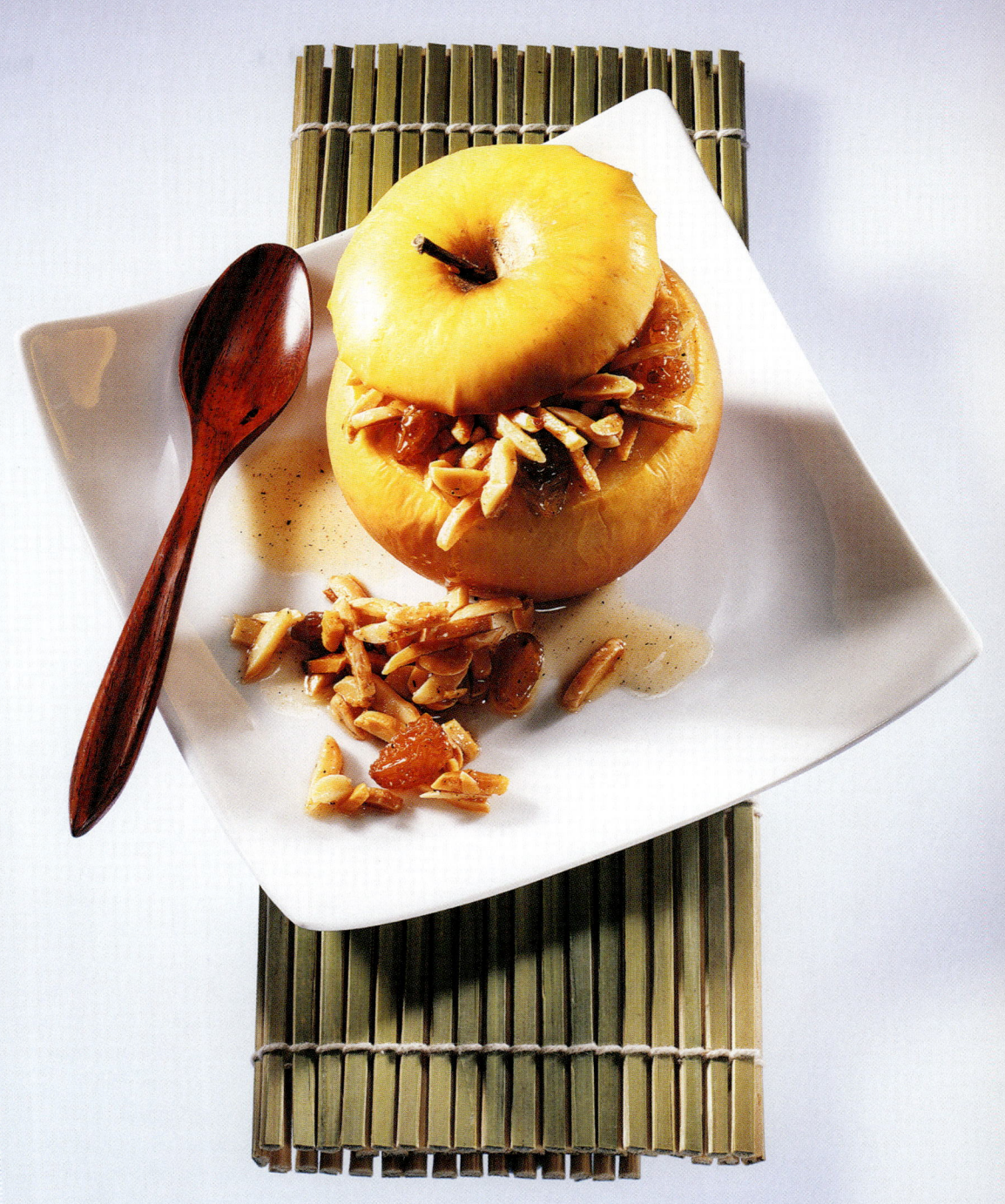

7 Desserts

Das Kapitel Desserts enthält aus zwei Gründen nur wenige Rezepte:

- Viele Süßspeisen sind therapeutisch nicht indiziert, da sie „Feuchtigkeit" (humor, *shi*) und „Schleim" (pituita, *tan*) sowie „Hitze" (calor, *re*) fördern können.
- In China gab es traditionell nur relativ wenige Süßspeisen, und ihre Bedeutung für die Diätetik im Rahmen der chinesischen Medizin ist daher relativ gering.

1 Bratäpfel

Für 4 Portionen

100 g Mandelstifte
1–2 EL Honig
etwas Vanillepulver
etwas Zimt
einige Rosinen
4 Äpfel

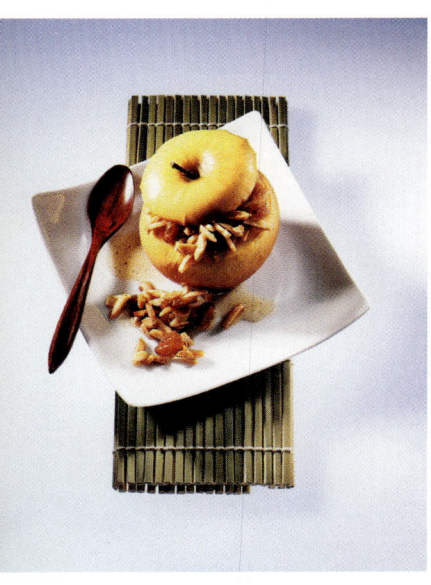

- Mandelstifte in einer Pfanne ohne Fett leicht rösten, auf einem Porzellanteller abkühlen lassen.
- Honig, etwas Vanillepulver, etwas Zimt und einige Rosinen: alles miteinander vermengen, evtl. etwas Wasser/Saft/ gemahlene Mandeln zufügen, um eine geschmeidige Masse zu erhalten.
- Äpfel vorbereiten, von der Blüte bis zum Stängel durchschneiden und das Kerngehäuse entfernen. Mandelmasse großzügig in die Höhlung füllen.
- Äpfel in einen Bräter geben, etwas Wasser zufügen und bei 180 Grad im vorgeheizten Ofen je nach Apfelsorte etwa 25 Minuten backen.

Zubereitungszeit: 20 Minuten

Wirkung

Befeuchten des Yin der Fk Lunge und
Milz (yin pulmonale et lienale, *fei pi yin*).

Funktionskreisbezug	Fk Milz (o. lienalis, *pi*)	++
	Fk Lunge (o. pulmonalis, *fei*)	+
Temperaturverhalten	warm	+
Geschmack	süß	++
Wirkung	befeuchtet das Yin des Fk Milz (yin lienale, *piyin*)	++
	befeuchtet das Yin des Fk Lunge (yin pulmonale, *feiyin*)	+
Indikation	Abmagerung	
	trockene Haut	
	trockener Husten	

Erläuterung

Äpfel, die im rohen Zustand kühlend
wirken, wandeln ihr Temperaturverhalten durch die beschriebene Zubereitung
zu warm. Ebenso wirken die gemahlenen und erhitzten Mandeln. Beide Nahrungsmittel behalten allerdings ihren
befeuchtenden Charakter, der hauptsächlich das Yin der Fk Milz und Lunge (yin
lienale et pulmonle, *pi fei yin*) stützt.
Rosinen runden diese Eigenschaft ab und
erweitern die Wirkung leicht auf die Fk
Leber und Niere (oo. hepaticus et renalis,
gan shen).

Indikationen

Die Bratäpfel sollten bei vermindertem
Appetit, Abmagerung und Kraftlosigkeit
gegessen werden. Trockener Husten,
trockene Haut oder Schleimhäute sowie Verstopfung zeigen einen Säftemangel *(jinye)* im Fk Lunge (o. pulmonalis, *fei*) an.

Angaben zur Einnahme

Durch den oben beschriebenen warmen
Charakter des Rezeptes, der durch Zimt
noch betont wird, ist darauf zu achten,
dass keine „Hitze"-Zeichen (calor, *re*) wie
rote Zunge, starker Durst, hohes Fieber
oder beschleunigter (celer, *shu*) Puls
bestehen.

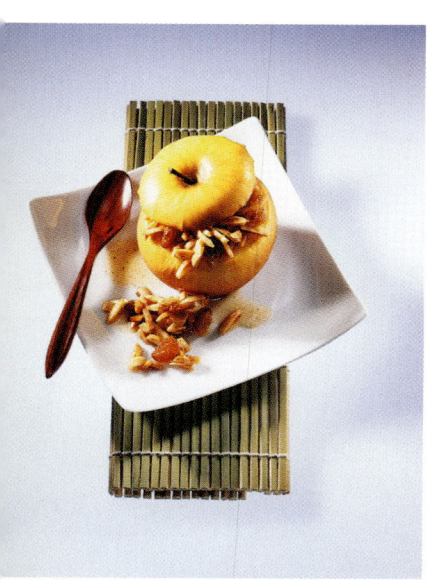

Die einzelnen Zutaten und ihre Wirkungen

Apfel

- Kühl (gerieben oder gegart: leicht warm), süß und etwas sauer; Fk Milz und Magen (oo. lienalis et stomachi, *pi wei*), Fk Lunge (o. pulmonalis, *fei*)
- Kühlt „Hitze" (calor, *re*) und befeuchtet, stützt das Yin des Fk Milz (yin lienale, *piyin*)
- Vor allem bei Verdauungsstörungen, vermindertem Appetit.

Mandeln

- Neutral, süß; Fk Lunge und Dickdarm (oo. pulmonalis et intestini crassi, *fei dachang*)
- Befeuchten die Fk Lunge und Dickdarm (oo. pulmonalis et intestini crassi, *fei dachang*), senken Qi ab, wirken abführend
- Vor allem bei trockenem Husten, Verstopfung.

Rosine/Weintraube

- Neutral, süß und sauer; Fk Lunge, Milz und Niere (oo. pulmonalis, lienalis et renalis, *fei pi shen*), Fk Leber (o. hepaticus, *gan*)
- Stützt die Fk Niere und Leber (oo. renalis et hepaticus, *shen gan*), bringt Säfte *(jinye)* hervor, wirkt leicht harntreibend, stärkt die Funktionen der Muskeln, Sehnen und Knochen
- Vor allem bei allgemeiner Kraftlosigkeit, Schwäche und Schmerzen in Hüften und Knien, Palpitationen, Schwindel, geistiger Abgeschlagenheit, Schweißen.

Zimt

- Warm, scharf; Funktionskreise „Mitte"
  (Fk Milz und Magen, oo. lienalis et
  stomachi, *pi wei*), Fk Leber und Niere
  (oo. hepaticus et renalis, *gan shen*)
- Erwärmt die „Mitte" (Fk Milz und
  Magen, oo. lienalis et stomachi, *pi
  wei*), zerstreut „Kälte" (algor, *han*),
  bewegt das Xue, lindert Schmerzen
- Vor allem bei Frösteln, kalten Extremitäten, Durchfall, Schmerzen in Knien
  und Hüften, Übelkeit und Erbrechen
- **Zu beachten!** Wegen der stark dynamisierenden Wirkung von Zimt sollte
  er bei „Hitze"-Prozessen (calor, *re*)
  sowie bei Blähungsneigungen nicht
  im Übermaß verwendet werden.

Honig

- Neutral, süß; Fk Milz, Lunge und
  Dickdarm (oo. lienalis, pulmonalis et
  intestini crassi, *pi fei dachang*)
- Stützt die „Mitte" (Fk Milz und Magen,
  oo. lienalis et stomachi, *pi wei*),
  befeuchtet die Fk Lunge und Dickdarm (oo. pulmonalis et intestini
  crassi, *fei dachang*), lindert akute
  Schmerzzustände, wirkt entgiftend
- Vor allem bei Kraftlosigkeit und Kurzatmigkeit, trockenem Husten, Verstopfung.

2 Obstsalat mit feiner Mandelcreme

für 2– 3 Personen

1 Banane
1 Apfel
1 Birne
1 Apfelsine
etwas Weintrauben
2 EL Mandelmus
$1/4$ TL Vanillepulver
$1/2$ TL Zimt
evtl. Honig

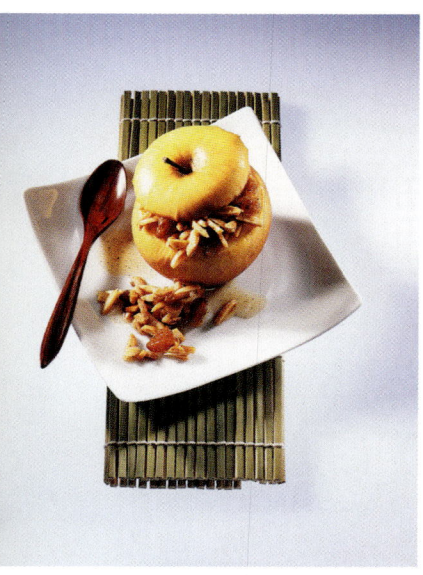

- Banane, Apfel, Birne, Apfelsine und etwas Weintrauben vorbereiten, klein schneiden, in einer Schale mischen und in Dessertschalen verteilen.
- Mandelmus, Vanillepulver, Zimt und evtl. Honig mit etwas Wasser oder Fruchtsaft zu einer glatten Creme mischen und über das Obst verteilen.

Zubereitungszeit: 15 Minuten

Tipp: Die Mandelcreme passt zu fast allen Obstsorten.

Wirkung

Kühlung und Befeuchtung der Fk Magen, Lunge und Dickdarm (oo. stomachi, pulmonalis et intestini crassi, *wei fei dachang*).

Funktionskreisbezug	Fk Magen (o. stomachi, *wei*)	+++
	Fk Lunge (o. pulmonalis, *fei*)	++
	Fk Dickdarm (o. intestini crassi, *dachang*)	+
Temperaturverhalten	kalt	++
Geschmack	süß	++
	sauer	+
Wirkung	kühlt „Hitze" des Fk Magen (calor stomachi, *weire*)	++
	mehrt die Säfte *(jinye)*	+++
Indikation	verstärktes Durstgefühl	
	Verstopfung	
	trockene Haut	
	trockener Husten	

Erläuterung

Das kühle Temperaturverhalten der verwendeten Obstsorten wird durch die Zubereitung als Salat noch betont. Durch den Bezug zum Fk Magen (o. stomachi, *wei*) kann dieser bei „Hitze" (calor, *re*) gekühlt und befeuchtet werden, indirekt auch die Fk Dickdarm und Lunge (oo. intestini crassi et pulmonalis, *dachang fei*). Das Anliegen der Säftevermehrung *(jinye)* wird durch die Mandelcreme insbesondere bei einer energetischen Schwäche des Yin des Fk Lunge (depletio yin pulmonale, *feiyin xu*) unterstützt.

Indikationen

Der Obstsalat ist einzusetzen bei roter, trockener Zunge und beschleunigtem (celer, *shu*) Puls, wenn Symptome wie Durst, Unruhe, Übelkeit und Erbrechen sowie Verstopfung vorliegen. Auch trockener Husten oder trockene Haut als Zeichen des Säftemangels *(jinye)* im Fk Lunge (o. pulmonalis, *fei*) sind Indikationen für dieses Rezept.

Angaben zur Einnahme

Aufgrund der kühlenden Wirkung ist vor unkontrollierter, zu häufiger oder langer Einnahme zu warnen, da diese zu einer Schädigung des Fk Milz (o. lienalis, *pi*) mit „Feuchtigkeits"-Entwicklung (humor, *shi*) wie z. B. Völlegefühl, Durchfälle oder Schwellungen führen kann.

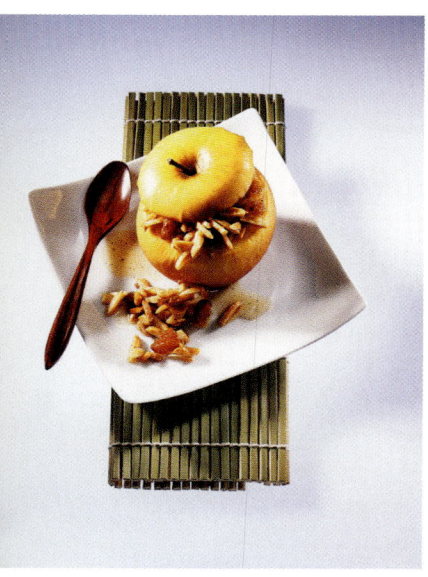

Die einzelnen Zutaten und ihre Wirkungen

Banane

- Kalt (zerdrückt: neutral), süß; Fk Magen und Dickdarm (oo. stomachi et intestini crassi, *wei dachang*)
- Kühlt „Hitze" (calor, *re*), befeuchtet den Fk Dickdarm (o. intestini crassi, *dachang*), entgiftet
- Vor allem bei Schmälerung der Säfte *(jinye)*, z. B. Trockenheit des Rachens, Durst, Unruhe, chronischer Husten (ohne Schleim), Verstopfung, blutige Hämorrhoiden
- **Zu beachten!** Nicht im Übermaß essen und nicht bei „Kälte" (algor, *han*) in der „Mitte" (Fk Milz und Magen, oo. lienalis et stomachi, *pi wei*).

Apfel

- Kühl (gerieben oder gegart: leicht warm), süß und etwas sauer; Fk Milz und Magen (oo. lienalis et stomachi, *pi wei*), Fk Lunge (o. pulmonalis, *fei*)
- Kühlt „Hitze" (calor, *re*) und befeuchtet, stützt das Yin des Fk Milz (yin lienale, *piyin*)
- Vor allem bei Verdauungsstörungen, vermindertem Appetit.

Birne

- Kühl, süß, etwas sauer; Fk Lunge und Magen (oo. pulmonalis et stomachi, *fei wei*)
- Kühlt, befeuchtet und wandelt zugleich „Schleim " (pituita, *tan*) um
- In rohem Zustand: kühlt „Hitze" (calor, *re*); gegart: befeuchtet und stützt das Yin
- Gilt als **das** Mittel für den Fk Lunge (o. pulmonalis, *fei*)
- Vor allem bei Husten, Schluckbeschwerden, Halsentzündung, Unruhe.

Weintraube

- Neutral, süß und sauer; Fk Lunge, Milz und Niere (oo. pulmonalis, lienalis et renalis, *fei pi shen*), Fk Leber (o. hepaticus, *gan*)
- Stützt die Fk Niere und Leber (oo. renalis et hepaticus, *shen gan*), bringt Säfte *(jinye)* hervor, wirkt leicht harntreibend, stärkt die Funktionen der Muskeln, Sehnen und Knochen
- Vor allem bei allgemeiner Kraftlosigkeit, Schwäche und Schmerzen in Hüften und Knien, Palpitationen, Schwindel, geistiger Abgeschlagenheit, Schweißen.

Apfelsine, Orange (Fruchtfleisch und Schale)

- Kühl (Schale: warm), süß und sauer (Schale: scharf und bitter); Fk Magen und Lunge (oo. stomachi et pulmonalis, *wei fei*)
- Kühlt „Hitze" (calor, *re*), bringt Säfte *(jinye)* hervor, senkt das Qi ab (Schale: bewegt und reguliert das Qi, trocknet „Feuchtigkeit" (humor, *shi*), wandelt „Schleim" (pituita, *tan*) um)
- Vor allem bei Durst, Unruhe, Erbrechen, Völlegefühl, vermindertem Appetit.

Mandeln

- Neutral, süß; Fk Lunge und Dickdarm (oo. pulmonalis et intestini crassi, *fei dachang*)
- Befeuchten die Fk Lunge und Dickdarm (oo. pulmonalis et intestini crassi, *fei dachang*), senken Qi ab, wirken abführend
- Vor allem bei trockenem Husten, Verstopfung.

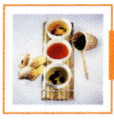

8 Getränke/Dekokte

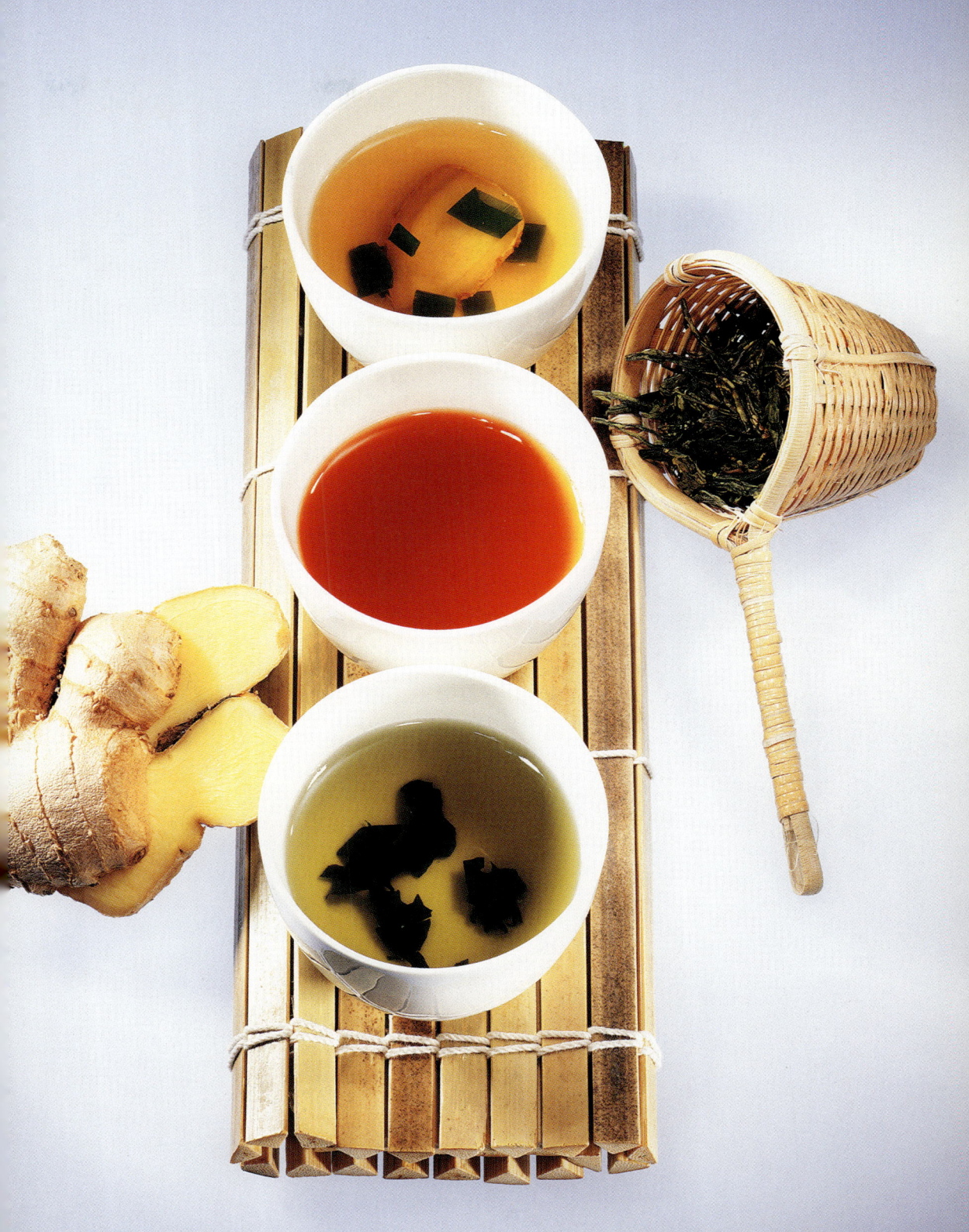

8 Getränke/ Dekokte

1 Dekokt mit Weizen, chinesischen Datteln und Longanen

Rezept für 2– 4 Portionen

50 g geschroteter Weizen
10 Stück Jujubenfrüchte
(chinesische Datteln)
15 g Longane
1 l Wasser

Geschroteten Weizen, Jujubenfrüchte (chinesische Datteln) und Longane mit Wasser aufkochen, etwa 20 Minuten leicht köcheln lassen und abseihen.

Zubereitungszeit: 10 Minuten

Tipps:
- Bei der Zubereitung mit geschrotetem Weizen öfter umrühren, da dieser leicht anlegt.
- Das Rezept können Sie auch mit ganzen Weizenkörnern zubereiten.
- Die Kochzeit beträgt etwa 75 Minuten. Diese verringert sich auf etwa 50 Minuten, wenn Sie das Getreide 8– 10 Stunden einweichen.
- Sehr fein schmeckt das Grundrezept auch als Brei, dafür die Wassermenge auf 250 ml reduzieren.
- Sollte der Geschmack des Grundrezeptes zu konzentriert sein, so verlängern Sie es durch Zugabe von Wasser.
- Jujuben und Longanen erhält man in ausgewählten Apotheken und Chinaläden.

Wirkung

Stützung und Beruhigung des Fk Herz
(o. cardialis, *xin*).

Funktionskreisbezug	Fk Herz (o. cardialis, *xin*)	+++
	Fk Milz (o. lienalis, *pi*)	++
Temperaturverhalten	neutral	
Geschmack	süß	++
Wirkung	mehrt das Yin des Fk Herz (yin cardiale, *xinyin*)	+++
	beruhigt die konstellierende Kraft *(shen)*	++
	mehrt das Xue	++
	stützt das Qi des Fk Milz (qi lienale, *piqi*)	+
Indikation	Schlafstörungen	
	Palpitationen	
	innere Unruhe	
	Bedrücktheit	
	vermehrte (Nacht-)Schweiße	

Erläuterung

Der Weizen stützt den Fk Herz (o. cardialis, *xin*), kühlt und beruhigt ihn. Jujubenfrüchte und noch mehr Longanen
mehren das Xue bzw. Yin des Fk Herz
(o. cardialis, *xin*). Alle drei stärken die
„Mitte" (Fk Milz und Magen, oo. lienalis
et stomachi, *pi wei*) bei energetischer
Schwäche (depletio, *xu*) von Qi und
Xue.

Indikationen

Die Störungen des Fk Herz (o. cardialis,
xin) machen sich durch Schlafstörungen,
Palpitationen, Vergesslichkeit, Teilnahms-
losigkeit sowie vermehrte Schweiße
bemerkbar. Die Schweiße können spon-
tan oder nachts auftreten. Auch die
Lebensfreude ist vermindert, man neigt
zu Bedrücktheit, Entschlusslosigkeit und
innerer Unruhe. Die Zunge ist blass und
verschmälert, der Puls zart (minutus, *xi*).
Die Ursachen für dieses Bild sind entweder stärkere Blutungen während der
Periode sowie Geburten oder durch
Unfälle und Operationen bedingt. Auch
eine anhaltende Schwäche der „Mitte"
(Fk Milz und Magen, oo. lienalis et stomachi, *pi wei*) kann zu einer Mangelver-
sorgung des Fk Herz (o. cardialis, *xin*)
führen. Dafür sprechen Zeichen wie
Müdigkeit und Erschöpfbarkeit, verminderter Appetit und Verdauungsschwäche.
Diese Form ist eher im höheren Lebensalter anzutreffen.

Angaben zur Einnahme

Diese milde, aber sehr effektive Rezeptur sollte regelmäßig zweimal täglich bis zur Normalisierung der jeweiligen Symptome eingenommen werden. Sie kann aufgrund ihres stützenden und ausgewogenen Charakters prophylaktisch verwendet werden.

Nimmt man Litschi statt Longanen, so ist die Wirkung zwar schwächer, aber ähnlich.

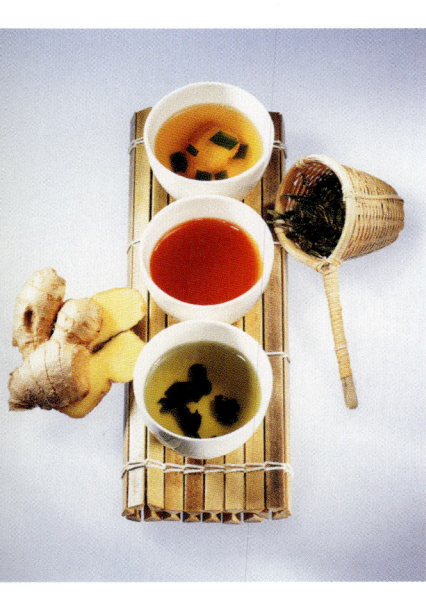

Die einzelnen Zutaten und ihre Wirkungen

Weizen (in gekörnter, grob geschroteter oder Flockenform)
- Kühl, süß; Fk Herz (o. cardialis, *xin*), Fk Milz und Niere (oo. lienalis et renalis, *pi shen*)
- Stützt den Fk Herz (o. cardialis, *xin*), beseitigt Unruhe und „Hitze" (calor, *re*), wirkt harntreibend, hält den Schweiß zurück
- Wichtiges Mittel zur Stützung des Yin und Absenkung des Yang, d. h. vor allem bei Erregungszuständen, Unruhe, Schlafstörungen sowie spontanen oder nächtlichen Schweißen.

Longane (Drachenauge, Longanae arillus, *Longyanrou*)
- Neutral/etwas warm, süß; Fk Herz und Milz (oo. cardialis et lienalis, *xin pi*)
- Stützt das Yin der Fk Herz und Milz (oo. cardialis et lienalis, *xin pi*) und das Xue, ergänzt das Xue, wirkt beruhigend; Stärkungsmittel, das oft mit Ginseng verglichen wird
- Vor allem bei Schlaflosigkeit, Vergesslichkeit, Unruhe, Angstzuständen, spontanen und nächtlichen Schweißen, Erschöpfungssymptomatik auch nach Geburten oder Operationen (Blutverluste) (gut mit Hafer oder Weizen zu kombinieren).
- Die maximale Tagesdosis für getrocknete Longanen beträgt 15 g.

Jujubenfrüchte (chinesische Datteln, Jujubae fructus, *Dazao*)

- Neutral, süß; Fk Milz, Magen und Herz (oo. lienalis, stomachi et cardialis, *pi wei xin*)
- Stützen die „Mitte" (Fk Milz und Magen, oo. lienalis et stomachi, *pi wei*) und das Qi, befeuchten, wirken beruhigend
- Vor allem bei energetischer Schwäche (depletio, *xu*) der „Mitte" (Fk Milz und Magen, oo. lienalis et stomachi, *pi wei*) mit Müdigkeit, Erschöpfbarkeit, Kurzatmigkeit und bei energetischer Schwäche (depletio, *xu*) des Yin des Fk Herz (yin cardiale, *xinyin*) mit Nervosität, depressiver Symptomatik etc.
- Die maximale Tagesdosis für getrocknete Jujuben beträgt 3–10 Stück (entspricht 10–30 g).

2 Dekokt aus Frühlingszwiebeln, Ingwer und braunem Zucker

Rezept für 2– 4 Portionen

5 Frühlingszwiebeln
10 g frischer Ingwer
1 l Wasser
etwas brauner Zucker

- Frühlingszwiebeln grob hacken und schneiden.
- Frischen Ingwer schälen und in feine Scheibchen schneiden.
- Wasser hinzufügen, aufkochen, 5–10 Minuten sanft köcheln lassen, abseihen.
- Etwas brauner Zucker zum Abschmecken.

Zubereitungszeit: 10 Minuten

Tipp: Die Konzentration verringert sich unter Zugabe von heißem Wasser.

Wirkung

Zur Behandlung von „Wind-Kälte"-Erkältungen (algor venti, *fenghan*) und „Kälte"-Bauchschmerzen (algor, *han*).

Funktionskreisbezug	Fk Lunge (o. pulmonalis, *fei*)	+++
	Fk Magen (o. stomachi, *wei*)	++
	Fk Milz (o. lienalis, *pi*)	+
Temperaturverhalten	warm	+++
Geschmack	scharf	++
	süß	+
Wirkung	öffnet die Oberfläche (extima, *biao*)	++
	zerstreut „Wind-Kälte" (algor venti, *fenghan*)	+++
	wärmt „Kälte" des Fk Magen (algor stomachi, *weihan*)	++
Indikation	beginnende Erkältung	
	kältebedingte Bauchschmerzen	

Erläuterung

Ingwer wie Frühlingszwiebeln sind scharf und warm. Sie lösen deshalb die Oberfläche (extima, *biao*) und zerstreuen „Kälte"-Schrägläufigkeiten (algor-Heteropathien, *hanxie*). Speziell Ingwer vermag zusätzlich „Schleim" (pituita, *tan*) umzuwandeln. Beide Bestandteile haben auch Bezug zum Fk Magen (o. stomachi, *wei*), hier beheben sie ebenfalls „Kälte" (algor, *han*). Der Zucker dient zur Harmonisierung des Dekoktes, indem er einem Säfte-Verlust *(jinye)* vorbeugt, die „Mitte" (Fk Milz und Magen, oo. lienalis et stomachi, *pi wei*) stützt und schmerzstillend wirkt.

Indikationen

Beginnende Erkältungen mit Frösteln, Glieder- und Kopfschmerzen, laufender oder verstopfter Nase, Schweißlosigkeit, Niesen und Husten. Die Zunge zeigt einen feuchten Belag, der Puls ist oberflächlich (superficial, *fu*). Eine weitere Einsatzmöglichkeit bei gleichem Zungenbefund sind Magen- und Bauchschmerzen mit Übelkeit bei gespanntem (intentus, *jin*) Puls, vor allem nach Verzehr kalter Speisen oder Getränke.

Angaben zur Einnahme

Das Dekokt sollte insbesondere bei einsetzender Erkältung rasch und großzügig eingenommen werden. Bei leichtem Schwitzen Einnahme beenden.

Die einzelnen Zutaten und ihre Wirkungen

Frühlingszwiebel

- Warm, scharf; Fk Lunge und Magen (oo. pulmonalis et stomachi, *fei wei*)
- Öffnet die Oberfläche (extima, *biao*), stützt das Yang, zerstreut „Kälte" (algor, *han*), wirkt entgiftend
- Vor allem bei „Wind-Kälte"-Erkältungen (algor venti, *fenghan*) mit Schüttelfrost, Schweißlosigkeit
- **Zu beachten!** Aufgrund ihrer Wärme sollten Frühlingszwiebeln bei „Hitze" (calor, *re*) sowie bei energetischer Schwäche (depletio, *xu*) des Qi nur in geringen Maßen verwendet werden.

Ingwer

- Warm, scharf; Fk Lunge, Milz und Magen (oo. pulmonalis, lienalis et stomachi, *fei pi wei*)
- Öffnet die Oberfläche (extima, *biao*), erwärmt die „Mitte" (Fk Milz und Magen, oo. lienalis et stomachi, *pi wei*), wandelt „Feuchtigkeit" (humor, *shi*) um, wirkt entgiftend
- Vor allem bei Erbrechen, Appetitlosigkeit und Klumpengefühl, Husten, Keuchatmung, beginnenden Erkältungen
- **Zu beachten!** Bei „Hitze"-Prozessen (calor, *re*) und energetischer Schwäche (depletio, *xu*) des Yin sowie bei Augenkrankheiten und Hämorrhoiden mit Vorsicht anzuwenden.

Brauner Zucker

- Warm, süß; Fk Milz und Magen (oo. lienalis et stomachi, *pi wei*), Fk Leber (o. hepaticus, *gan*)
- Stützt die „Mitte" (Fk Milz und Magen, oo. lienalis et stomachi, *pi wei*), besänftigt den Fk Leber (o. hepaticus, *gan*), bewegt das Xue, lindert akute Schmerzzustände
- Vor allem bei Bauchschmerzen, Übelkeit, Regelschmerzen.

3 Tomaten- und Wassermelonensaft

Rezept für 1 Portion

Tomaten
Wassermelone

- Tomaten, Wassermelone: aus beiden getrennt Säfte zubereiten, evtl. auspressen.
- Beide Säfte nach Belieben zusammenmischen, evtl. mit etwas Wasser verdünnt trinken.

Zubereitungszeit: 20 Minuten

Tipp: Geschmacksvariationen entstehen durch Zugabe von wenig Ingwer, etwas Pfeffer, Koriandergrün, Petersilie, Zitronenmelisse oder Pfefferminze, nach dem Kochen zugeben.

Wirkung

Zur Behandlung von reinen „Hitze"-Prozessen (calor, *re*).

Funktionskreisbezug	Fk Magen (o. stomachi, *wei*)	+++
	Fk Leber (o. hepaticus, *gan*)	++
	Fk Herz (o. cardialis, *xin*)	++
Temperaturverhalten	kalt	+++
Geschmack	süß	++
	sauer	+
Wirkung	kühlt „Hitze" (calor, *re*)	+++
	mehrt die Säfte (*jinye*)	+++
Indikation	Entzündungen	
	Aphthen	
	Blutungen	
	Unruhe	
	Bluthochdruck	

Erläuterung

Die Kombination zweier kalt wirkender Nahrungsmittel, in der diese Wirkung in der Anwendung als Saft noch betont wird, kann zur Korrektur verschiedener „Hitze"-Prozesse (calor, *re*) benutzt werden.

Indikationen

Der Saft sollte bei allen allgemeinen Anzeichen von „Hitze" (calor, *re*) getrunken werden: Durst, rote Zunge, hohes Fieber, Unruhe, Entzündungen. Spezielle Indikationen stellen Geschwüre und Aphthen im Mund- und Rachenraum sowie Blutungen (vor allem Nasen- und Zahnfleischblutungen) im Rahmen von „Hitze"-Prozessen (calor, *re*) dar.

Angaben zur Einnahme

Der Saft ist besonders für die heiße Jahreszeit geeignet, bei Anzeichen einer Schwäche der „Mitte" (Fk Milz und Magen, oo. lienalis et stomachi, *pi wei*) (Durchfall, Bauchweh) ist die Einnahme zu beenden.

Die einzelnen Zutaten und ihre Wirkungen

Tomate

- Kühl, süß und sauer; Fk Magen und Leber (oo. stomachi et hepaticus, *wei gan*)
- Kühlt „Hitze"-Prozesse (calor, *re*), besänftigt die Aktivität des Fk Leber (o. hepaticus, *gan*), erzeugt Säfte (*jinye*)
- Vor allem bei Kopfschmerzen, Schwindel, Bluthochdruck, auch bei Blutungen.

Wassermelone

- Kalt, süß; Fk Magen, Herz und Blase (oo. stomachi, cardialis et vesicalis, *wei xin pangguang*)
- Kühlt „Hitze" (calor, *re*), wirkt diuretisch
- Vor allem bei „Hitze"-Prozessen (calor, *re*) mit Unruhe, Fieber, Durst, auch „Glut" (ardor, *huo*) mit Geschwüren in Mund und Zunge
- **Zu beachten!** Bei „Kälte"-Symptomatik (algor, *han*) der „Mitte" (Fk Milz und Magen, oo. lienalis et stomachi, *pi wei*) oder bei starker „Feuchtigkeits"-Belastung (humor, *shi*) eher zu meiden.

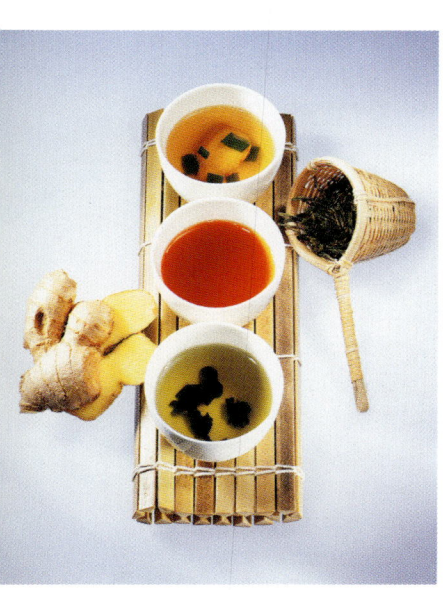

4 Feigentee

Rezept für 3 Portionen

**30 g getrocknete Feigen
evtl. Zucker oder Honig**

- Getrocknete Feigen zerkleinern und ohne Fett anrösten.
- Dosierung: 10 g davon mit einer Tasse kochendem Wasser aufbrühen und als Tee zu sich nehmen (evtl. pürieren und abseihen).
- Nach Belieben mit Zucker oder Honig verfeinern.

Zubereitungszeit: 20 Minuten

Tipp: Einen sehr feinen Geschmack erhält der Tee durch frische Feigen.

Wirkung

Stützung der „Mitte" (Fk Milz und Magen,
oo. lienalis et stomachi, *pi wei*).

Funktionskreisbezug	Fk Milz (o. lienalis, *pi*)	++
	Fk Magen (o. stomachi, *wei*)	+
Temperaturverhalten	warm	+
Geschmack	süß	++
Wirkung	stützt die „Mitte" (Fk Milz und Magen, oo. lienalis et stomachi, *pi wei*)	++
Indikation	verminderter Appetit Durchfall Müdigkeit	

Erläuterung

In roher Form befeuchten Feigen die
Fk Lunge und Dickdarm (oo. pulmonalis
et intestini crassi, *fei dachang*) und sind
daher zum Beispiel bei Verstopfung empfehlenswert. Durch die beschriebene
Zubereitung wandelt sich jedoch das
Temperaturverhalten zu warm, die saf-
tige Schwere wird deutlich reduziert, und
so stützt der Feigentee die Fk Milz und
Magen (oo. lienalis et stomachi, *pi wei*).

Indikationen

Bei vermindertem Appetit, Müdigkeit,
weicher Zunge, erschöpften (depleti, *xu*)
Pulsen und Verdauungsstörungen mit
Durchfall ist der Tee empfehlenswert.

Angaben zur Einnahme

Liegt eine Schwäche der „Mitte" (Fk Milz
und Magen, oo. lienalis et stomachi, *pi
wei*) wie beschrieben vor, ist zu einer
regelmäßigen Einnahme 2- bis 3-mal
täglich zu raten. Der milde Charakter
ermöglicht auch einen prophylaktischen
Einsatz. Nur wenn „Hitze"-Zeichen (calor,
re) im Fk Magen (o. stomachi, *wei*) sicht-

bar sind (großer Durst, Verstopfung, rote
Zunge), ist von einer Verwendung abzuraten.

Die einzelnen Zutaten und ihre Wirkungen

Feige

- Neutral, süß; Fk Milz, Lunge und
  Dickdarm (oo. lienalis, pulmonalis et
  intestini crassi, *pi fei dachang*)
- Stützt die „Mitte" (Fk Milz und Magen,
  oo. lienalis et stomachi, *pi wei*), kühlt
  und befeuchtet die Fk Dick- und
  Dünndarm (oo. intestinorum, *chang*),
  befeuchtet den Fk Lunge (o. pulmonalis, *fei*), wirkt entgiftend
- Vor allem bei vermindertem Appetit,
  Verdauungsstörungen, Durchfall, Halsschmerzen, Heiserkeit, blutenden
  Hämorrhoiden.

5 Dekokt aus Erbsen und Koriander

Rezept für 4–6 Portionen

120 g getrocknete, grüne Erbsen
3-fache Menge Wasser
1 Bund frischer Koriander (Blatt + Wurzel)
gekörnte Brühe

- Getrocknete, grüne Erbsen mindestens 2 Stunden in Wasser einweichen, abseihen.
- Erbsen in 3-facher Menge Wasser und frischen Koriander (Blatt + Wurzel) aufkochen, etwa 1 Stunde leicht weichköcheln lassen, Masse pürieren, abseihen.
- Mit gekörnter Brühe den Gemüsetee abschmecken.

Zubereitungszeit: 15 Minuten

Tipps:

- Grundrezept mit der doppelten Menge Wasser wie Erbsen gekocht, püriert und abgeschmeckt ergibt einen feinen Gemüsebrei für 1–2 Portionen als Beilage.
- Durch Zugabe von Wasser oder Brühe eignet sich das Grundrezept ebenso als Suppe.
- Zum Intensivieren des Geschmacks zum Schluss noch frisches Koriandergrün darübergeben.
- Falls Sie keinen frischen Koriander bekommen, greifen Sie zu 1–2 TL gemahlenen Koriandersamen.
- Als Variation zum Abschmecken eignet sich auch Sojasauce.

Wirkung

Harmonisierung der Fk Milz und Magen (oo. lienalis et stomachi, *pi wei*) sowie Beseitigung von „Feuchtigkeit" (humor, *shi*).

Funktionskreisbezug	Fk Milz (o. lienalis, *pi*)	++
	Fk Magen (o. stomachi, *wei*)	++
	Fk Lunge (o. pulmonalis, *fei*)	+
Temperaturverhalten	warm	+
Geschmack	scharf	+
	süß	+
Wirkung	harmonisiert die „Mitte" (Fk Milz und Magen, oo. lienalis et stomachi, *pi wei*)	+++
	leitet „Feuchtigkeit" (humor, *shi*) aus	++
Indikation	Übelkeit	
	Bauchschmerzen	
	Durchfall und Nahrungsmittelvergiftung	

Erläuterung

Erbsen stützen nicht nur den Fk Milz (o. lienalis, *pi*), sondern regulieren Disharmonien zwischen den Fk Milz und Magen (oo. lienalis et stomachi, *pi wei*) und leiten „Feuchtigkeit" (humor, *shi*) aus. Dabei werden sie vom Koriander unterstützt, der mittels der warmen Schärfe Blockaden der „Mitte" (Fk Milz und Magen, oo. lienalis et stomachi, *pi wei*) löst und „Feuchtigkeit" (humor, *shi*) umwandelt.

Indikationen

Der Brei bzw. das Dekokt eignet sich hervorragend bei vermindertem Appetit und Übelkeit mit Bauchschmerzen und eventuell Durchfall. Die Störung kann dabei schon länger bestehen oder auch akut nach verdorbenen Speisen auftreten. Die Zunge zeigt typischerweise einen klebrigen Belag, der Puls ist schlüpfrig (lubricus, *hua*).

Angaben zur Einnahme

Bis zum Verschwinden der Symptome ist eine regelmäßige Einnahme 2- bis 3-mal täglich ratsam.

Die einzelnen Zutaten und ihre Wirkungen

Erbse

- Neutral, süß; Fk Milz und Magen (oo. lienalis et stomachi, *pi wei*)
- Harmonisiert die „Mitte" (Fk Milz und Magen, oo. lienalis et stomachi, *pi wei*), senkt Qi ab, leitet „Feuchtigkeit" (humor, *shi*) aus, wirkt diuretisch und entgiftend
- Vor allem bei Disharmonie der „Mitte" (Fk Milz und Magen, oo. lienalis et stomachi, *pi wei*) mit Brechdurchfall; bei energetischer Schwäche (depletio, *xu*) von Qi und Xue mit Ödemen und Gedunsenheit, verminderter Harnausscheidung; Defizienz des Yin des Fk Magen (yin stomachi, *weiyin*) mit Trockenheit des Rachens etc.

Korianderblätter

- Warm, scharf; Fk Lunge und Milz (oo. pulmonalis et lienalis, *fei pi*)
- Öffnen die Oberfläche (extima, *biao*), senken Qi ab, lösen Verdauungsblockaden
- Vor allem bei „Kälte" (algor, *han*) in der „Mitte" (Fk Milz und Magen, oo. lienalis et stomachi, *pi wei*) mit Übelkeit oder bei „Wind-Kälte"-Erkältungen (algor venti, *fenghan*) mit Schüttelfrost, Schweißlosigkeit.

6 Dekokt aus frischem Ingwer und getrockneter Mandarinenschale

Rezept für 3–4 Portionen

9 g frischer Ingwer
9 g getrocknete Mandarinenschale
1 l Wasser
brauner Zucker

- Frischen Ingwer schälen, in dünne Scheiben schneiden.
- Getrocknete Mandarinenschale und Ingwer mit Wasser aufkochen, 30 Minuten sanft köcheln lassen und abseihen.
- Mit braunem Zucker nach Belieben süßen und heiß servieren.

Zubereitungszeit: 10 Minuten

Tipp: Dekokt eventuell mit heißem Wasser verdünnen.

Wirkung

Harmonisierung der „Mitte" (Fk Milz und Magen, oo. lienalis et stomachi, *pi wei*) sowie Umwandlung von „Feuchtigkeit" (humor, *shi*).

Funktionskreisbezug	Fk Milz (o. lienalis, *pi*)	+++
	Fk Magen (o. stomachi, *wei*)	+++
	Fk Lunge (o. pulmonalis, *fei*)	++
Temperaturverhalten	warm	++
Geschmack	scharf	++
	bitter	+
Wirkung	harmonisiert die „Mitte" (Fk Milz und Magen, oo. lienalis et stomachi, *pi wei*)	+++
	senkt das Qi des Fk Magen (qi stomachi, *weiqi*) ab	++
	wandelt „Feuchtigkeit" (humor, *shi*) um	++
	wandelt „Schleim" (pituita, *tan*) um	++
Indikation	Übelkeit, Erbrechen	
	Völlegefühl, Aufstoßen	
	Adipositas	

Erläuterung

Ingwer löst nicht nur die Oberfläche (extima, *biao*) und leitet „Kälte"-Schrägläufigkeiten (algor-Heteropathien, *hanxie*) aus, sondern erwärmt zudem die „Mitte" (Fk Milz und Magen, oo. lienalis et stomachi, *pi wei*), wandelt „Feuchtigkeit" (humor, *shi*) und „Schleim" (pituita, *tan*) um und senkt das Qi des Fk Magen (qi stomachi, *weiqi*) ab. Der Bezug zur „Mitte" (Fk Milz und Magen, oo. lienalis et stomachi, *pi wei*) wird in dem Dekokt durch die Kombination mit der Mandarinenschale betont. Als starkes Mittel zur Regulierung des Qi der „Mitte" (Fk Milz und Magen, oo. lienalis et stomachi, *pi wei*) löst es Blockaden, wandelt „Feuchtigkeit" (humor, *shi*) um, stärkt das Qi des Fk Milz (qi lienale, *piqi*) und senkt ebenfalls das Qi des Fk Magen (qi stomachi, *weiqi*) ab.

Indikationen

Diese Rezeptur dient zur Behandlung von Übelkeit und Erbrechen. Spannungsgefühle im Oberbauch, Völlegefühl oder Aufstoßen können begleitend vorhanden sein. Die Zunge zeigt einen klebrigen Belag in der Mitte, der Puls ist schlüpfrig (lubricus, *hua*).

Damit eignet sich das Dekokt zur Behandlung von Nahrungsmittelvergiftungen oder Schwangerschaftsübelkeit. Eine Anwendungsmöglichkeit bei chronischen Störungen sind erhöhte Blutfette und Übergewicht, die mit den oben beschriebenen Symptomen einhergehen.

Angaben zur Einnahme

Bei akuten Störungen soll das Dekokt mehrmals täglich bis zur Normalisierung des Befindens getrunken werden. Für länger bestehende Stoffwechselstörungen erfolgt die regelmäßige Einnahme über einen längeren Zeitraum zweimal täglich.

Die einzelnen Zutaten und ihre Wirkungen

Ingwer
- Warm, scharf; Fk Lunge, Milz und Magen (oo. pulmonalis, lienalis et stomachi, *fei pi wei*)
- Öffnet die Oberfläche (extima, *biao*), erwärmt die „Mitte", wandelt „Feuchtigkeit" (humor, *shi*) um, wirkt entgiftend
- Vor allem bei Erbrechen, Appetitlosigkeit und Klumpengefühl, Husten, Keuchatmung, beginnenden Erkältungen
- **Zu beachten!** Bei „Hitze"-Prozessen (calor, *re*) und energetischer Schwäche (depletio, *xu*) des Yin sowie bei Augenkrankheiten und Hämorrhoiden mit Vorsicht anzuwenden.

Mandarinenschale (Citri reticulatae pericarpium, *Chenpi*)
- Warm, scharf, bitter; Fk Milz, Lunge und Magen (oo. lienalis, pulmonalis et stomachi, *pi fei wei*)
- Bewegt und reguliert das Qi, wandelt „Feuchtigkeit"/„Schleim" (humor/pituita, *shi tan*) um, senkt Qi ab
- Vor allem bei Spannungsgefühlen in Ober- und Unterbauch, Völlegefühlen, Übelkeit, Brechreiz, Aufstoßen
- Entweder frische, ungespritzte Schalen selbst trocknen oder in der Apotheke erhältlich unter Citri reticulatae pericarpium (*Chenpi*)
- Die maximale Tagesdosis für Mandarinenschalen beträgt 10 g.

Brauner Zucker
- Warm, süß; Fk Milz und Magen (oo. lienalis et stomachi, *pi wei*), Fk Leber (o. hepaticus, *gan*)
- Stützt die „Mitte", besänftigt den Fk Leber (o. hepaticus, *gan*), bewegt das Xue, lindert akute Schmerzzustände
- Vor allem bei Bauchschmerzen, Übelkeit, Regelschmerzen.

7 Dekokt mit Gerste und Ingwersaft

Rezept für 4–6 Portionen

1 kirschgroßes Stück Ingwer
100 g Gerste, geschrotet
1,5 l Wasser
Honig

- Ingwer schälen, grob in Scheiben schneiden.
- Gerste mit Wasser aufkochen, etwa 30–45 Minuten leicht köcheln lassen und abseihen.
- Den Getreidetee nach Belieben mit Honig süßen.

Zubereitungszeit: 5 Minuten

Tipps:
- Das Rezept können Sie auch mit ganzen Getreidekörnern zubereiten.
- Die Kochzeit beträgt etwa 90 Minuten. Diese verringert sich auf etwa 60 Minuten, wenn Sie das Getreide 8–10 Stunden einweichen.
- Sehr frisch schmeckt das Grundrezept durch Zugabe von Zitronensaft.

Wirkung

Sanfte Kühlung und Lösung von Blockaden im unteren Wärmebereich (unteres Calorium, *xiajiao*) und in der „Mitte" (Fk Milz und Magen, oo. lienalis et stomachi, *pi wei*) (speziell bei Harnwegsbeschwerden).

Funktionskreisbezug	Fk Milz (o. lienalis, *pi*)	++
	Fk Blase (o. vesicalis, *pangguang*)	++
	Fk Magen (o. stomachi, *wei*)	+
Temperaturverhalten	neutral	
Geschmack	süß	+
	salzig	+
	scharf	+
Wirkung	stützt die „Mitte" (Fk Milz und Magen, oo. lienalis et stomachi, *pi wei*)	+
	löst Blockaden	+
	kühlt „Hitze" des Fk Blase (calor vesicale, *pangguang re*)	+
Indikation	Verdauungsblockaden	
	erschwertes Wasserlassen bei:	
	Nierensteinen	
	Entzündungen	
	Prostataleiden	

Erläuterung

Gerste stützt wie alle Getreidearten den Fk Milz (o. lienalis, *pi*). Als leicht kalt und salzig klassifiziert vermag sie darüber hinaus auch „Hitze" (calor, *re*) zu kühlen, Blockaden zu beseitigen und auszuleiten und wirkt auf den Fk Blase (o. vesicalis, *pangguang*). Begleitend wird Ingwer zur Lösung und Entgiftung sowie Honig zur Entgiftung und Schmerzstillung eingesetzt.

Indikationen

Bei akutem, erschwertem Wasserlassen, das mit Schmerzen und dunklem Urin verbunden ist. Diese Störungen lassen an Abgänge von Nieren- oder Harnleitersteinen oder Komplikationen bei Prostatavergrößerungen oder -entzündungen denken. Auch akute Blasenentzündungen können sich so äußern.
Außerdem ist diese Abkochung zur Beseitigung von Verdauungsblockaden mit Spannungsgefühlen und Schmerzen nützlich.

Angaben zur Einnahme

Das Dekokt, das zur Überwindung der akuten Störungen 3-mal täglich jeweils vor den Mahlzeiten getrunken werden soll, kann auch prophylaktisch ein- bis zweimal täglich getrunken werden.

Variationen

Verstärkt werden kann das Dekokt in seiner Wirkung durch den Zusatz von Maisgriffel und -blättern (s. S. 284).

Die einzelnen Zutaten und ihre Wirkungen

Gerste (in gekörnter, grob geschroteter oder Flockenform)
- Kühl, süß und salzig; Fk Blase (o. vesicalis, *pangguang*), Fk Milz und Magen (oo. lienalis et stomachi, *pi wei*)
- Kühlt „Hitze" (calor, *re*) vor allem im unteren Wärmebereich (unteres Calorium, *xiajiao*) (Fk Blase [o. vesicalis, *pangguang*]), beseitigt Verdau-

ungsblockaden, wirkt „Feuchtigkeit" (humor, *shi*) ausleitend und harntreibend
- Vor allem bei Harnwegsbeschwerden (z. B. Blasenentzündung), Verdauungsblockaden mit Schmerzen und Völlegefühl im Unterbauch, auch bei westlichen Krankheitsbildern wie Magen- und Zwölffingerdarmgeschwüren.

Ingwer
- Warm, scharf; Fk Lunge, Milz und Magen (oo. pulmonalis, lienalis et stomachi, *fei pi wei*)
- Öffnet die Oberfläche (extima, *biao*), erwärmt die „Mitte" (Fk Milz und Magen, oo. lienalis et stomachi, *pi wei*), wandelt „Feuchtigkeit" (humor, *shi*) um, wirkt entgiftend
- Vor allem bei Erbrechen, Appetitlosigkeit und Klumpengefühl, Husten, Keuchatmung, beginnenden Erkältungen
- **Zu beachten!** Bei „Hitze"-Prozessen (calor, *re*) und energetischer Schwäche (depletio, *xu*) des Yin sowie bei Augenkrankheiten und Hämorrhoiden sollte Ingwer mit Vorsicht angewendet werden.

Honig
- Neutral, süß; Fk Milz, Lunge und Dickdarm (oo. lienalis, pulmonalis et intestini crassi, *pi fei dachang*)
- Stützt die „Mitte" (Fk Milz und Magen, oo. lienalis et stomachi, *pi wei*), befeuchtet die Fk Lunge und Dickdarm, lindert akute Schmerzzustände, wirkt entgiftend
- Vor allem bei Kraftlosigkeit und Kurzatmigkeit, trockenem Husten, Verstopfung.

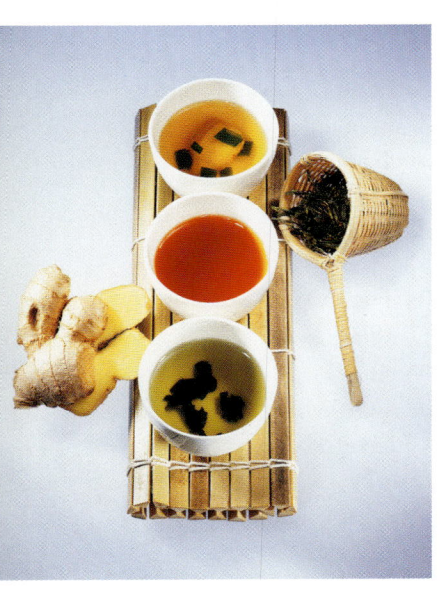

8 Maisgriffeltee

Rezept für 1 Liter Tee

1 l Wasser
1 – 2 TL Maisgriffel

- Wasser aufkochen.
- Maisgriffel überbrühen, 5 Minuten ziehen lassen, abseihen.

Zubereitungszeit: 5 Minuten

Tipps:
- Sollte der Geschmack des Grundrezeptes zu konzentriert sein, so verlängern Sie es durch Zugabe von Wasser.
- Der Tee kann bei Bedarf leicht mit Honig gesüßt werden.

Wirkung

Diuretische Ausleitung von „Feuchtigkeit"
(humor, *shi*).

Funktionskreisbezug	Fk Blase (o. vesicalis, *pangguang*)	+++
Temperaturverhalten	neutral	
Geschmack	süß	+
Wirkung	wirkt harntreibend	++
	löst „Feuchtigkeit" (humor, *shi*)	+
Indikation	chronische Nephritis	
	Ödeme	
	vermindertes Wasserlassen	

Erläuterung

Mais reguliert die „Mitte" (Fk Milz und
Magen, oo. lienalis et stomachi, *pi wei*)
und wirkt diuretisch. Der Maisgriffel
besitzt diese harntreibende Wirkung in
noch stärkerer Form.

Indikationen

Bei allen Erkrankungen, die eine Ausleitung von Wasseransammlungen oder ein
vermehrtes Wasserlassen erfordern, kann
dieser Tee eingesetzt werden: chronische
Nierenentzündungen, Schwellungen,
drohender Harnverhalt oder auch die
Ausschwemmung von Bakterien bei Blasenentzündung.

Angabe zur Einnahme

Bei chronischen Störungen ist eine regelmäßige Einnahme von etwa 3 Tassen pro
Tag empfehlenswert, bei akuten Erkrankungen eine großzügige Einnahme bis
zur Normalisierung.
Bei längerer Verwendung ist insbesondere bei Kindern und alten Menschen
auf die Gefahr einer Austrocknung zu
achten.

Die einzelnen Zutaten und ihre Wirkungen

Maisgriffel (die Büschel am oberen
Ende des Maiskolbens, auch Maisbart
genannt)
- Neutral, süß; Fk Blase (o. vesicalis,
  pangguang)
- Leiten „Feuchtigkeit" (humor, *shi*) diuretisch aus, beseitigen „Hitze" (calor,
  re), wirken harntreibend
- Vor allem bei Miktionsstörungen,
  Ödemen und Gedunsenheit, Bluthochdruck.

Honig
- Neutral, süß; Fk Milz, Lunge und
  Dickdarm (oo. lienalis, pulmonalis et
  intestini crassi, *pi fei dachang*)
- Stützt die „Mitte" (Fk Milz und Magen,
  oo. lienalis et stomachi, *pi wei*),
  befeuchtet die Fk Lunge und Dickdarm (oo. pulmonalis et intestini
  crassi, *fei dachang*), lindert akute
  Schmerzzustände, wirkt entgiftend
- Vor allem bei Kraftlosigkeit und Kurzatmigkeit, trockenem Husten, Verstopfung.

9 Dekokt aus gelben Sojabohnen

Rezept für 3–4 Portionen

50 g gelbe Sojabohnen
gekörnte Brühe

- Gelbe Sojabohnen 8–10 Stunden einweichen, Einweichwasser abgießen.
- 3-fache Menge an Wasser mit den Bohnen aufkochen, 2–2$\frac{1}{2}$ Stunden weichköcheln lassen, pürieren und abseihen.
- Mit gekörnter Brühe nach Belieben den Sud abschmecken.

Zubereitungszeit: 15 Minuten

Tipps:
- Grundrezept zu einem Brei verändern durch Reduzierung des Kochwassers auf etwa die 2-fache Menge, ergibt 1–2 Portionen.
- Geschmackliche Abrundung möglich durch Zugabe von Lorbeerblatt, Sojasauce, Ingwer oder mitgekochten Karotten.

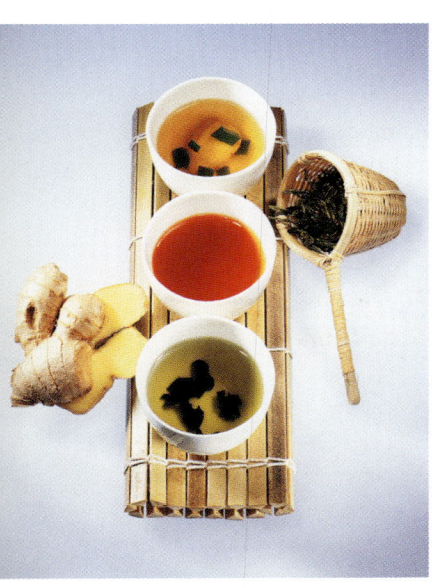

Wirkung

Kräftigung des Fk Milz (o. lienalis, *pi*)
und Beseitigung von „Feuchtigkeit"
(humor, *shi*).

Funktionskreisbezug	Fk Milz (o. lienalis, *pi*)	++
	Fk Dickdarm (o. intestini crassi, *dachang*)	+
Temperaturverhalten	neutral	
Geschmack	süß	+
Wirkung	kräftigt den Fk Milz (o. lienalis, *pi*)	++
	leitet „Feuchtigkeit" (humor, *shi*) aus	++
	entgiftet	+
Indikation	(Gelenk-)Schwellungen	
	Kraftlosigkeit	
	Gedeihstörungen bei Kindern	

Erläuterung

Gelbe Sojabohnen kräftigen den Fk Milz
(o. lienalis, *pi*) und öffnen die „Mitte" (Fk
Milz und Magen, oo. lienalis et stomachi,
pi wei). Zudem können sie (wie alle
Bohnenarten) „Feuchtigkeit" (humor, *shi*)
ausleiten.

Indikationen

Eine Schwäche oder Blockierung der
„Mitte" kann sich durch Kraftlosigkeit,
Spannungsgefühle und gerade bei Kindern durch Gedeihstörungen äußern. Die
Schwäche führt häufig auch zu Gedunsenheit und Schwellungen. Dies schließt
im Falle des Sojabohnendekoktes auch
schmerzhafte Gelenkschwellungen ein,
die sich durch die Stauung eventuell
röten und überwärmen.

Angaben zur Einnahme

Ein bis zwei Portionen täglich dieser
Rezeptur können regelmäßig über einen
längeren Zeitraum in therapeutischer wie
vorbeugender Absicht eingenommen
werden.

Variationen

Eine ideale Ergänzung stellt Coicis semen
(Hiobstränensamen, *Yiyiren*) dar, das
ebenfalls kräftigend auf die „Mitte" wirkt
und (Gelenk-)Schwellungen entgegen-
wirkt.

Die einzelnen Zutaten und ihre Wirkungen

Sojabohnen

- Neutral, süß; Fk Milz und Magen (oo.
  lienalis et stomachi, *pi wei*), Fk Dickdarm (o. intestini crassi, *dachang*)
- Machen die „Mitte" (Fk Milz und
  Magen, oo. lienalis et stomachi, *pi
  wei*) frei, kräftigen den Fk Milz (o. lienalis, *pi*), stützen Qi und Xue, leiten
  „Feuchtigkeit" (humor, *shi*) aus, senken Qi ab, entgiften, fördern die
  Durchlässigkeit des Fk Dickdarm
  (o. intestini crassi, *dachang*)
- Vor allem bei Auszehrung, Gedunsenheit und Ödemen, Verdauungsstörungen.

10 Knoblauchlösung mit Zucker

Rezept für 2–3 Portionen

Zubereitungszeit: 15–20 Minuten

Tipps:
- Die Konzentration verringert sich unter Zugabe von heißem Wasser.
- Durch längere Kochzeit wird der Geschmack des Knoblauchs gemildert.

15 g Knoblauch
500 ml Wasser
weißer Zucker

- Knoblauch schälen, klein schneiden.
- Wasser mit dem Knoblauch aufkochen, 30–60 Minuten sanft köcheln lassen, abseihen.
- Weißer Zucker: den Sud portionieren und wenig süßen.

Wirkung

Zur Stillung von Husten und Beseitigung von „Schleim" (pituita, *tan*) sowie Linderung von „Kälte"-bedingten (algor, *han*) Bauchschmerzen.

Funktionskreisbezug	Fk Lunge (o. pulmonalis, *fei*)	++
	Fk Milz (o. lienalis, *pi*)	+
	Fk Magen (o. stomachi, *wei*)	+
Temperaturverhalten	warm	++
Geschmack	scharf	+
	süß	+
Wirkung	stillt Husten	++
	leitet „Schleim" (pituita, *tan*) aus	++
	bewegt das Qi	+
	erwärmt den Fk Lunge (o. pulmonalis, *fei*) und die „Mitte" (Fk Milz und Magen, oo. lienalis et stomachi, *pi wei*)	+
Indikation	Erkältungshusten Keuchhusten chronische und akute Bronchitis Bauchschmerzen	

Erläuterung

Der Knoblauch erwärmt die „Mitte" (Fk Milz und Magen, oo. lienalis et stomachi, *pi wei*) und den Fk Lunge (o. pulmonalis, *fei*). Seine warme und scharfe Eigenschaft vertreibt dabei „Kälte" (algor, *han*) oder Blockaden der „Mitte" (Fk Milz und Magen, oo. lienalis et stomachi, *pi wei*), löst aber auch Schleim in den Atemwegen. Der Zucker unterstützt durch die entspannende Wirkung des Süßen die Schmerzstillung. Zudem befeuchtet er den Fk Lunge (o. pulmonalis, *fei*).

Indikationen

Bauchschmerzen, die durch Kälte von außen oder durch kalte Nahrung bedingt sind, können mit dieser Abkochung vertrieben werden.

Sehr nützlich ist ihr Einsatz bei Husten. Ob im Rahmen akuter Erkältungen mit Verschleimung, ob bei chronischer Bronchitis oder bei trockenem Husten wie z. B. Keuchhusten wirkt die Rezeptur hustenstillend.

Angaben zur Einnahme

Die Lösung sollte 2- bis 3-mal täglich bis zur Normalisierung der Beschwerden regelmäßig getrunken werden. Liegt eine Erkältung mit „Hitze"-Zeichen (calor, *re*) (rote Zunge, gelb-grüner Schleim) vor, so ist sie mit kühlen Nahrungsmitteln zu kombinieren.

Bei konstitutioneller „Hitze" (calor, *re*) oder „Glut" (ardor, *huo*) z. B. infolge einer energetischen Schwäche des Yin (depletio yin, *yinxu*) ist sie aufgrund der warmen, bewegenden Schärfe kontraindiziert.

Variationen

Die Wirkung der Lösung lässt sich durch den Einsatz verschiedener Süßungsmittel variieren:

Nimmt man braunen Zucker, so verstärkt sich die Wirkung auf den Bauch bis zur Lösung von Xue-Stasen. Die hustenstillende und befeuchtende Wirkung nimmt dagegen ab.

Kandiszucker hingegen ist bei stärkerer Verschleimung und „Hitze"-Zeichen (calor, *re*) wie rote Zunge und gelbgrüner Schleim statt weißem Zucker zu empfehlen.

Der weniger warme Honig kann eine begleitende Verstopfung lösen und wirkt entgiftend, eine Eigenschaft, die bei akuten Entzündungen wichtig ist.

Die einzelnen Zutaten und ihre Wirkungen

Knoblauch

- Warm, scharf; Fk Milz, Magen und Lunge (oo. lienalis, stomachi et pulmonalis, *pi wei fei*)
- Bewegt das Qi, erwärmt die „Mitte" (Fk Milz und Magen, oo. lienalis et stomachi, *pi wei*), vertreibt „Feuchtigkeit" (humor, *shi*) und „Schleim" (pituita, *tan*), wirkt entgiftend
- Vor allem bei „Kälte" (algor, *han*) der „Mitte" (Fk Milz und Magen, oo. lienalis et stomachi, *pi wei*), Oberbauchsymptomatik, auch bei beginnenden Erkältungen
- **Zu beachten!** Bei „Hitze"-Prozessen (calor, *re*) und energetischer Schwäche (depletio, *xu*) des Yin sowie bei Augenkrankheiten und Hämorrhoiden sollte Knoblauch mit Vorsicht angewendet werden.

Zucker (Weißzucker)

- Warm, süß; Fk Milz und Magen (oo. lienalis et stomachi, *pi wei*), Fk Lunge (o. pulmonalis, *fei*)
- Befeuchtet den Fk Lunge (o. pulmonalis, *fei*), stützt die „Mitte" (Fk Milz und Magen, oo. lienalis et stomachi, *pi wei*)
- Lindert akute Schmerzzustände; vor allem bei Defizienz der Säfte *(jinye)*, Trockenheit des Mundes, trockenem Husten.

11 Dekokt aus frischem Ingwer und Getreidezucker

Rezept für 2–4 Portionen

30 g frischer Ingwer
30 g Getreidezucker
500 ml Wasser

- Frischen Ingwer schälen, in dünne Scheiben schneiden.
- Getreidezucker mit Wasser aufkochen, etwa 30 Minuten zu einem Konzentrat köcheln lassen, abseihen.
- Dekoktportion evtl. mit heißem Wasser verdünnen, nochmals süßen und heiß einnehmen.

Zubereitungszeit: 10 Minuten

Wirkung

Zur Erwärmung und Öffnung des Fk Lunge (o. pulmonalis, *fei*) und Umwandlung von „Schleim" (pituita, *tan*); zur Stützung und Wärmung der „Mitte" (Fk Milz und Magen, oo. lienalis et stomachi, *pi wei*).

Funktionskreisbezug	Fk Lunge (o. pulmonalis, *fei*)	++
	Fk Milz (o. lienalis, *pi*)	++
	Fk Magen (o. stomachi, *wei*)	+
Temperaturverhalten	warm	++
Geschmack	scharf	++
	süß	+
Wirkung	öffnet die Oberfläche (extima, *biao*)	++
	wärmt „Kälte" (algor, *han*) in den Fk Lunge und Magen	
	(oo. pulmonalis et stomachi, *fei wei*)	++
Indikation	Husten bei Erkältungen	
	Übelkeit, Erbrechen	

Erläuterung

Ingwer ist scharf und warm und löst deshalb die Oberfläche (extima, *biao*) und zerstreut „Kälte"-Schrägläufigkeiten (algor-Heteropathien, *hanxie*). Speziell Ingwer vermag zusätzlich „Schleim" (pituita, *tan*) umzuwandeln. Getreidezucker wirkt in diesem Zusammenhang den Fk Lunge (o. pulmonalis, *fei*) befeuchtend und energetische Schwäche (depletio, *xu*) suppletierend. Außerdem dient der Getreidezucker zur Harmonisierung des Dekoktes, indem er einem Säfte-Verlust (*jinye*) vorbeugt.

Beide Mittel stützen und wärmen die „Mitte" (Fk Milz und Magen, oo. lienalis et stomachi, *pi wei*).

Indikationen

Die Abkochung ist bei Husten auf der Basis von „Kälte" aufgrund energetischer Schwäche (algor depletionis, *xuhan*) mit viel Schleim indiziert. Der Schleim ist dabei typischerweise reichlich und weiß, die Zunge hell und feucht, der Puls erschöpft (deplet, *xu*). Es kann sich dabei auch um eine frische Erkältung bei geschwächten Abwehrkräften handeln. Betrifft die „Kälte" aufgrund energetischer Schwäche (algor depletionis, *xuhan*) die „Mitte" (Fk Milz und Magen, oo. lienalis et stomachi, *pi wei*), so treten bei ähnlichem Zungen- und Pulsbefund Schwäche, Übelkeit oder gar Erbrechen sowie Durchfall auf.

Im Vergleich zur ähnlich wirkenden Knoblauchlösung mit Zucker (s. S. 288) ist bei jener die Möglichkeit zur Qi-Bewegung stärker, so dass sie bevorzugt bei Bauchschmerzen einzusetzen ist. Steht die Wärmung oder die Öffnung der Oberfläche (extima, *biao*) bei akuten Infekten im Vordergrund, nimmt man besser das Ingwer-Dekokt. Eine Kombination dieser beiden Rezepturen ist natürlich möglich, ebenso mit dem Dekokt aus Frühlingszwiebeln, Ingwer und braunem Zucker (s. S. 272).

Angaben zur Einnahme

Die Abkochung sollte 2- bis 3-mal täglich bis zur Normalisierung der Beschwerden regelmäßig getrunken werden. Liegt eine Erkältung mit „Hitze"-Zeichen (calor, *re*) (rote Zunge, gelb-grüner Schleim) vor, so ist sie nur in der Kombination mit kühlen Nahrungs- oder Arzneimitteln erlaubt. Bei konstitutioneller „Hitze" (calor, *re*) oder „Glut" (ardor, *huo*) z.B. infolge einer energetischen Schwäche des Yin (depletio yin, *yinxu*) ist sie aufgrund der Wärme und Schärfe kontraindiziert.

Die einzelnen Zutaten und ihre Wirkungen

Ingwer

- Warm, scharf; Fk Lunge, Milz und Magen (oo. pulmonalis, lienalis et stomachi, *fei pi wei*)
- Öffnet die Oberfläche (extima, *biao*), erwärmt die „Mitte" (Fk Milz und Magen, oo. lienalis et stomachi, *pi wei*), wandelt „Feuchtigkeit" (humor, *shi*) um, wirkt entgiftend
- Vor allem bei Erbrechen, Appetitlosigkeit und Klumpengefühl, Husten, Keuchatmung, beginnenden Erkältungen
- **Zu beachten!** Bei „Hitze"-Prozessen (calor, *re*) und energetischer Schwäche (depletio, *xu*) des Yin sowie bei Augenkrankheiten und Hämorrhoiden sollte Ingwer mit Vorsicht angewendet werden.

Getreidezucker

- Warm, süß; Fk Milz und Magen (oo. lienalis et stomachi, *pi wei*), Fk Lunge (o. pulmonalis, *fei*)
- Erwärmt und stützt die „Mitte" (Fk Milz und Magen, oo. lienalis et stomachi, *pi wei*), lindert akute Schmerzzustände, stützt und befeuchtet den Fk Lunge (o. pulmonalis, *fei*)
- Vor allem bei vermindertem Appetit, Schmerzen im Abdomen, Durchfall, Rachenschmerzen, Kurzatmigkeit, Husten.

12 Frischer Rettichsaft

Rezept für 6– 8 Portionen

250 g weißer Rettich

* Weißen Rettich schälen und entsaften.

Zubereitungszeit: 15 Minuten

Tipps:
* Pikante Geschmacksvariation durch Zugabe von Sojasauce. Süße Geschmacksvariationen durch Zugabe von weißem oder braunem Zucker, Honig oder Agavensirup.
* Falls Sie keinen Entsafter haben, dann den Rettich feinmusig pürieren oder reiben und diesen durch ein Mulltuch auspressen.
* In vielen Reformhäusern gibt es auch fertigen Rettichsaft, der aus schwarzem Rettich hergestellt wird.

Wirkung

Kühlung von „Hitze" (calor, *re*) und Befeuchtung der Fk Lunge und Magen (oo. pulmonalis et stomachi, *fei wei*).

Funktionskreisbezug	Fk Lunge (o. pulmonalis, *fei*)	++
	Fk Magen (o. stomachi, *wei*)	++
Temperaturverhalten	kühl	++
Geschmack	scharf	+
	süß	+
Wirkung	kühlt „Hitze"-Prozesse (calor, *re*)	+++
	befeuchtet	++
	wandelt „Schleim" (pituita, *tan*) um	+
Indikation	trockener Husten	
	Heiserkeit	
	vermehrter Durst	
	Blutungen	

Erläuterung

Die kühle Wirkung des Rettichs auf die Fk Lunge und Magen (oo. pulmonalis et stomachi, *fei wei*) wird als Saft noch deutlich verstärkt. Gibt man salzige Zutaten wie Sojasauce hinzu, wird die Gesamtwirkung nochmals kälter. Verwendet man die süßen Variationen, unterstützt man damit die Säfte *(jinye)* erzeugenden, befeuchtenden Eigenschaften.

Indikationen

„Hitze"-Befunde (calor, *re*) der Fk Lunge und Magen (oo. pulmonalis et stomachi, *fei wei*) wie starker Durst, trockener Mund, Husten mit spärlichem und zähem Schleim sowie Heiserkeit sind die wichtigsten Einsatzmöglichkeiten. Der Saft kann aber auch bei „Hitze"-Befunden (calor, *re*) jeglicher Art (mit-)verwendet werden wie z.B. Blutungen, Verstopfung oder Blasenentzündungen.
Der Zungenkörper muss dabei immer deutlich rot sein, der Belag, falls vorhanden, gelb oder braun.

Angaben zur Einnahme

Solange die „Hitze" (calor, *re*) vorherrscht, ist eine regelmäßige Einnahme sinnvoll. Dazu 2- bis 3-mal täglich 2 EL des Saftes einnehmen.

Die einzelnen Zutaten und ihre Wirkungen

Rettich

- Kühl (gegart: neutral mit Tendenz zur Wärme und süß), scharf und süß; Fk Lunge und Magen (oo. pulmonalis et stomachi, *fei wei*)

- **Roh:** kühlt „Hitze"-Prozesse (calor, *re*), wandelt „Schleim" (pituita, *tan*) um, befeuchtet, öffnet die Oberfläche (extima, *biao*), entgiftet
- Vor allem bei Halschmerzen, Heiserkeit, Husten, Blutungen, Geschwüren im Mund (roh oder als Saft)
- **Gegart:** stützt den Fk Magen (o. stomachi, *wei*), senkt Qi ab, macht die „Mitte" (Fk Milz und Magen, oo. lienalis et stomachi, *pi wei*) frei
- Vor allem bei Verdauungsblockaden, Spannungsgefühlen im Unterbauch, Durchfall, Übelkeit und Erbrechen.

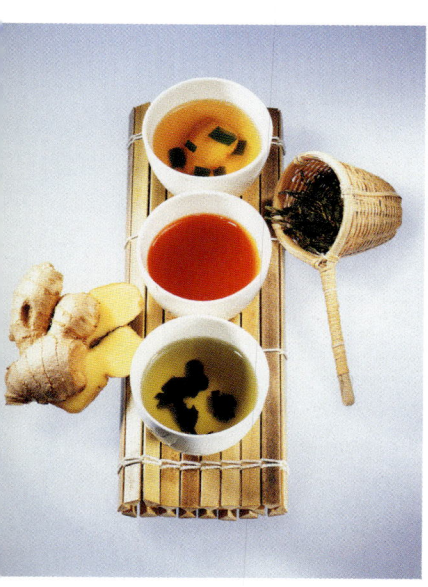

13 Dekokt aus Karotten, Wasserkastanien und Koriander

Rezept für 1– 2 Portionen

60 g Karotten
60 g Wasserkastanien
300 ml Wasser
bis zu 30 g Koriandergrün

- Karotten in Scheiben schneiden.
- Wasserkastanien grob teilen.
- Mit Wasser alles aufkochen und sanft 20 – 30 Minuten köcheln lassen.
- Koriandergrün zugeben, ziehen lassen und pürieren.

Zubereitungszeit: 20 Minuten

Tipps:
- Pikante Geschmacksvariationen entstehen durch Zugabe von gekörnter Brühe oder Sojasauce. Süße Geschmacksvariationen erhalten Sie durch Zugabe von Zucker oder Honig.
- Frische Wasserkastanien sind äußerst selten zu bekommen. In der Dose sind sie jederzeit in gut sortierten Lebensmittelgeschäften oder Asienläden erhältlich.
- 30 g Koriandergrün ist oft für viele Menschen zu intensiv – deshalb nach Belieben verändern.
- Falls Sie das Dekokt lieber als Gemüsepüree zu sich nehmen, so verringern Sie die Flüssigkeitsmenge.

Wirkung

Lösung von Verdauungsblockaden der „Mitte" (Fk Milz und Magen, oo. lienalis et stomachi, *pi wei*), Kühlung der Fk Lunge, Magen und Leber (oo. pulmonalis, stomachi et hepaticus, *fei wei gan*), Ausleitung von Schrägläufigkeiten (Heteropathien, *xie*) (z. B. bei Masern).

Funktionskreisbezug	Fk Lunge (o. pulmonalis, *fei*)	++
	Fk Magen (o. stomachi, *wei*)	++
	Fk Leber (o. hepaticus, *gan*)	++
	Fk Milz (o. lienalis, *pi*)	+
Temperaturverhalten	kühl	+
Geschmack	süß	+
Wirkung	löst Verdauungsblockaden	++
	kühlt „Hitze" (calor, *re*)	++
	öffnet die Oberfläche (extima, *biao*)	+
Indikation	Bauchschmerzen	
	Verstopfung	
	Husten	
	Durst	
	Augenentzündungen	
	Masern	

Erläuterung

Alle drei Zutaten lösen in der „Mitte" (Fk Milz und Magen, oo. lienalis et stomachi, *pi wei*) Verdauungsblockaden, die Wasserkastanien kühlen zudem „Hitze" (calor, *re*) im Fk Magen (o. stomachi, *wei*) und spenden Säfte *(jinye)*.
Die als kalt qualifizierte Wasserkastanie sowie die Karotte kühlen „Hitze" (calor, *re*) im Fk Lunge (o. pulmonalis, *fei*), der scharfe Koriander löst die Oberfläche (extima, *biao*), die ebenfalls dem Fk Lunge (o. pulmonalis, *fei*) zugeordnet ist, und leitet Schrägläufigkeiten (Heteropathien, *xie*) aus.
Im Fk Leber (o. hepaticus, *gan*) gleichen Karotten Mangelzustände an Xue aus. Sie ergänzen sich dabei gut mit den Wasserkastanien, die kühlend auf diesen Funktionskreis und das Xue wirken.

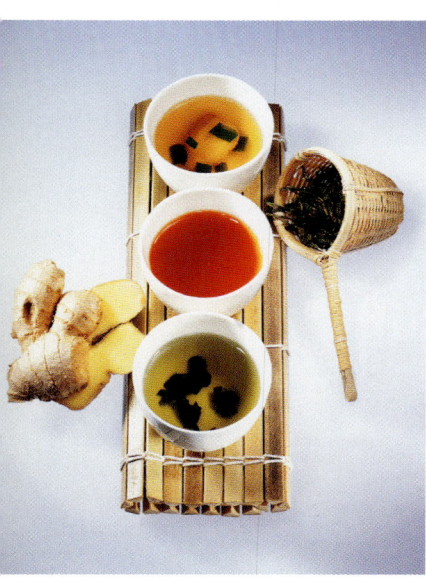

Indikationen

Im Bereich der „Mitte" (Fk Milz und Magen, oo. lienalis et stomachi, *pi wei*) ist das Dekokt zur Lösung von Verhärtungen, Spannungszuständen und Schmerzen hilfreich.

Die kühlende, Säfte *(jinye)* spendende Eigenschaft der Abkochung ist bei vermehrtem Durst, roter Zunge und Verstopfung wichtig.

Durch den Bezug zum Fk Leber (o. hepaticus, *gan*) sind gereizte, trockene Augen oder zunehmende Nachtblindheit ebenfalls eine gute Einsatzmöglichkeit. Die Zunge sollte trocken und an den Rändern rissig, der Puls zart (minutus, *xi*) oder saitenförmig (chordal, *xian*) sein. Zur Befeuchtung und Milderung eines trockenen (Keuch-)Hustens mit wenig Schleim oder brennenden Halsschmerzen kann die kühlende Wirkung der Rezeptur genutzt werden. Seit langer Zeit wird sie auch zur Unterstützung bei fieberhaften Kinderkrankheiten, insbesondere bei Masern, empfohlen.

Angaben zur Einnahme

Bei der Therapie von Erkrankungen der Atemwege, Infektionskrankheiten sowie von Bauchschmerzen ist die Einnahme des Dekoktes mit Normalisierung der Beschwerden zu beenden. In der Behandlung von Augenproblemen kann die Einnahme regelmäßig und auch prophylaktisch 1- bis 2-mal täglich erfolgen.

Die einzelnen Zutaten und ihre Wirkungen

Karotte

- Neutral (roh: kühl)", süß; Fk Milz, Magen und Leber (oo. lienalis, stomachi et hepaticus, *pi wei gan*)
- Stützt den Fk Leber (o. hepaticus, *gan*) und die „Mitte" (Fk Milz und Magen, oo. lienalis et stomachi, *pi wei*), senkt Qi ab, entgiftet
- Vor allem bei Verdauungsblockaden, Blähungen, Kopfschmerzen, Schwindel, Bluthochdruck.

Korianderblätter

- Warm, scharf; Fk Lunge und Milz (oo. pulmonalis et lienalis, *fei pi*)
- Öffnen die Oberfläche (extima, *biao*), senken Qi ab, lösen Verdauungsblockaden
- Vor allem bei „Kälte" (algor, *han*) in der „Mitte" (Fk Milz und Magen, oo. lienalis et stomachi, *pi wei*) mit Übelkeit oder bei „Wind-Kälte"-Erkältungen (algor venti, *fenghan*) mit Schüttelfrost, Schweißlosigkeit.

Wasserkastanien

- Kalt, süß; Fk Magen und Lunge (oo. stomachi et pulmonalis, *wei fei*), Fk Leber (o. hepaticus, *gan*)
- Kühlen „Hitze" (calor, *re*), wandeln „Schleim" (pituita, *tan*) um, kühlen Xue, lösen tastbare Verhärtungen (concretiones, *ji*) auf, klären die Sicht.
- Vor allem bei Unruhe, Husten, Halsschmerzen, Blut im Stuhl, geröteten Augen.

14 Selleriesaft

Rezept für 1– 2 Portionen

300 g Staudensellerie

Staudensellerie in kleine Stücke schneiden und durch einen Entsafter auspressen.

Zubereitungszeit: 5 Minuten

Tipps:
- Falls Sie keinen Entsafter haben, die Selleriestücke in ganz wenig Wasser dünsten, pürieren und durch ein Passiertuch auspressen.
- Zum Würzen eignen sich hervorragend gekörnte Brühe oder Sojasauce.
- Neue Geschmacksvariationen ergeben sich durch Zugabe von Karotten, Kürbis oder Apfel.

Wirkung

Besänftigung des Fk Leber (o. hepaticus, *gan*) mit Kühlung von „Hitze" (calor, *re*) des Fk Leber (o. hepaticus, *gan*).

Funktionskreisbezug	Fk Leber (o. hepaticus, *gan*)	+++
	Fk Magen (o. stomachi, *wei*)	+
Temperaturverhalten	kühl	++
Geschmack	süß	+
	bitter	+
Wirkung	senkt das Yang des Fk Leber (yang hepatici, *ganyang*) ab	++
	kühlt „Hitze" (calor, *re*)	++
Indikation	Bluthochdruck	
	Kopfschmerzen, Schwindel	
	Unruhe	

Erläuterung

Stangensellerie mit seinem kühlen Temperaturverhalten besänftigt den Fk Leber (o. hepaticus, *gan*), wirkt absenkend und beseitigt „Hitze" (calor, *re*). Die Anwendung als (frischer) Saft verstärkt diese Wirkung. Daraus resultiert eine deutliche Beruhigung und Festigung des Fk Leber (o. hepaticus, *gan*).

Durch Dünsten und Pürieren wird der Saft in seinem Temperaturverhalten weniger kühl und damit besser bekömmlich.

Indikationen

Ein hochschlagendes Yang oder „Hitze" (calor, *re*) des Fk Leber (o. hepaticus, *gan*) ist häufig die Ursache für Bluthochdruck. Kopfschmerzen bis hin zu Migräne, Schwindel, Neigung zu Jähzorn, Tinnitus oder gerötete Augen sind geläufige Störungen aufgrund der oben genannten Bedingungen. Auch Übelkeit oder Erbrechen können dabei auftreten. Die Zunge sollte bei allen beschriebenen Symptomen insbesondere an den Rändern rot sein, dazu trocken, etwas verschmälert und eventuell rissig. Der Puls ist saitenförmig (chordal, *xian*), zum Teil beschleunigt (celer, *shu*). In der Vorgeschichte werden meist stärkere oder länger anhaltende emotionale Spannungen angegeben.

Angaben zur Einnahme

Der kühlende Saft soll bis zur Normalisierung der Befunde häufig getrunken werden. Danach kann er auch vorbeugend (2-mal täglich ein kleines Glas) eingenommen werden, es ist jedoch auf Zeichen einer „Mitten"-Schwäche (Fk Milz und Magen, oo. lienalis et stomachi, *pi*

wei) wie weiche Stühle oder Bauchschmerzen zu achten.

Die einzelnen Zutaten und ihre Wirkungen

Staudensellerie

- Kühl, süß; Fk Leber und Magen (oo. hepaticus et stomachi, *gan wei*)
- Kühlt „Hitze" (calor, *re*), besänftigt die Aktivität des Fk Leber (o. hepaticus, *gan*), senkt das Qi ab, vertreibt „Wind" (ventus, *feng*), wandelt „Feuchtigkeit" (humor, *shi*) um, wirkt harntreibend und Blutungen stillend
- Vor allem bei Schwindel, Kopfschmerzen, Bluthochdruck, Heuschnupfen, Regelstörungen.

15 Dekokt aus Löwenzahn und Maisgriffel

Tipp: Löwenzahn bekommen Sie als Tee oder als Saft (ganze Pflanze) im Reformhaus.

Rezept für 1 Portion

Löwenzahn
Maisgriffel
brauner Zucker

- Löwenzahn als Dekokt oder Tee kochen.
- Maisgriffel als Dekokt oder Tee kochen.
- Beide Dekokte nach Belieben mischen, evtl. mit heißem Wasser verdünnen.
- Mit braunem Zucker nach Belieben süßen.

Zubereitungszeit: 15 Minuten

Wirkung

Diuretische Ausleitung von „Feuchtigkeit" (humor, *shi*) und „Hitze" (calor, *re*).

Funktionskreisbezug	Fk Blase (o. vesicalis, *pangguang*)	++
	Fk Gallenblase (o. felleus, *dan*)	++
	Fk Leber (o. hepaticus, *gan*)	+
	Fk Magen (o. stomachi, *wei*)	+
Temperaturverhalten	kühl	+
Geschmack	bitter	++
	süß	+
Wirkung	leitet „Feuchtigkeit" (humor, *shi*) diuretisch aus	++
	beseitigt „Hitze" (calor, *re*)	+
	löst den Fk Gallenblase (o. felleus, *dan*)	+
Indikation	Blasenentzündung	
	entzündliche Leber- oder Galleerkrankungen	

Erläuterung

Der als kalt qualifizierte bittere Löwenzahn ist ein wichtiges Lebensmittel bei allen Arten von Entzündungen, die mit Schwellungen und Sekretabsonderungen einhergehen. Er kann auch „Hitze" (calor, *re*) und „Feuchtigkeit" (humor, *shi*) in den Fk Blase (o. vesicalis, *pangguang*) und Fk Leber (o. hepaticus, *gan*) bzw. Fk Gallenblase (o. felleus, *dan*) ausleiten. Diese ausleitende Wirkung wird durch Maisgriffel noch deutlich verstärkt.

Indikationen

Die Abkochung eignet sich vorzüglich zur Therapie entzündlicher Blasenstörungen, die mit dunklem oder blutigem Urin einhergehen. Ebenso wirkt sie entgiftend bei entzündlichen Störungen des Galleabflusses wie z. B. Leberentzündungen oder Gallensteinproblemen. Die Zunge weist bei den genannten Störungen einen gelb-klebrigen Belag auf, insbesondere am Zungengrund (entspricht dem Fk Blase) oder an den Rändern (entspricht den Fk Leber/Gallenblase). Im Vergleich zum Maistee (s. S. 284) wirkt diese Rezeptur kühlender und entgiftender und ist somit eher zur Behandlung von entzündlichen Störungen geeignet.

Angabe zur Einnahme

Bei anhaltenden Störungen, die meist die Leber betreffen, ist eine regelmäßige Einnahme 2- bis 3-mal täglich empfehlenswert, bei akuten Erkrankungen eine großzügige Einnahme bis zur Normalisierung.
Bei längerer Verwendung ist insbesondere bei Kindern und alten Menschen auf die Gefahr einer Austrocknung und durch die Kühle auf eine Schädigung der „Mitte" (Fk Milz und Magen, oo. lienalis et stomachi, *pi wei*) zu achten.

Die einzelnen Zutaten und ihre Wirkungen

Maisgriffel (die Büschel am oberen Ende des Maiskolbens, auch Maisbart genannt)

- Neutral, süß; Fk Blase (o. vesicalis, *pangguang*)
- Leiten „Feuchtigkeit" (humor, *shi*) diuretisch aus, beseitigen „Hitze" (calor, *re*), wirken harntreibend
- Vor allem bei Miktionsstörungen, Ödemen und Gedunsenheit, Bluthochdruck.

Löwenzahn

- Kalt, bitter und süß; Fk Leber und Magen (oo. hepaticus et stomachi, *gan wei*)
- Kühlt „Hitze" (calor, *re*), leitet „Feuchtigkeit" (humor, *shi*) aus, wirkt entgiftend und diuretisch, klärt die Sicht, zerstreut Schwellungen und Stauungen
- Vor allem bei Entzündlichkeiten der Haut und Augen, Miktionsstörungen, Gelbsucht.

Brauner Zucker

- Warm, süß; Fk Milz und Magen (oo. lienalis et stomachi, *pi wei*), Fk Leber (o. hepaticus, *gan*)
- Stützt die „Mitte" (Fk Milz und Magen, oo. lienalis et stomachi, *pi wei*), besänftigt den Fk Leber (o. hepaticus, *gan*), bewegt das Xue, lindert akute Schmerzzustände
- Vor allem bei Bauchschmerzen, Übelkeit, Regelschmerzen.

16 Dekokt aus Löwenzahn

Rezept für 1– 2 Portionen

10 g getrockneter Löwenzahn
300 ml Wasser
evtl. Honig

Getrockneten Löwenzahn mit Wasser aufkochen, etwa 10 Minuten sanft köcheln lassen, abseihen.

Dosierung: Konzentrat evtl. verdünnen, mit Honig süßen.

Tipps:
- 60 g frischen Löwenzahn klein hacken und daraus Tee herstellen, evtl. süßen.
- Gepressten Saft (Wurzel und Blatt) aus dem Reformhaus mit heißem Wasser mischen und evtl. süßen.

Wirkung
Besänftigung des Fk Leber (o. hepaticus, *gan*) mit Kühlung von „Hitze" (calor, *re*).

Funktionskreisbezug	Fk Leber (o. hepaticus, *gan*)	+++
	Fk Magen (o. stomachi, *wei*)	+
Temperaturverhalten	kühl	++
Geschmack	bitter	++
	süß	+
Wirkung	kühlt „Hitze" (calor, *re*) im Fk Leber (o. hepaticus, *gan*)	++
	klärt die Sicht	+
	entgiftet	++
Indikation	Augenentzündungen	
	Hautentzündungen	
	Brustentzündungen	
	Akne, Furunkel	

Erläuterung

Löwenzahn mit seinem kalten Temperaturverhalten beseitigt „Hitze" (calor, *re*) im Fk Leber (o. hepaticus, *gan*). Daneben ist dieses bittere Lebensmittel bei allen Arten von Entzündungen, die mit Schwellungen und Sekretabsonderungen einhergehen, gut einzusetzen.

Indikationen

Das Dekokt sollte bei Augenentzündungen mit geröteten, geschwollenen oder Sekret absondernden Augen angewendet werden. Es ist auch zur Behandlung von (Brust-)Geschwüren oder Akne und Furunkel gut geeignet. Die Zunge sollte rot sein und einen gelben, klebrigen Belag aufweisen.

Angaben zur Einnahme

Der kühle Trank soll bis zur Besserung der Beschwerden regelmäßig 2- bis 3-mal täglich eingenommen werden. Es ist dabei auf Zeichen einer „Mitten"-Schwäche (Fk Milz und Magen, oo. lienalis et stomachi, *pi wei*) wie weiche Stühle oder Bauchschmerzen zu achten. Zur Behandlung der Augenentzündungen ist auch eine äußerliche Anwendung des Dekoktes als Waschung möglich. Es kann gut mit dem Drachenbrunnentee mit Chrysanthemenblüten (s. S. 306) im Wechsel eingenommen werden.

Die einzelnen Zutaten und ihre Wirkungen

Löwenzahn

- Kalt, bitter und süß; Fk Leber und Magen (o. hepaticus et stomachi, *gan wei*)
- Kühlt „Hitze" (calor, *re*), leitet „Feuchtigkeit" (humor, *shi*) aus, wirkt entgiftend und diuretisch, klärt die Sicht, zerstreut Schwellungen und Stauungen
- Vor allem bei Entzündlichkeiten der Haut, Ulzerationen, Miktionsstörungen, geröteten und geschwollenen Augen.

Honig

- Neutral, süß; Fk Milz, Lunge und Dickdarm (oo. lienalis, pulmonalis et intestini crassi, *pi fei dachang*)
- Stützt die „Mitte" (Fk Milz und Magen, oo. lienalis et stomachi, *pi wei*), befeuchtet die Fk Lunge und Dickdarm (oo. pulmonalis et intestini crassi, *fei dachang*), lindert akute Schmerzzustände, wirkt entgiftend
- Vor allem bei Kraftlosigkeit und Kurzatmigkeit, trockenem Husten, Verstopfung.

17 Juwelentee für die Augen

(„Die Sicht klärender Tee mit Bocksdornfrüchten und Chrysanthemen-Blüten")

Rezept für 1 Portion

1 TL (etwa 2 g) Bocksdornfrüchte (Lycii fructus, *Gouqizi*)
1 TL (etwa 2–3 g) Chrysanthemenblüten (Chrysanthemi flos, *Juhua*)
1 TL (etwa 2–3 g) grüner Tee

- Bocksdornfrüchte (Lycii fructus, *Gouqizi*) mit kochendem Wasser übergießen, 10 Minuten zugedeckt ziehen lassen.
- Chrysanthemenblüten (Chrysanthemi flos, *Juhua*) dazugeben, mit kochendem Wasser übergießen, 3 Minuten zugedeckt ziehen lassen.
- Grünen Tee dazugeben und mit nicht mehr kochendem Wasser übergießen, 1–2 Minuten ziehen lassen.
- Den Sud abgießen, heiß trinken.

Zubereitung: 5 Minuten

Tipps:

- Ein weiterer Aufguss ist möglich.
- Bocksdornfrüchte und Chrysanthemenblüten erhält man in ausgewählten Apotheken und Chinaläden.

Wirkung

Nährung des Yin der Fk Niere und Leber (yin renale et hepatici, *shen gan yin*), Harmonisierung und Kühlung des Fk Leber (o. hepaticus, *gan*), Klärung der Sicht.

Funktionskreisbezug	Fk Leber (o. hepaticus, *gan*)	+++
	Fk Niere (o. renalis, *shen*)	++
Temperaturverhalten	kühl	+
Geschmack	süß	+
Wirkung	mehrt das Yin des Fk Leber (yin hepatici, *ganyin*)	+++
	mehrt das Yin des Fk Niere (yin renale, *shenyin*)	++
	klärt die Sicht	+++
	harmonisiert den Fk Leber (o. hepaticus, *gan*)	+
Indikation	trockene, gerötete Augen; erhöhter Blutdruck; Tinnitus	

Erläuterung

Bocksdornfrüchte (Lycii fructus, *Gouqizi*) stärken das Yin der Fk Leber und Niere (yin hepatici et renale, *gan shen yin*) und haben einen besonderen Bezug zu den Augen. Deshalb werden sie oft, wie in diesem Tee, mit Chrysanthemenblüten (Chrysanthemi flos, *Juhua*) kombiniert, die ein sehr wichtiges Mittel bei der Behandlung von durch „Hitze" (calor, *re*) oder „Wind" (ventus, *feng*) induzierten Augenerkrankungen sind. Daneben harmonisieren sie ganz allgemein den Fk Leber (o. hepaticus, *gan*), indem sie absenkend und leicht stützend darauf einwirken. Der grüne Tee wirkt zusätzlich kühlend und klärend auf Kopf und Augen.

Indikationen

Der Tee ist hervorragend geeignet für trockene Augen, die leicht auf Reizungen mit Rötung reagieren. Auch bei nachlassender Sehkraft im Alter, eventuell in Verbindung mit Schwäche der Beine und Benommenheit, ist diese Rezeptur sehr zu empfehlen.

Allgemein können ein erhöhter Blutdruck, Tinnitus oder Schwindelneigung eine Schwäche im Yin der Fk Leber und Niere (yin hepatici et renale, *gan shen yin*) mit hochschlagendem Yang des Fk Leber (yang hepatici, *ganyang*) anzeigen. Dies ist insbesondere bei emotionalen Belastungen und einer schmalen, trockenen und (an den Seiten) geröteten Zunge sowie einem saitenförmigen (chordalen, *xian*) Puls anzunehmen.

Angaben zur Einnahme

Durch die ausgewogene Kombination der Stützung und Kühlung kann der Tee regelmäßig und gerade im höheren Lebensalter ausgezeichnet zur Prophylaxe etwa 2-mal täglich getrunken werden. Vorsicht ist nur bei einer energetischen Schwäche (depletio, *xu*) des Fk Milz (o. lienalis, *pi*) mit Durchfallneigung angezeigt.

Die unten angegebene Tagesdosis sollte zur Vermeidung von unerwünschten Nebenwirkungen beachtet werden.

Die einzelnen Zutaten und ihre Wirkungen

Grüner Tee

- Kühl, bitter, süß; Fk Herz und Lunge (oo. cardialis et pulmonalis, *xin fei*), Fk Magen (o. stomachi, *wei*)
- Kühlt „Hitze" (calor, *re*), senkt Qi ab, wandelt „Schleim-Feuchtigkeit" (humor pituitae, *tanshi*) um, beseitigt Verdauungsblockaden, wirkt diuretisch und entgiftend.
- Vor allem bei Schmerzen in Kopf und Augen, Hitzegefühl im Kopf, Unruhe.

Chrysanthemenblüten (Chrysanthemi flos, *Juhua*)

- Tendenz kalt, süß, bitter; Fk Leber und Lunge (oo. hepaticus et pulmonalis, *gan fei*)
- Öffnen die Oberfläche (extima, *biao*), leiten „Wind" (ventus, *feng*) und „Hitze" (calor, *re*) aus, klären Kopf und Augen, harmonsieren den Fk Leber (o. hepaticus, *gan*)
- Vor allem bei Kopfschmerzen, Fieber, Benommenheit, geröteten Augen
- Die maximale Tagesdosis für Chrysanthemenblüten beträgt 15 g.

Bocksdornfrüchte (Lycii fructus, *Gouqizi*)

- Neutral, süß; Fk Leber und Niere (oo. hepaticus et renalis, *gan shen*)
- Stützen das Yin und das Struktivpotenzial *(jing)*, klären Augen und Kopf
- Bei Schwäche in Knien und Hüften, Schwindel, allgemeiner Schwäche, Kopfschmerzen, Sehschwäche
- Die maximale Tagesdosis für Bocksdornfrüchte (Lycii fructus, *Gouqizi*) beträgt 12 g.

18 Drachen-brunnen-Tee mit Chrysanthemen-Blüten

Rezept für 1 Portion

1 TL (2–3 g) Drachenbrunnen-Tee (Longjingcha)
1 TL (etwa 2–3 g) Chrysanthemen-blüten (Chrysanthemi flos, *Juhua*)

Die oben genannten Zutaten in einen Becher geben, mit kochendem Wasser übergießen, etwa 1–3 Minuten zuge-deckt ziehen lassen, anschließend lang-sam trinken.
Eine Verordnung kann 2- bis 3-mal auf-gegossen werden.

Wirkung

Vertreibung von „Wind" (ventus, *feng*), Kühlung des Fk Leber (o. hepaticus, *gan*), Herauslösung von Toxischem, Klä-rung der Sicht.

Funktionskreisbezug	Fk Leber (o. hepaticus, *gan*)	+++
	Fk Herz (o. cardialis, *xin*)	++
Temperaturverhalten	kühl	++
Geschmack	bitter	++
Wirkung	leitet „Wind" (ventus, *feng*) aus	++
	kühlt „Hitze" (calor, *re*)	++
	klärt Kopf und Augen	++
	senkt das Yang des Fk Leber (yang hepatici, *ganyang*) ab	+
Indikation	gerötete Augen	
	Kopfschmerzen	
	Mundgeschwüre	
	Unruhe	

Erläuterung

Sowohl die Chrysanthemenblüten (Chrysanthemi flos, *Juhua*) als auch der grüne Tee sind als kühl qualifiziert und wirken klärend auf „Hitze"- (calor, *re*) und „Glut"-Prozesse (ardor, *huo*), vor allem im Kopf- und Augenbereich. Die Chrysanthemenblüten (Chrysanthemi flos, *Juhua*) leiten „Wind" (ventus, *feng*) aus und können zusätzlich hochschlagendes Yang des Fk Leber (yang hepatici, *ganyang*) absenken.

Indikationen

Bindehautentzündungen, eventuell verbunden mit Schmerzen und Hitzegefühl, zeigen die „Wind-Hitze" (calor venti, *fengre*) im Fk Leber (o. hepaticus, *gan*) an und können mit diesem Tee behandelt werden. Auch bei Geschwüren im Mund sowie Unruhezuständen bei verstärktem Durst, roter Zunge und beschleunigtem (celer, *shu*) Puls ist dieser Tee indiziert. Kommt es zu Kopfschmerzen, Tinnitus und Bluthochdruck unter emotionaler Belastung und ist die Zunge insbesondere an den Rändern gerötet, ist die Rezeptur zur Korrektur der Störung geeignet.

Angaben zur Einnahme

Zur Behandlung der beschriebenen akuten Störungen kann der Tee regelmäßig 3-mal täglich getrunken werden. Vorsicht ist nur bei „Kälte" (algor, *han*) im Fk Magen (o. stomachi, *wei*) mit Schmerzen und Durchfall angezeigt.
Die unten angegebene Tagesdosis sollte zur Vermeidung von unerwünschten Nebenwirkungen beachtet werden.

Die einzelnen Zutaten und ihre Wirkungen

Drachenbrunnentee (Grüner Tee, *Longjingcha*)

- Kühl, bitter, süß; Fk Herz und Lunge (oo. cardialis et pulmonalis, *xin fei*), Fk Magen (o. stomachi, *wei*)
- Kühlt „Hitze" (calor, *re*), senkt Qi ab, wandelt „Schleim-Feuchtigkeit" (humor pituitae, *tanshi*) um, beseitigt Verdauungsblockaden, wirkt diuretisch und entgiftend
- Vor allem bei Schmerzen in Kopf und Augen, Hitzegefühl im Kopf, Unruhe.

Chrysanthemenblüten (Chrysanthemi flos, *Juhua*)

- Tendenz kalt, süß, bitter; Fk Leber und Lunge (oo. hepaticus et pulmonalis, *gan fei*)
- Öffnen die Oberfläche (extima, *biao*), leiten „Wind" (ventus, *feng*) und „Hitze" (calor, *re*) aus, klären Kopf und Augen, harmonsieren den Fk Leber (o. hepaticus, *gan*)
- Vor allem bei Kopfschmerzen, Fieber, Benommenheit, geröteten Augen
- Die maximale Tagesdosis für Chrysanthemenblüten (Chrysanthemi flos, *Juhua*) beträgt 15 g.

19 Grüner Tee mit Mandarinenschalen und Fiederweißdornbeeren

Rezept für 1 Portion

1 TL (2–3 g) Mandarinenschale (unbehandelt)
1 TL (4–5 g) Fiederweißdornbeeren (Crataegi fructus, *Shanzha*)
1 TL (2–3 g) grüner Tee

- Mandarinenschalen und Fiederweißdornbeeren mit 150 ml Wasser 20 Minuten köcheln lassen, abseihen.

- Grünen Tee (entspricht einer Tasse) zubereiten, 1–2 Minuten ziehen lassen, dann zum Dekokt zugeben.

Tipp: Fiederweißdornbeeren (Crataegi fructus, *Shanzha*) erhält man in ausgewählten Apotheken oder Chinaläden.

Wirkung

Lösung von Verdauungsblockaden, Regulierung der „Mitte" (Fk Milz und Magen, oo. lienalis et stomachi, *pi wei*), Kanalisierung von „Schleim" (pituita, *tan*).

Funktionskreisbezug	Fk Milz (o. lienalis, *pi*)	+++
	Fk Magen (o. stomachi, *wei*)	++
	Fk Lunge (o. pulmonalis, *fei*)	+
	Fk Herz (o. cardialis, *xin*)	+
Temperaturverhalten	neutral	
Geschmack	scharf	+
	bitter	+
	süß	+
Wirkung	löst Verdauungsblockaden	+++
	bewegt das Qi	+
	reguliert das Xue	+
	kanalisiert „Feuchtigkeit" (humor, *shi*)/„Schleim" (pituita, *tan*)	+
Indikation	Völlegefühl; Übergewicht; Cholesterinerhöhung	

Erläuterung

Die Mandarinenschalen sind ein sehr wichtiges Mittel zur Bewegung und Regulierung des Qi der „Mitte" (Fk Milz und Magen, oo. lienalis et stomachi, *pi wei*). Dieses als warm qualifizierte Mittel wirkt dadurch auf den Fk Milz (o. lienalis, *pi*) stützend und kann „Schleim" (pituita, *tan*) kanalisieren.

Die Fiederweißdornbeeren (Crataegi fructus, *Shanzha*) als verdauungsförderndes Mittel lösen Verdauungsblockaden und Zusammenballungen bis hin zu Xue-Stasen im Bereich der „Mitte" (Fk Milz und Magen, oo. lienalis et stomachi, *pi wei*). Der grüne Tee wiederum kann im Bereich der „Mitte" (Fk Milz und Magen, oo. lienalis et stomachi, *pi wei*) „Feuchtigkeit" (humor, *shi*) und „Schleim" (pituita, *tan*) transformieren und somit ebenfalls Verdauungsblockaden lösen. Durch seinen kühlen Charakter wirkt er zudem der stauungsbedingten „Hitze" (calor, *re*) entgegen.

Somit ergänzen sich die drei Bestandteile in der umfassenden Lösung von Stauungen im Bereich der „Mitte" (Fk Milz und Magen, oo. lienalis et stomachi, *pi wei*), da Qi und Xue reguliert, „Feuchtigkeit" (humor, *shi*) und „Schleim" (pituita, *tan*) transformiert und kanalisiert werden und eine ausgewogene wärmende Stützung mit einer kühlenden Absenkung kombiniert wird.

Indikationen

Dieser Tee eignet sich hervorragend zur Lösung von Verdauungsblockaden, sowohl bei akuten Fällen als noch viel mehr bei chronischen Störungen. Diese sind bei uns häufig durch eine falsche und übermäßige Ernährung verursacht. Völlegefühle insbesondere nach dem Essen, Spannungen bis hin zu Bauchschmerzen, häufiges Aufstoßen und eine unregelmäßige Verdauung kennzeichnen dieses Bild. Es besteht meist ein Übergewicht, die Blutfette sind oft erhöht. In der Folge kann es auch zu Störungen im Zucker- und Harnstoffwechsel kommen, ein erhöhter Blutdruck kann hinzukommen. Die Zunge zeigt einen klebrigen Belag, der Puls ist schlüpfrig (lubricus, *hua*).

Angaben zur Einnahme

Dieser Tee kann und soll regelmäßig über einen längeren Zeitraum etwa 2-mal täglich eingenommen werden.

Die unten angegebene Tagesdosis sollte zur Vermeidung von unerwünschten Nebenwirkungen beachtet werden.

Die einzelnen Zutaten und ihre Wirkungen

Grüner Tee

- Kühl, bitter, süß; Fk Herz und Lunge (oo. cardialis et pulmonalis, *xin fei*), Fk Magen (o. stomachi, *wei*)
- Kühlt „Hitze" (calor, *re*), senkt Qi ab, wandelt „Schleim-Feuchtigkeit" (humor pituitae, *tanshi*) um, beseitigt Verdauungsblockaden, wirkt diuretisch und entgiftend.
- Vor allem bei Schmerzen in Kopf und Augen, Hitzegefühl im Kopf, Unruhe.

Mandarinenschale (Citri reticulatae pericarpium, *Chenpi*)

- Warm, scharf, bitter; Fk Milz, Lunge und Magen
- Bewegt und reguliert das Qi, wandelt „Feuchtigkeit" (humor, *shi*)/„Schleim" (pituita, *tan*) um, senkt Qi ab
- Vor allem bei Spannungsgefühlen in Ober- und Unterbauch, Völlegefühlen, Übelkeit, Brechreiz, Aufstoßen
- Die maximale Tagesdosis für Mandarinenschalen beträgt 9–10 g. Sie sollten unbehandelt sein.

Fiederweißdornbeeren (Crataegi fructus, *Shanzha*)

- Tendenz warm, sauer, süß; Fk Milz und Magen
- Lösen Verdauungsblockaden, harmonisieren die „Mitte", regulieren das Xue, lösen Xue-Stasen, wirken adstringierend und sammelnd.
- Vor allem bei Verdauungsblockaden, Völlegefühl, Bauchschmerzen
- Die maximale Tagesdosis für Fiederweißdornbeeren beträgt 12 g.

TEIL III

ANHANG

Weiterführende Informationen und Ausbildungsadressen

Internationale Gesellschaft für Chinesische Medizin SMS Societas Medicinae Sinensis e.V.

Die SMS bildet seit mehr als 30 Jahren in allen Aspekten der chinesischen Medizin aus und ist damit eine der ältesten deutschsprachigen Gesellschaften für chinesische Medizin.

Aus- und Fortbildungen in Diätetik (auch Spezialkurse und diätetisches Kochen), sowie in Qigong, Taiji und Tuina
Tel. +49-(0)89/75 90 57-85,
Fax: +49-(0)89/75 90 57-86
Ärztliche Ausbildung in Chinesischer Medizin (mit Kursen in Akupunktur, Diagnostik, Phytotherapie und klinischen Kursen, umfangreiches Gesamtangebot von über 1000 Stunden)
Tel: +49-(0)89/38 88 80-31,
Fax: 0 89/38 88 80-66
Franz-Joseph-Str. 38, D-80801 München
E-Mail: sms@tcm.edu
Internet: www.tcm.edu

Private Universität Witten/Herdecke GmbH

Fachbereich Chinesische Medizin
Frau Wessel
Alfred-Herrhausen-Straße 50,
D-58448 Witten
Tel: +49-(0)23 02/92 67-05
Fax: +49-(0)23 02/92 67-07
E-Mail: tcm@uni-wh.de
Internet: www.dwgtcm.de

DÄGfA – Deutsche Ärztegesellschaft für Akupunktur e.V.

Auch die DÄGfA bietet einzelne Kurse für Chinesische Ernährung an.
Würmtalstraße 54, D-81375 München
Tel: +49-(0)89/7 10 05-11
Fax: +49-(0)89/7 10 05-25
E-Mail: fz@daegfa.de
Internet: www.daegfa.de

Literatur

Bensky Dan, Clavey Steven, Stöger Erich (2004). *Chinese Herbal Medicine*. Materia Medica. 3rd Edition. Eastland Press, Seattle, 2004.

Bray, Francesca (1984). *Agriculture*, in *Science and Civilisation in China*, Needham, J. u.a., Vol. VI, Part 2, Cambridge 1984.

diess. (1989). „Essence and Utility. The Classification of Crop Plants in China", in *Chinese Science*, 1989/9, S. 1–13.

Buell, Paul; Anderson, Eugene (2000). *A Soup for the Qan – Introduction, Translation, Commentary and Chinese Text*. Kegan Paul. London, New York.

Cai Jingfeng (1989). *La Dietotherapie Chinoise*, Beijing 1989.

Chang K.C. ed. (1977). *Food in Chinese Culture,* Yale University Press, New Haven and London 1977.

Chen Junshi and Campell, C. u.a. (1990). *Diet, Life-style and Mortality in China,* Oxford University Press, Cornell University Press, People's Medical Publishing House, Oxford 1990.

Despeux C (2000–2002). „Zur Geschichte der chinesischen Medizin" in *Chinesische Medizin* 2000 (15) 26–32, 65–70, 96–103, 145–52; Chin Med 2001 (16) 20–30, 64–72, 108–112; Chin Med 2002 (17) 24–30, 69–76, 112–120.

Eberhard, Wolfram (1940). „Die chinesische Küche – Die Kochkunst des Herrn von Sui-Yüan", in *Sinica* 1940/15, S. 190–228.

Engelhardt Ute (1997). *Die klassische Tradition der Qi-Übungen (Qigong)*. Medizinisch Literarische Verlagsgesellschaft mbH, Uelzen 1997.

Engelhardt, Ute (1998). „The Development of the *Yaoshan* 藥膳 (Refined Medical Cuisine) and its Restaurants", in Zhang Yuxin ed. *Diwuci zhongguo yinshi wenhuaxueshu yantaohui lunwenji* 第五次中國飲食文化學術研討會論文集 („Aufsatzsammlung des fünften Symposiums über die diätetische Kultur Chinas"), Foundation of Dietary Culture Taibei 1998, S. 71–89.

Engelhardt, Ute (2001a). „Dietetics in Tang China and the first extant works of *materia dietetica*" in *Innovation in Chinese Medicine* ed. by. E. Hsu, Cambridge University Press, Needham Research Institute Studies 3, Cambridge 2001, S. 173–192.

Engelhardt, Ute (2001b). „*Daoyintu* und *Yinshu* – Neue Erkenntnisse über die Übungen zur Lebenspflege in der frühen Han-Zeit" in *Monumenta Serica* 49 (2001):213–226.

Engelhardt Ute, Hempen Carl-Hermann (1997, 2006). *Chinesische Diätetik*. Urban & Fischer, Elsevier, München – Jena 1997, 2006 (3. Auflage).

Engelhardt Ute, Hildenbrand Gisela, Zumfelde-Hüneburg Christa (2007). *Leitfaden Qigong*. Urban & Fischer, Elsevier, München – Jena 2007.

Eyssalet, J.M. u.a. (1984). *Diététique Énergétique et Médecine chinoise*, 2 vol., Henri Viaud, Sisteron 1984.

Fan Chaoyang, Hummelsberger J, Wislsperger G (2006). Tuina. Eine altchinesische manuelle Therapie neu entdeckt. Müller & Steinicke, München 2006.

Fatrai A, Uhrig S, Engelhardt U, Hempen C-H, Han C, Hummelsberger J, Leonhardy H (2005). *Chinesische Medizin in der Augenheilkunde*. Urban & Fischer, Elsevier, München – Jena: 2005.

Farquhar, Judith (1994). „Eating Chinese Medicine", in *Cultural Anthropology* 9(4) 1994, pp. 471–497.

Farquhar, Judith (2002). *Appetites – food and sex in post-socialist china*. Duke University Press, 2002.

Han Chaling (2002). *Leitfaden Tuina*. Urban & Fischer, Elsevier, München – Jena 2002.

Harper, Donald (1984). „Gastronomy in Ancient China", in *Parabola* 1984/41, 9(4), S. 39–47.

Harper, Donald (1998). Early Chinese Medical Manuscripts: The Mawangdui Medical Manuscripts. Wellcome Asian Medical Monographs, London.

Hempen Carl-Hermann (1991). Die Medizin der Chinesen. Goldmann, München 1991.

Hempen Carl-Hermann (1995). *dtv-Atlas zur Akupunktur*. Deutscher Taschenbuch Verlag, München 1995.

Hempen Carl-Hermann, Fischer Toni (2001). *Leitfaden Chinesische Phytotherapie*. Urban & Fischer, Elsevier, 2001.

Hempen C-H, Fischer S, Hummelsberger J, Koch A, Leonhardy H, Nögel R, Thede C, Wullinger M (2006). Leitfaden Chinesische Rezepturen. Urban & Fischer, München – Jena, 2006.

Huang, H. T. (1990). „Han Gastronomy – Chinese Cuisine in statu nascendi", in *Interdisciplinary Science Reviews*, Vol. 15, No. 2:139–152.

Huang, H. T. (2000). *Fermentation and Food Science*. Science and Civilization in China, Volume 6, Part 5, Cambridge University Press, 2000.

Liu Jilin, Peck, G. (ed.) (1995). *Chinese Dietary Therapy*, Churchill Livingstone, New York 1995.

Lo Vivienne, Barrett Penelope (2005). „Cooking up Fine Remedies: On the Culinary Aesthetic in a Sixteenth-Century Chinese *Materia Medica*" in *Medical History*, 2005, 49: 395–422.

Lu Gwei-djen und Needham, J. (1962). „Hygiene and Preventive Medicine in Ancient China", in *Journal of the History of Medicine and Allied Sciences* 1962/17, S. 429–478.

diess. (1977). „A Contribution to the History of Chinese Dietetics", *Isis* 1951/42, S. 13–20.

Lu, Henry C. (1986). *Chinese System of Food Cures*, Sterling, New York 1986.

Lü Shi Chunqiu „Frühlings- und Herbstannalen des Herrn Lü" (*Lü Shi chunqiu*, aus dem 3. Jh. v.u. Z.), s. Qiu Pangtong et. al. *Lü Shi chunqiu benwei pian, Zhongguo shangye chuban she*, 1984.

Lunyu „Gespräche und Abhandlungen", von Zhou (Lu) um 500 v.u. Z. verfasst, Index von Hong Ye et. al,, *Shanghai guji chuban she*, Shanghai 1988.

Maciocia G, Scott J (2004). Diagnosis in Chinese Medicine. Elsevier:2004.

Métailié, Georges (1979). *Cuisine et santé dans la tradition chinoise*, in *Communications* 1979/23, S. 119–129.

Métailié, Georges (1988). „Des mots et des plantes dans le *Bencao gangmu* de Li Shizhen", *Extrême-Orient – Extrême-Occident* 1988/10, S. 27–43.

Peng Mingquan 烹銘泉 (1994). *Zhong-guo yaoshan daquan* 中國藥膳大全, expanded version, Chengdu 1994.

Peng Mingquan (2000). *Zhongguo yaoshan dadian* 中国藥膳大典 , *Qingdao chuban she*, Qingdao, 2000.

Porkert Manfred (1991). *Die Theoreti-schen Grundlagen der chinesischen Medizin*. Acta Medicinae Sinensis, Phainon, Dinkelscherben 1991.

Porkert Manfred (1993). Neues Lehrbuch der chinesischen Diagnostik. Acta Medicinae Sinensis, Phainon, Dinkel-scherben 1993.

Qianjin fang (QJF) 千金方 („Rezepturen, die tausend Goldstücke Wert sind"), von Sun Simo (auch Sun Simiao), 650/659 verfasst, *Renmin weisheng chubanshe*, Beijing 1992, Reprint von 1955.

Read, Bernard E. u.a. (1948). *Shanghai Foods,* Shanghai 1948.

Ren Rixin 任日新 (1981). „Steinreliefs in einem Han-zeitlichen Grab in Zhu-cheng, Shandong" *Shandong zhu-cheng Hanmu huaxiang shi* 山东诸城汉墓画像石, *Wenwu* 文物1981 (10), 14–21.

Sabban, Françoise (1983). „Le système des cuissons dans la tradition culi-naire chinoise", in *Annales* 1983/2, S. 341–368.

Sabban, Françoise (1990). „De la main à la pate, Réflexion sur l'origine des pates alimentaires et les transforma-tions du blé en Chine ancienne (IIIe av. J.-C. – VIe siècle ap. J.-C.)", in *L'Homme* 1990/113, S. 102–137.

Sabban, Françoise (1993). „La viande en Chine: imaginaire et les usages culi-naires", in *Anthropozoologica* 1993/18, p. 79–90.

Schafer, Edward (1977). „T'ang", in *Food in Chinese Culture,* Chang K.C. (ed.), Yale Universitiy Press, New Haven and London 1977.

Simoons, F.J. (1991). *Food in China. A Cultural and Historical Inquiry,* CRC Press, Boca Raton, Ann Arbor, Boston 1991.

Smith, Christopher (1993). „(Over)eating success: the health consequences of the restoration of capitalism in rural China", in *Social Science and Medi-cine* Vol. 37, No. 6, S. 761–770.

Stöger Erich A. (2001). *Arzneibuch der Chinesischen Medizin*. Deutscher Apotheker Verlag, Stuttgart 2001.

Unschuld, P.U. (1986). *Medicine in China – A History of Pharmaceutics,* University of California Press, Berke-ley 1986.

Yü, Ying-shih (1977). „Han", in *Food in Chinese Culture,* Chang K.C. (ed.), Yale Universitiy Press, New Haven and London 1977.

Glossar

(basierend auf „Chinesische Diätetik"
Engelhardt/Hempen)

Agens (*yin* 因, *bingyin* 病因)
→ Krankheitsauslösender Faktor

algor (*han* 寒)
→ „Kälte"

ardor (*huo* 火)
→ „Glut"

ariditas (*zao* 燥)
→ „Trockenheit"

Ausleiten (dispulsio, Dispulsion, dispulsieren, *xie* 瀉)
Der Begriff Dispulsion (wörtlich: „trocken legen") bezeichnet Therapiemethoden, die auf das Zerstreuen bzw. Ausleiten von Qi abzielen und vor allem bei repletiven Störungen eingesetzt werden.

Bauenergie
→ Qi

calor (*re* 熱)
→ „Hitze"

cardinalis (*jing* 經, *jingmai* 經脈)
→ Leitbahn, Hauptleitbahn

concretiones (*ji* 積)
→ Tastbare Verhärtungen

depletio, Depletion, deplet (*xu* 虛)
→ Energetische Schwäche

dispulsio, Dispulsion, dispulsieren (*xie* 瀉)
→ Ausleiten

Durchgangs-Funktionskreise (orbes aulici, Abk.: oo. aulici, *fu* 腑)
Der Begriff Durchgangs-Funktionskreise bezeichnet die sechs Yang-Funktionskreise, die den jeweiligen Yin-Funktionskreisen (Speicher-Funktionskreise, orbes horreales, *zang*) zugeordnet sind. Sie werden als „Durchgangs-Funktionskreise" bezeichnet, da sie in erster Linie Nahrungssäfte assimilieren und bewegen und somit für aktive energetische Prozesse zuständig sind.

Energetische Schwäche (depletio, Depletion, deplet, *xu* 虛)
Energetische Schwäche ist eines der Leitkriterien der chinesischen Diagnostik und bezeichnet eine energetische Defizienz oder Schwächung der Fähigkeit des Organismus, seine physiologischen Funktionen stabil aufrecht zu erhalten (Diese Fähigkeit wird in der chinesischen Medizin als „Geradläufigkeit" [Orthopathie, *zheng*] bezeichnet, vgl. Geradläufigkeit). Eine energetische Schwäche entspricht einer Verminderung der konstitutionellen Ressourcen.

Energetische Überladung (repletio, Repletion, replet, *shi* 實)
Energetische Überladung ist eines der Leitkriterien der chinesischen Diagnostik und bezeichnet eine „Überfülle" oder „übermäßige Aufladung" von schrägläu-

figen (heteropathischen, *xie*) Energien, die die Fähigkeit des Individuums, seine physiologischen Funktionen in einem ausgewogenen Verhältnis aufrechtzuerhalten (s. Geradläufigkeit), empfindlich stören können. Repletive Prozesse sind grundsätzlich auf krankheitsauslösende Faktoren zurückzuführen und führen immer zu Schrägläufigkeiten (Heteropathien, *xie*).

Erwärmung (tepefactio, *wen* 溫)

Der Begriff tepefactio bezeichnet therapeutische Methoden, die auf eine Erwärmung und somit auf eine Verstärkung oder Erhaltung der vitalen Dynamik abzielen.

extima (*biao* 表)

→ Oberfläche

„Feuchtigkeit" (humor, *shi* 濕)

„Feuchtigkeit" ist ein Krankheitsagens. Das Entstehen von Feuchtigkeitssymptomen ist ein sicheres Zeichen, dass die Assimilationskraft des Funktionskreises „Mitte" (Fk Milz und Magen, oo. lienalis et stomachi, *pi wei*) nicht ausreicht. „Feuchtigkeit" bedeutet Nichtaufgearbeitetes oder Ungeklärtes. Typische Anzeichen dafür sind: Müdigkeit und Abgeschlagenheit, schwerer Kopf, Benommenheit, verstopfte Nase, Ödeme und Gedunsenheit sowie Verdauungsstörungen.

Funktionskreis, Abk.: Fk (orbis, Abk.: o., Plural: oo., *zang* 臟, *zangfu* 臟腑)

Ein Funktionskreis bezeichnet einen Komplex verschiedener aufeinander bezogener Funktionen. Die Funktionskreise liegen im Gegensatz zu den Leitbahnen im Körperinneren und sind, vereinfacht gesagt, als Schaltstellen für die Energieversorgung im Körper zu verstehen. Man nennt sie Funktionskreise und nicht Organe, weil die Funktionen als delokalisierte Prozesse im Vordergrund stehen und weil sie räumlich nicht auf das Organ zu beschränken sind. Die Beschreibung eines Funktionskreises folgt einem festen Muster und unterscheidet sich in Form und Inhalt völlig von den parallelen anatomischen Darstellungen der europäischen Medizin. Grundsätzlich unterscheidet man zwischen Yin-Funktionskreisen (vgl. Speicher-Funktionskreise [oo. horreales, *zang*]) und Yang-Funktionskreisen (vgl. Durchgangs-Funktionskreise [oo. aulici, *fu*]).

Funktionskreis Blase (orbis vesicalis, Abk.: o. vesicalis, *pangguang* 膀胱)

Der Fk Blase ist ein Yang-Funktionskreis (Durchgangs-Funktionskreis), der mit dem Yin-Funktionskreis Fk Niere (o. renalis, *shen*) ein funktionelles Gespann bildet. Der Fk Blase ist vor allem zuständig für die Umwandlung und Ausscheidung der Säfte.

Funktionskreis Dickdarm (orbis intestini crassi, Abk.: o. intestini crassi, *dachang* 大腸)

Der Fk Dickdarm ist ein Yang-Funktionskreis (Durchgangs-Funktionskreis), der dem Yin-Funktionskreis (Speicher-Funktionskreis) Fk Lunge (o. pulmonalis, *fei*) zugeordnet ist. Im Gesamtorganismus ist er für die Weiterleitung und Ausscheidung der nicht geklärten Säfteanteile zuständig.

Funktionskreis Drei Wärmebereiche (orbis tricalorii, Abk.: o. tricalorii, *sanjiao* 三焦)

Der Fk Drei Wärmebereiche ist ein Yang-Funktionskreis (Durchgangs-Funktionskreis) und bildet mit dem Yin-Funktionskreis Fk Herzbeutel (o. pericardialis, *xinbao*) ein funktionelles Gespann. Er hat im Gesamtorganismus die Rolle der verbindenden Wasserstraßen inne und ist somit für die Regulation des gesamten Säfteumlaufs zuständig.

Funktionskreis Dünndarm (orbis intestini tenuis, Abk.: o. intestini tenuis, *xiaochang* 小腸)

Der Fk Dünndarm ist ein Yang-Funktionskreis (Durchgangs-Funktionskreis), der dem Yin-Funktionskreis Fk Herz (o. cardialis, *xin*) zugeordnet ist. Im Gesamtorganismus ist er für die Aufnahme, Verwandlung und Weiterleitung der Nahrung zuständig.

Funktionskreis Gallenblase (orbis felleus, Abk.: o. felleus, *dan* 膽)

Der Fk Gallenblase ist der komplementäre Yang-Funktionskreis zum Fk Leber (o. hepaticus, *gan*). Er gehört zwar zu den Yang- oder Durchgangs-Funktionskreisen, ist aber unter diesen der einzige, der zugleich auch eine Speicherfunktion hat (für die Gallensäfte).

Funktionskreis Herz (orbis cardialis, Abk.: o. cardialis, *xin* 心)

Der Fk Herz ist ein Yin-Funktionskreis (Speicher-Funktionskreis, o. horrealis, *zang*), der der Wandlungsphase Feuer und dem „großen Yang" zugeordnet ist

und somit ein Sinnbild für die höchste Aktivität darstellt. Der Begriff *xin* kann sich außerdem generell auf die Leibesmitte beziehen.

Funktionskreis Herzbeutel (orbis pericardialis, Abk.: o. pericardialis, *xinbao* 心包)

Der Fk Herzbeutel ist ein Yin-Funktionskreis (Speicher-Funktionskreis) und bildet mit dem Yang-Funktionskreis Fk Drei Wärmebereiche (o. tricalorii, *sanjiao*) ein funktionelles Gespann. Dem Fk Herzbeutel kommt im Gesamtorganismus die Rolle des „abhängigen Gesandten" zu, von dem Lust und Freude ausgehen. Zugleich schützt der Fk Herzbeutel den Fk Herz (o. cardialis, *xin*) vor äußeren Agenzien.

Funktionskreis Leber (orbis hepaticus, Abk.: o. hepaticus, *gan* 肝)

Der Fk Leber ist ein Yin-Funktionskreis (Speicher-Funktionskreis), der der Wandlungsphase Holz und dem „kleinen Yang" zugeordnet ist. Seine Hauptaufgabe besteht darin, den harmonischen Fluss des Qi in alle Richtungen zu gewährleisten und das Xue zu speichern. Er gilt als Modulator des gesamten energetischen Systems.

Funktionskreis Lunge (orbis pulmonalis, Abk.: o. pulmonalis, *fei* 肺)

Der Fk Lunge ist ein Yin-Funktionskreis (Speicher-Funktionskreis) und wird durch die Wandlungsphase Metall qualifiziert. Er ist maßgebend für das Qi und gilt als Ursprung der rhythmischen Ordnung. Zugleich ist er zuständig für die

Oberfläche (extima, *biao*) sowie für die darin residierende Wehrenergie (qi constructivum, *weiqi*) und somit für die Abwehr und Widerstandskraft des Individuums.

Funktionskreis Magen (orbis stomachi, Abk.: o. stomachi, *wei* 胃)

Der Fk Magen ist ein Yang-Funktionskreis (Durchgangs-Funktionskreis) und bildet mit dem Yin-Funktionskreis Fk Milz (o. lienalis, *pi*) ein funktionelles Gespann. Der Fk Magen ist dabei für die absenkenden Prozesse zuständig. Beide Funktionskreise zusammen bilden die „Mitte" und somit den Dreh- und Angelpunkt des gesamten Funktionskreissystems. Die „Mitte" ist zuständig für die Aufnahme und Erschließung der Nahrung und ist daher für die Diätetik von besonderer Bedeutung.

Funktionskreis Milz (orbis lienalis, Abk.: o. lienalis, *pi* 脾)

Der Fk Milz ist ein Yin-Funktionskreis (Speicher-Funktionskreis) und wird durch die Wandlungsphase Erde qualifizert. Im Verein mit seinem komplementären Yang-Funktionskreis, dem Fk Magen (o. stomachi, *wei*), bildet der Fk Milz die „Mitte" und somit den Dreh- und Angelpunkt des gesamten Funktionskreissystems. Die „Mitte" ist zuständig für die Aufnahme und Erschließung der Nahrung und daher für die Diätetik von besonderer Bedeutung. Der Fk Milz ist dabei für die aufsteigenden und verteilenden Prozesse verantwortlich.

Funktionskreis Niere (orbis renalis, Abk.: o. renalis, *shen* 腎)

Der Fk Niere ist ein Yin-Funktionskreis (Speicher-Funktionskreis) und wird durch die Wandlungsphase Wasser qualifiziert. Er bildet die tiefste Schicht oder Basis des Menschen; entsprechend werden ihm so zentrale Funktionen wie Wachstum, Reproduktion und Entwicklung zugeordnet.

Gegenläufigkeit, gegenläufig (Kontravektion, kontravektiv, *ni* 逆)

Der Begriff Gegenläufigkeit bedeutet, dass sich ein funktionaler, zyklischer Prozess „gegenläufig" bewegt (wörtlich: „sich gegen den Strom bewegt") und somit den physiologischen Erfordernissen zuwiderläuft. Eine Gegenläufigkeit ist pathologisch und bedingt eine Zerstörung der Lebensressourcen.

Geradläufigkeit, geradläufiger Qi-Fluss (Orthopathie, *zheng* 正)

Eine Geradläufigkeit bezeichnet die Fähigkeit eines Individuums, seine physiologischen Funktionen in einem ausgewogenen Verhältnis aufrechtzuerhalten. Man spricht auch von der „Geradläufigkeit der Lebensfunktion" (*orthos* = „gerade", *pathos* entspricht hier dem subjektiven Empfinden, Erdulden oder Erfühlen).

Geschmacksrichtung (sapor, *wei* 味)

Geschmacksrichtung ist eine normative Bezeichnung, mit der der Geschmack jedes Lebens- oder Arzneimittels angegeben wird. Außerdem gibt die Geschmacksrichtung Aufschluss darüber, in welcher

Tiefe (Schicht) ein Nahrungsmittel wirksam ist. (s. S. 17)

„Getreide-Qi"
→ Qi

„Glut" (ardor, *huo* 火)
„Glut" ist ein Krankheitsagens. Typische Anzeichen dafür sind: hohes Fieber, Unruhe, starker Durst, Rötung des Gesichts, Halsschmerzen, rote Skleren, tiefroter Zungenkörper, gelber, dicker trockener Zungenbelag. Die Pulse sind stark beschleunigt, und alles weist auf eine extreme Dynamisierung der Lebensprozesse hin.

Hauptleitbahn (cardinalis, *jing* 經, *jingmai* 經脈)
→ Leitbahn

Heteropathie, heteropathisch (*xie* 邪)
→ Schrägläufigkeit

„Hitze" (calor, *re* 熱), erhöhte Dynamik
„Hitze" ist eines der Leitkriterien in der chinesischen Diagnostik. Von „Hitze" spricht man, wenn ein krankhafter Prozess eine übermäßige Steigerung der Lebensdynamik bewirkt hat. Als klassische Symptome dafür gelten: Unruhe, Verlangen nach kalten Getränken, gerötetes Gesicht, roter Zungenkörper, starker Durst, Verstopfung, sich unter Druck verstärkende Schmerzen, beschleunigter Puls (pulsus celer, *shu*).

humor (*shi* 濕)
→ „Feuchtigkeit"

Inneres (intima, *li* 里)
Der Begriff Inneres ist eines der Leitkriterien in der chinesischen Diagnostik und gibt Auskunft darüber, ob ein krankhafter Prozess (in der Regel eine Schrägläufigkeit [Heteropathie, xie]) von der Oberfläche (extima, *biao*) in die Tiefe gedrungen ist und die Yin-Ressourcen erreicht hat.

intima (*li* 里)
→ Inneres

jing (精)
→ Struktivpotenzial

„Kälte" (algor, *han* 寒), verminderte Dynamik
„Kälte" ist sowohl ein Leitkriterium als auch ein Krankheitsagens. Von „Kälte" spricht man, wenn ein krankhafter Prozess eine Verringerung der Lebensdynamik nach sich zieht. Typische Anzeichen dafür sind: großes Ruhe- und Wärmebedürfnis, blasses Gesicht, blasser Zungenkörper, fest lokalisierter, anhaltender, sich unter Druck bessernder Schmerz, verlangsamter Puls (pulsus tardus, *chi*).

Konstellierende Kraft *shen* (*shen* 神)
Der Sitz der die Persönlichkeit prägenden konstellierenden Kraft *shen* ist der Fk Herz (o. cardialis, *xin*). Sie tritt im Bewusstsein, in der mentalen Aktivität und in der Ausstrahlung einer Person in Erscheinung.

Kontravektion, kontravektiv (*ni* 逆)
→ Gegenläufigkeit

Krankheitsauslösender Faktor (Agens, *yin* 因, *bingyin* 病因)

Agenzien sind krankheitsauslösende Faktoren, die die Geradläufigkeit (Orthopathie, *zheng*) des energetischen Flusses negativ beeinflussen und stören. Man unterscheidet zwischen den äußeren Agenzien, die in der chinesischen Medizin als die Sechs klimatischen Exzesse bezeichnet werden, den inneren Agenzien, die als die Sieben Emotionen bezeichnet werden, und den neutralen Agenzien, worunter man diätetische Störungen, Exzesse *in vino et venere* und äußere Verletzungen zählt.

Leitbahn, Hauptleitbahn (cardinalis, Abk.: c., Plural: cc., *jing* 經, *jingmai* 經脈)

Der chinesische Begriff *jing* bezeichnet ursprünglich die „Kettfäden eines Gewebes" und bedeutet im Kontext der chinesischen Medizin „ordnend leiten" oder „führen". Unter *jingmai* versteht man demnach „führen oder leiten der Pulse (bzw. der pulsierenden Energie)". Die zwölf Hauptleitbahnen (cardinales, *jingmai*) sind das tragende Gerüst des gesamten Leitbahnsystems. Sie sind paarig angeordnet und verlaufen spiegelsymmetrisch über die rechte und linke Körperhälfte.

Leitkriterien (*gang* 綱, *bagang* 八綱)

Unter Leitkriterien versteht man acht Grundkategorien, die in der chinesischen Diagnose der ersten Differenzierung und Einordnung der beobachteten Symptome dienen. Dies sind: Yin und Yang, Inneres (intima, *li*) und Oberfläche (extima, *biao*), energetische Schwäche (depletio, *xu*) und energetische Überladung (repletio, *shi*) sowie „Kälte" (algor, *han*) und „Hitze" (calor, *re*).

„Mitte" (*zhong* 中)

„Mitte" bezeichnet das Zusammenspiel der beiden Funktionskreise Fk Milz und Magen (oo. lienalis et stomachi, *pi wei*) und somit den Dreh- und Angelpunkt des gesamten Funktionskreissystems. Die „Mitte" ist zuständig für die Aufnahme und Erschließung von Nahrung und ist daher für die Diätetik von besonderer Bedeutung.

„Nährende Befeuchtung" (rigatio, rigieren, *zi* 滋)

Bezeichnung für alle Behandlungsmethoden, die auf eine Erhaltung und Vermehrung der Säfte abzielen. In der Regel werden dazu Arznei- oder Lebensmittel verwendet, die selbst nicht sehr wasserhaltig sein müssen, sondern durch ihre spezielle Wirkung die Säfteproduktion oder den Säfteumlauf anregen.

„Nahrungs-Qi"

→ Qi

Oberfläche (extima, *biao* 表)

Der Begriff „Oberfläche" ist eines der Leitkriterien in der chinesischen Diagnostik und bringt zum Ausdruck, dass sich ein krankhafter Prozess (in der Regel eine Schrägläufigkeit [Heteropathie, *xie*]) an der Oberfläche befindet und nicht schon tiefer eingedrungen ist (vgl. Inneres [intima, *li*])

orbes aulici, oo. aulici (*fu* 腑)

→ Durchgangs-Funktionskreise

orbes horreales, oo. horreales (*zang* 臟)
→ Speicher-Funktionskreise

orbis, orbes (*zang* 臟, *zangfu* 臟腑)
→ Funktionskreis

orbis cardialis, o. cardialis (*xin* 心)
→ Funktionskreis Herz

orbis felleus, o. felleus (*dan* 膽)
→ Funktionskreis Gallenblase

orbis hepaticus, o. hepaticus (*gan* 肝)
→ Funktionskreis Leber

orbis intestini crassi, o. intestini crassi (*dachang* 大腸)
→ Funktionskreis Dickdarm

orbis intestini tenuis, o. intestini tenuis (*xiaochang* 小腸)
→ Funktionskreis Dünndarm

orbis lienalis, o. lienalis (*pi* 脾)
→ Funktionskreis Milz

orbis pericardialis, o. pericardialis (*xinbao* 心包)
→ Funktionskreis Herzbeutel

orbis pulmonalis, o. pulmonalis (*fei* 肺)
→ Funktionskreis Lunge

orbis renalis, o. renalis (*shen* 腎)
→ Funktionskreis Niere

orbis stomachi, o. stomachi (*wei* 胃)
→ Funktionskreis Magen

orbis tricalorii, o. tricalorii (*sanjiao* 三焦)
→ Funktionskreis Drei Wärmebereiche

orbis vesicalis, o. vesicalis (*pangguang* 膀胱)
→ Funktionskreis Blase

Orthopathie (*zheng* 正)
→ Geradläufigkeit

pituita (*tan* 痰, *tanyin* 痰飲)
→ „Schleim"

Pulse (pulsus, *mai* 脈)
In der chinesischen Medizin versteht man unter dem Begriff Pulstastung im engeren Sinne die Betastung der Radialarterie an beiden Armen nach einem bestimmten Schema. Sie ist eine äußerst differenzierte diagnostische Methode, mit der die vorliegende energetische Situation erfasst werden kann. Es werden dabei in etwa 30 verschiedene Pulsformen unterschieden. Zu den wichtigsten Pulsbildern gehören:

- beschleunigter Puls (pulsus celer, *shumai*): Hinweis auf „Hitze" (calor, *re*)
- saitenförmiger Puls (pulsus chordalis, *xianmai*): Hinweis auf „Wind" (ventus, *feng*) oder „Schleim" (pituita, *tan*)
- erschöpfter Puls (pulsus depletus, *xumai*): Hinweis auf energetische Schwäche (depletio, *xu*)
- überflutender Puls (pulsus exundans, *hongmai*): Hinweis auf starke „Hitze" (calor, *re*)

- gespannter Puls (pulsus intentus, *jin-mai*): Hinweis auf „Kälte" (algor, *han*), Schmerzen
- behäbiger Puls (pulsus languidus, *huanmai*): Hinweis auf „Feuchtigkeit" (humor, *shi*)
- schlüpfriger Puls (pulsus lubricus, *huamai*): Hinweis auf „Feuchtigkeit" (humor, *shi*), „Schleim" (pituita, *tan*), „Hitze" aufgrund energetischer Überladung (calor repletionis, *shire*)
- untergetauchter Puls (pulsus mersus, *chenmai*): Hinweis auf Affektion des Inneren (intima, *li*)
- zarter Puls (pulsus minutus, *ximai*): Hinweis auf energetische Schwäche (depletio, *xu*)
- oberflächlicher Puls (pulsus superficialis, *fumai*): Hinweis auf Affektion der Oberfläche (extima, *biao*)
- verlangsamter Puls (pulsus tardus, *chimai*): Hinweis auf „Kälte" (algor, *han*)

pulsus (*mai* 脈)
→ Pulse

Qi, aktives energetisches Potenzial (*qi* 氣)

Der Begriff Qi wird in der chinesischen Medizin immer dann verwendet, wenn von einer aktiven, sich aktuell manifestierenden Lebensenergie die Rede ist. Sie beinhaltet alle gängigen Lebensfunktionen wie Atmung, Verdauung, Körperbewegungen und emotionale Vorgänge. Zur genauen Kennzeichnung wird der Begriff Qi häufig mit einem Adjektiv versehen. Das Yin-Gegenstück zu Qi ist Xue. Beide Begriffe werden heute zumeist unübersetzt beibehalten. Für die Diätetik spielen vor allem folgende Formen des Qi eine Rolle:

- **Bauenergie** (qi constructivum, *yingqi* 營氣): Die Bauenergie bezeichnet den Aspekt des Qi, der für den Aufbau, den Ausbau und die Erhaltung des Körpers zuständig ist. Sie zirkuliert in den Leitbahnen und Funktionskreisen und stellt als Transportmedium eine neutrale Verbindung zwischen den einzelnen Funktionskreisen her.
- **Wehrenergie** (qi defensivum, *weiqi* 衛氣): Die Wehrenergie steht für den Aspekt des Qi, der sich außerhalb der Leitbahnen bewegt und vor allem die Oberfläche versorgt. Die Wehrenergie ist, wie ihr Name sagt, dafür zuständig, den Organismus gegen jede Art von schädigenden Einflüssen (Schrägläufigkeiten, Heteropathien, *xie*) zu schützen.
- **„Nahrungs-Qi", „Getreide-Qi"** (qi frumentarium, *guqi* 谷氣): Das „Nahrungs-Qi" bezeichnet den Aspekt des Qi, der aus der Nahrung gewonnen und dem menschlichen Organismus zugeführt wird.
- **Qi des Funktionskreises Magen** (qi stomachi, *weiqi* 胃氣): Qi des Fk Magen bezeichnet im engeren Sinn die aktiven Kräfte des Fk Magen (o. stomachi, *wei*), die sich physiologisch nach unten absenken müssen. Im weiteren Sinn steht es auch für den Zustand des Fk Magen, der durch die Pulstastung festgestellt werden kann und in dem sich die Ausgewogenheit aller Funktionskreise widerspiegelt (s. „Mitte").

repletio, Repletion, replet (*shi* 實)
→ Energetische Überladung

rigatio, rigieren (*zi* 滋)
→ „Nährende Befeuchtung"

Säfte (*jinye* 津液)

Der Begriff Säfte (*jinye*) steht für alle im Körper vorkommenden physiologischen Flüssigkeiten. Dabei sind sowohl die Flüssigkeiten zur Befeuchtung innerer Strukturen wie Muskeln und Gelenke gemeint als auch Sekrete wie Tränen, Schweiß oder Speichel.

sapor (*wei* 味)

→ Geschmacksrichtung

„Schleim" (pituita, *tan* 痰, *tanyin* 痰飲)

„Schleim" gehört pathophysiologisch zum Agens „Feuchtigkeit" (humor, *shi*). Wenn die Assimilationsfähigkeit der „Mitte" (Fk Milz und Magen, oo. lienalis et stomachi, *pi wei*) nicht ausreicht, bleibt Ungeklärtes oder „Feuchtigkeit" zurück. Die Ansammlung ungeklärter Säfte kann zur Bildung von „Schleim" führen, der sich z. B. als bronchialer Schleim äußern kann, aber sich auch ohne äußere Anzeichen im Inneren sammeln und zu Schwellungen oder Knoten führen kann. Typische Anzeichen: Schwindel, mentale Beeinträchtigung.

Schrägläufigkeit, schrägläufiger („schädigender") Qi-Fluss (Heteropathie, heteropathisch, *xie* 邪)

Von einer Schrägläufigkeit spricht man, wenn von der Geradläufigkeit (Orthopathie, *zheng*), in der Regel durch ein exogenes Agens, ein wesentlicher energetischer Teil abgedrängt oder abgespalten wird, so dass die Ausgewogenheit der energetischen Verteilung beeinträchtigt wird.

shen (神)

→ Konstellierende Kraft

Speicher-Funktionskreise (orbes horreales, Abk.: oo. horreales, *zang* 臟)

Der Begriff Speicher-Funktionskreis bezeichnet die fünf zentralen Yin-Funktionskreise Fk Leber, Fk Herz, Fk Milz, Fk Lunge und Fk Niere (oo. hepaticus, cardialis, lienalis, pulmonalis et renalis, *gan xin pi fei shen*). Diese zeichnen sich durch ihre speichernden, unterstützenden und generell das Leben erhaltenden Funktionen aus und gelten deshalb auch als tragende Säulen des gesamten menschlichen Organismus bzw. des energetischen Systems.

Struktivpotenzial *jing* (*jing* 精)

Das Struktivpotenzial bildet das energetische Fundament des Lebens und ist dem Fk Niere (o. renalis, *shen*) zugeordnet. Es ist die Ansammlung von Potenzen, die so wichtige Prozesse wie Wachstum, Fortpflanzung, sexuelle Reifung, Empfängnisfähigkeit und Schwangerschaft regeln. Es kann auch für Samen oder Sperma stehen. Ein kräftiges Struktivpotenzial *jing* ist die Basis für eine stabile Konstitution, einen kräftigen Körper und eine hohe Vitalität.

suppletio, Suppletion, suppletieren (*bu* 補)

→ Zuführen

Tastbare Verhärtungen (concretiones, *ji* 積)

Der chinesische Begriff *ji* 積 bedeutet „Sammlung" oder „Ansammlung, Akkumulation" und bezeichnet somatische, materielle und somit tastbare Verhärtungen. Dieser Begriff tritt häufig in der Zusammensetzung *jiju* 積聚 (concretiones und congelationes) auf, wobei der zweite Begriff *ju* (congelationes) für funktionelle, flüchtige Verhärtungen steht, die in der Regel auf „Kälte" (algor, *han*) oder „Wind" (ventus, *feng*) beruhen.

Temperaturverhalten (*xing* 性, *qi* 氣)

Das Temperaturverhalten ist eine normative Bezeichnung, die Aufschluss über die energetische Dynamik eines Lebens- oder Arzneimittels gibt. Es zeigt an, ob ein Lebensmittel das Qi stark oder nur leicht bewegt. (s. S. 16)

tepefactio (*wen* 溫)

→ Erwärmung

„Trockenheit" (ariditas, *zao* 燥)

„Trockenheit" weist generell auf eine Verminderung der Körpersäfte hin und kann sich unter anderem durch Schweißlosigkeit, trockenen Husten und trockenen Zungenbelag zeigen.

ventus (*feng* 風)

→ „Wind"

Wandlungsphase (*xing* 行)

Die Fünf Wandlungsphasen sind Holz, Feuer, Metall, Wasser und Erde. Dabei handelt es sich um Normkonventionen, die in der chinesischen Medizin zur Beschreibung von zyklischen Prozessen verwendet werden und auch in der gesamten chinesischen Kultur eine wichtige Rolle spielen.

Wehrenergie

→ Qi

„Wind" (ventus, *feng* 風)

„Wind" ist eines der krankheitsauslösenden Agenzien. Typische Zeichen einer äußeren „Wind"-Schädigung sind Kopfschmerzen, verstopfte Nase, Tränenfluss, gerötete Augen, Halsschmerzen, Verspannungen und Neuralgien. Es ist dabei unerheblich, ob die Symptomatik tatsächlich durch besondere klimatische Prozesse hervorgerufen wurde.

Xue, struktives energetisches Potenzial (Xue, *xue* 血)

Der Begriff Xue, manchmal approximativ mit „Blut" wiedergegeben, bildet das struktive oder stoffliche Komplement zum Qi. Xue umfasst die Gesamtheit der struktiven Säfte des menschlichen Körpers, darunter auch das Blut.

Yang, das Aktive, der aktive Aspekt einer Wirkung (Yang, *yang* 陽)

Das chinesische Zeichen für Yang bezeichnet ursprünglich die sonnenbeschienenen Hänge eines Berges und steht im Kontext der chinesischen Medizin für alles „Aktive", sich momentan in Entfaltung Befindliche. Darunter fällt auch alles Bewegte, Warme, Helle, Dynamische, Extrovertierte sowie alle aktiven energetischen Lebensprozesse wie körperliche Bewegung, Emotionen, Psychisches, Gedankliches.

Yin, das Struktive, der stoffliche Aspekt einer Wirkung (Yin, *yin* 陰)

Das chinesische Zeichen für Yin bezeichnet ursprünglich die schattigen Hänge eines Berges und steht im Kontext der chinesischen Medizin für alles „Struktive", stofflich Fixierte, somatisch Gebundene, das immer in Zusammenhang mit vergangenen Wirkungen steht. Darunter fällt auch alles Ruhende, Kühle, Bewahrende und Einschließende.

Zuführen (suppletio, Suppletion, suppletieren, *bu* 補)

Der Begriff Suppletion bezeichnet therapeutische Methoden, die auf ein Zuführen oder Ergänzen von Qi abzielen, um auf diese Weise die Geradläufigkeit zu stärken. Sie sind vor allem bei depletiven Störungen angezeigt.

Allgemeines Register

A

Register: Symptome und westliche Diagnosen

Symptome und westliche Diagnosen	Rezepte	Seite
Abgeschlagenheit s.a. Kraftlosigkeit, Müdigkeit, Schwäche	Brei mit Austernpilzen und Frühlingszwiebel	80
	Brei mit Kürbis und Ingwer	82
	Brei mit Shiitake-Pilzen und Frühlingszwiebel	78
	Tofu, eingelegter	130
Abmagerung s.a. Gewichtsverlust	Bratäpfel	258
	Brei mit Apfel	58
	Elixier für ein jadeglänzendes Antlitz	234
	Kaninchen, geschmortes	168
	Lammfleisch mit Rettich	164
	Rotbarsch in Erdnusssauce	188
	Schweinefuß mit Erdnüssen, geschmorter	112
Abszesse	Nudel-Pfanne mit Rucola und Austernpilzen	132
Adipositas → Übergewicht		
Akne	Bohnen-Eintopf, bunter	108
	Dekokt aus Löwenzahn	302
	Nudel-Pfanne mit Rucola und Austernpilzen	132
Alkoholabusus	Süßkartoffeln mit braunem Zucker	144
Altersschwäche	Miso-Sesam-Paste	226
Amenorrhoe	Tintenfisch mit Schweinefleisch, gedünsteter	178
Analblutungen	Brei mit Spinatblättern	76
Analfisteln	Brei mit Spinatblättern	76
Anämie → Blutarmut		
Anspannung, starke	Tintenfisch mit Staudensellerie	174
Aphthen im Mund- und Rachenraum	Tomaten- und Wassermelonensaft	274
Appetit, gesteigerter	Gemüse-Allerlei	125
Appetit, verminderter	Bratäpfel	258
	Brei mit Apfel	58
	Brei mit Frühlingszwiebeln und Ingwer	74
	Brei mit Shiitake-Pilzen und Frühlingszwiebel	78
	Chinakohl-Hirse-Pfanne	140
	Dekokt aus Erbsen und Koriander	278
	Dinkelsuppe, feine	98
	Elixier für ein jadeglänzendes Antlitz	234
	Fasan mit Karotten, gebratener	166
	Feigentee	276
	Gemüse-Allerlei	125
	Hühnerfleisch mit gebratenem Lauch und Erdnüssen	148
	Hühnerfleisch mit Kürbis und Cashewkernen	150
	Kaninchen, geschmortes	168
	Karottenstern mit Polenta	136
	Kartoffelpfanne mit Hühnerbrust und Spinat	156
	Lammfleisch mit Rettich	164
	Miso-Sesam-Paste	226
	Nudel-Pfanne mit Rucola und Austernpilzen	132
	Orangen-Ingwer-Fisch	192
	Reisbrei mit Azukibohnen	88
	Rotbarsch in Erdnusssauce	188
	Schweinefuß mit Erdnüssen, geschmorter	112
	Teigtaschen	202
	Zucchinisalat mit Pilzen, lauwarmer	248
Arteriosklerose	Entenfleisch mit Brauntang, gedünstetes	116
	Miso-Suppe	100

Symptome und westliche Diagnosen	Rezepte	Seite
Asthma bronchiale	Mus aus Pinienkernen und Walnüssen	232
Atemwegsentzündungen	Getreidesalat, erfrischender	238
Atemwege, Erkrankungen	Dekokt aus Karotten, Wasserkastanien und Koriander	294
Aufstoßen	Brei mit Fenchel	86
	Dekokt aus frischem Ingwer und getrockneter Mandarinenschale	280
	Grüner Tee mit Mandarinenschalen und Fiederweißdornbeeren	308
	Miso-Sesam-Paste	226
	Orangen-Ingwer-Fisch	192
	Zucchinisalat mit Pilzen, lauwarmer	248
Augen, entzündete	Brei mit Spinatblättern	76
	Drachenbrunnen-Tee mit Chrysanthemen-Blüten	306
	Dekokt aus Karotten, Wasserkastanien und Koriander	294
	Gemüse-Allerlei	125
	Juwelentee für die Augen	304
	Karpfen auf Gemüsebett, gedämpfter	196
	Selleriesaft	298
	Teigtaschen mit Karottengemüse mit Staudensellerie	210
	Teigtaschen mit Spinat mit Sesam	218
	Tofu-Avocado-Paste	224
	Dekokt aus Löwenzahn	302
Augen, trockene	Brei mit Spinatblättern	76
	Hühnerfleisch mit Spinat und Pinienkernen	152
	Juwelentee für die Augen	304
	Meeresalgensalat	252
	Schweinefleisch mit Bocksdornfrüchten, gebratenes	160
	Teigtaschen mit Karottengemüse mit Staudensellerie	210
	Teigtaschen mit Spinat mit Sesam	218
	Tintenfisch, gedünsteter, mit Schweinefleisch	178
	Tintenfisch mit Staudensellerie	174
	Dekokt aus Karotten, Wasserkastanien und Koriander	294
Auszehrung	Hühnerfleisch mit Kürbis und Cashewkernen	150
	Miso-Sesam-Paste	226
Bauchbereich, Schmerzen	Dekokt aus Karotten, Wasserkastanien und Koriander	294
	Dekokt aus Frühlingszwiebeln, Ingwer und braunem Zucker	272
	Getreidesalat, erfrischender	238
	Glasnudelsalat mit Hühnerfleisch	244
	Karottenstern mit Polenta	136
	Kartoffelpfanne mit Hühnerbrust und Spinat	156
	Lammfleisch mit Rettich	164
	Orangen-Ingwer-Fisch	192
Bauchbereich, Schmerzen mit Übelkeit	Dekokt aus Frühlingszwiebeln, Ingwer und braunem Zucker	272
Bauchbereich, Spannungsgefühle	Brei mit Frühlingszwiebeln und Ingwer	74
	Chinakohl-Hirse-Pfanne	140
	Dekokt aus Erbsen und Koriander	278
	Dekokt aus frischem Ingwer und Getreidezucker	290
	Dekokt aus Frühlingszwiebeln, Ingwer und braunem Zucker	272
	Dekokt aus Karotten, Wasserkastanien und Koriander	294
	Getreidesalat, erfrischender	238
	Grüner Tee mit Mandarinenschalen und Fiederweißdornbeeren	308
	Kartoffelpfanne mit Hühnerbrust und Spinat	156
	Knoblauchlösung mit Zucker	288

Symptome und westliche Diagnosen	Rezepte	Seite
Bauchbereich, Spannungsgefühle	Kürbissuppe	94
	Lammfleisch mit Rettich	164
	Reispfanne mit Brokkoli und Shrimps, bunte	184
	Süßkartoffeln mit braunem Zucker	144
	Teigtaschen mit Hühnerbrustfilet mit Frühlingszwiebeln	206
	Tintenfisch mit Staudensellerie	174
Bedrücktheit	Dekokt mit Weizen, chinesischen Datteln und Longanen	268
Benommenheit	Juwelentee für die Augen	304
Bewegungsapparat, Schwäche	Brei mit Rosinen	62
	Lammfleisch mit Rettich	164
	Orangen-Ingwer-Fisch	192
	Reisbrei mit schwarzem Sesam	90
	Rotbarsch in Erdnusssauce	188
Blähungen	Kürbissuppe	94
Blässe	Dinkelsuppe, feine	98
	Miso-Sesam-Paste	226
	Reispfanne mit Brokkoli und Shrimps, bunte	184
	Teigtaschen	202
	Teigtaschen mit Garnelen mit Frühlingszwiebeln	214
Blasenentzündung s.a. Harnwegsentzündung, Miktionsstörung	Bohnen-Eintopf, bunter	108
	Chinakohlsuppe	120
	Dekokt aus Löwenzahn und Maisgriffel	300
	Dekokt mit Gerste und Ingwersaft	282
	Karottenstern mit Polenta	136
	Maisgriffeltee	284
	Rettichsaft, frischer	292
	Tofu, eingelegter	130
	Tofu-Avocado-Paste	224
Blasenschwäche → Harninkontinenz		
Blutarmut	Brei mit Longanen (getrocknet)	64
	Hühnerfleisch mit gebratenem Lauch und Erdnüssen	148
	Rotbarsch in Erdnusssauce	188
	Schweinefuß mit Erdnüssen, geschmorter	112
	Tintenfisch mit Schweinefleisch, gedünsteter	178
	Tintenfisch mit Staudensellerie	174
Blutfette, erhöhte	Dekokt aus frischem Ingwer und getrockneter Mandarinenschale	279
	Grüner Tee mit Mandarinenschalen und Fiederweißdornbeeren	308
Bluthochdruck	Brei mit Spinatblättern	76
	Drachenbrunnen Tee mit Chrysanthemen	306
	Entenfleisch mit Brauntang, gedünstetes	116
	Gemüse-Allerlei	125
	Getreidesalat, erfrischender	238
	Grüner Tee mit Mandarinenschalen und Fiederweißdornbeeren	308
	Hühnerfleisch mit Spinat und Pinienkernen	153
	Hühnersuppe, kräftige	104
	Juwelentee für die Augen	304
	Karpfen auf Gemüsebett, gedämpfter	196
	Miso-Sesam-Paste	226
	Orangen-Ingwer-Fisch	192
	Selleriesaft	298
	Teigtaschen mit Karottengemüse mit Staudensellerie	210
	Tintenfisch mit Schweinefleisch, gedünsteter	178
	Tintenfisch mit Staudensellerie	174
	Tomaten- und Wassermelonensaft	274

Symptome und westliche Diagnosen	Rezepte	Seite
Blutungen	Gemüse-Allerlei	125
	Rettichsaft, frischer	292
	Teigtaschen mit Spinat mit Sesam	218
	Tomaten- und Wassermelonensaft	274
Brechreiz	Süßkartoffeln mit braunem Zucker	144
Bronchitis	Knoblauchlösung mit Zucker	288
	Teigtaschen mit Garnelen mit Frühlingszwiebeln	214
	Tofu-Avocado-Paste	224
Brustbereich, schmerzhafte Blockaden	Garnelen mit chinesischem Lauch	182
Brustentzündungen	Dekokt aus Löwenzahn	302
Brustgeschwüre	Dekokt aus Löwenzahn	302
Cholesterinerhöhung s.a. Fettstoffwechselstörungen	Grüner Tee mit Mandarinenschalen und Fiederweißdornbeeren	308
Darmentzündungen	Bohnen-Eintopf, bunter	108
	Nudel-Pfanne mit Rucola und Austernpilzen	132
Drehschwindel	Entenfleisch mit Brauntang, gedünstetes	116
Durchfall, chronischer	Brei mit Frühlingszwiebeln und Ingwer	74
	Dekokt aus Erbsen und Koriander	278
	Dekokt aus frischem Ingwer und Getreidezucker	290
	Garnelen mit chinesischem Lauch	182
	Hühnersuppe, kräftige	104
	Lammfleisch mit Rettich	164
	Orangen-Ingwer-Fisch	192
	Reisbrei mit Azukibohnen	88
	Reispfanne mit Brokkoli und Shrimps, bunte	184
	Teigtaschen	202
	Teigtaschen mit Garnelen mit Frühlingszwiebeln	214
	Teigtaschen mit Hühnerbrustfilet mit Frühlingszwiebeln	206
Durchfall, schmerzhafter	Getreidesalat, erfrischender	238
Durchfallneigung	Brei mit Banane	60
	Dinkelsuppe, feine	98
	Hühnerfleisch mit Kürbis und Cashewkernen	150
Durst, gesteigerter	Brei mit Banane	60
	Brei mit Chinakohl	84
	Brei mit Spinatblättern	76
	Chinakohlsuppe	120
	Dekokt aus Karotten, Wasserkastanien und Koriander	294
	Drachenbrunnen-Tee mit Chrysanthemen-Blüten	306
	Entenfleisch mit Brauntang, gedünstetes	116
	Gemüse-Allerlei	125
	Hühnerfleisch mit Spinat und Pinienkernen	153
	Obstsalat mit feiner Mandelcreme	262
	Rettichsaft, frischer	292
	Tomaten- und Wassermelonensaft	274
	Teigtaschen mit Spinat mit Sesam	218
	Tofu-Avocado-Paste	224
	Zucchinisalat mit Pilzen, lauwarmer	248
Eingeweidekollern	Teigtaschen	202
Ekzeme	Hühnerfleisch mit Spinat und Pinienkernen	153
Emotionale Belastungen	Juwelentee für die Augen	303
Entgiftung	Brei mit Birne	56
	Dekokt aus Löwenzahn und Maisgriffel	300
	Dekokt mit Gerste und Ingwersaft	282
Entschlusslosigkeit	Dekokt mit Weizen, chinesischen Datteln und Longanen	268

Symptome und westliche Diagnosen	Rezepte	Seite
Gelenkbeschwerden	Brei mit Fenchel	86
	Brei mit Sesam, geröstetem	68
	Garnelen mit chinesischem Lauch	182
	Reisbrei mit schwarzem Sesam	90
	Teigtaschen mit Garnelen mit Frühlingszwiebeln	214
	Teigtaschen mit Spinat mit Sesam	218
Gelenkschwäche	Garnelen mit chinesischem Lauch	182
	Lauch, chinesischer mit Walnüssen	128
	Meeresalgen-Salat	252
	Teigtaschen mit Garnelen mit Frühlingszwiebeln	214
	Tintenfisch mit Schweinefleisch, gedünsteter	178
Gelenkschwellungen	Brei mit Austernpilzen und Frühlingszwiebel	80
	Dekokt aus gelben Sojabohnen	286
	Nudel-Pfanne mit Rucola und Austernpilzen	132
Genitalregion, Schmerzen	Brei mit Fenchel	86
Geschwüre	Dekokt aus Löwenzahn	302
Geschwüre im Mund- und Rachenraum	Tomaten- und Wassermelonensaft	274
Gewichtsverlust s.a. Abmagerung	Gemüse-Allerlei	125
	Kartoffelpfanne mit Hühnerbrust und Spinat	156
	Tofu, eingelegter	130
Gliederschmerzen	Dekokt aus Frühlingszwiebeln, Ingwer und braunem Zucker	272
	Getreidesalat, erfrischender	238
Gürtelrose	Bohnen-Eintopf, bunter	108
Haarausfall	Brei mit Sesam, geröstetem	68
Haare, frühes Ergrauen	Brei mit Sesam, geröstetem	68
	Meeresalgen-Salat	252
	Teigtaschen mit Spinat mit Sesam	218
Haare, glanzlose, spröde	Brei mit Pinienkernen	72
	Karottenstern mit Polenta	136
Halsschmerzen, brennende	Dekokt aus Karotten, Wasserkastanien und Koriander	294
Hämorrhoiden	Brei mit Spinatblättern	76
	Kaninchen, geschmortes	168
Harnblaseninkontinenz	Garnelen mit chinesischem Lauch	182
	Hühnersuppe, kräftige	104
	Lammfleisch mit Rettich	164
	Lauch, chinesischer mit Walnüssen	128
	Reispfanne, bunte, mit Brokkoli und Shrimps	184
Harninkontinenz	Brei mit Walnüssen	70
	Garnelen mit chinesischem Lauch	182
	Hühnersuppe, kräftige	104
	Lammfleisch mit Rettich	164
	Lauch, chinesischer mit Walnüssen	128
	Reispfanne, bunte, mit Brokkoli und Shrimps	184
Harnleitersteine	Dekokt mit Gerste und Ingwersaft	282
Harnsäure, Störungen	Grüner Tee mit Mandarinenschalen und Fiederweißdornbeeren	308
Harnwegsentzündungen s.a. Miktionstörungen, Blasenentzündung	Dekokt aus Löwenzahn und Maisgriffel	300
	Nudel-Pfanne mit Rucola und Austernpilzen	132
Haut, trockene	Bratäpfel	258
	Brei mit Pinienkernen	72
	Elixier für ein jadeglänzendes Antlitz	234
	Entenfleisch mit Brauntang, gedünstetes	116

Symptome und westliche Diagnosen	Rezepte	Seite
Haut, trockene	Erdnuss- und Mandelmus	228
	Hühnerfleisch mit Spinat und Pinienkernen	153
	Karottenstern mit Polenta	136
	Mus aus Pinienkernen und Walnüssen	232
	Obstsalat mit feiner Mandelcreme	262
	Schweinefuß mit Erdnüssen, geschmorter	112
	Tofu-Avocado-Paste	214
Hautentzündungen	Dekokt aus Löwenzahn	302
Hautgeschwüre	Bohnen-Eintopf, bunter	108
Heiserkeit	Rettichsaft, frischer	292
Hepatitis → Lebererkrankungen, entzündliche		
Herzrhythmusstörungen → Palpitationen		
Hitzewallungen	Entenfleisch mit Brauntang, gedünstetes	116
	Getreidesalat, erfrischender	238
Hörstörungen	Brei mit Sesam, geröstetem	68
	Meeresalgen-Salat	252
Hüfte, Schwäche	Brei mit Rosinen	62
	Brei mit Sesam, geröstetem	68
	Brei mit Walnüssen	70
	Hühnersuppe, kräftige	104
	Schweinefleisch mit Bocksdornfrüchten, gebratenes	160
	Tintenfisch mit Schweinefleisch, gedünsteter	178
Husten bei Erkältung	Brei mit Walnüssen	70
	Chinakohlsuppe	120
	Dekokt aus frischem Ingwer und Getreidezucker	290
	Knoblauchlösung mit Zucker	288
Husten, chronischer	Brei mit Pinienkernen	72
	Brei mit Birne	56
	Dekokt aus Frühlingszwiebeln, Ingwer und braunem Zucker	272
	Dekokt aus Karotten, Wasserkastanien und Koriander	294
	Entenfleisch mit Brauntang, gedünstetes	116
	Kartoffelpfanne mit Hühnerbrust und Spinat	156
	Knoblauchlösung mit Zucker	288
	Lauch, chinesischer mit Walnüssen	128
Husten, trockener	Bratäpfel	258
	Brei mit Birne	56
	Brei mit Mandelmus	66
	Brei mit Sesam, geröstetem	68
	Brei mit Chinakohl	84
	Dekokt aus Karotten, Wasserkastanien und Koriander	294
	Elixier für ein jadeglänzendes Antlitz	234
	Erdnuss- und Mandelmus	228
	Hühnerfleisch mit Kürbis und Cashewkernen	150
	Hühnerfleisch mit Spinat und Pinienkernen	153
	Obstsalat mit feiner Mandelcreme	262
	Mus aus Pinienkernen und Walnüssen	232
	Rettichsaft, frischer	292
Ikterus	Dekokt aus Löwenzahn und Maisgriffel	300
Immunabwehr, schwache	Lauch, chinesischer mit Walnüssen	128
	Teigtaschen mit Garnelen mit Frühlingszwiebeln	214
	Teigtaschen mit Hühnerbrustfilet mit Frühlingszwiebeln	206
Impotenz → Potenzstörungen		

Symptome und westliche Diagnosen	Rezepte	Seite
Infekt, bronchialer	Brei mit Birne	56
	Hühnerfleisch mit Kürbis und Cashewkernen	150
	Tofu-Avocado-Paste	214
Infekte, Hals-Nasen-Rachen-Raum	Brei mit Birne	56
	Getreidesalat, erfrischender	238
	Hühnerfleisch mit gebratenem Lauch und Erdnüssen	148
	Lauch, chinesischer mit Walnüssen	128
	Nudel-Pfanne mit Rucola und Austernpilzen	132
	Tofu-Avocado-Paste	214
Infertilität → Unfruchtbarkeit		
Jähzorn	Miso-Sesam-Paste	226
	Selleriesaft	298
	Teigtaschen mit Karottengemüse mit Staudensellerie	210
	Tintenfisch mit Staudensellerie	174
Kälteabneigung	Brei mit Frühlingszwiebel und Ingwer	74
	Brei mit Shiitake Pilzen und Frühlingszwiebel	78
	Garnelen mit chinesischem Lauch	182
	Getreidesalat, erfrischender	238
	Hühnerfleisch mit gebratenem Lauch und Erdnüssen	148
	Hühnersuppe, kräftige	104
	Kartoffelpfanne mit Hühnerbrust und Spinat	156
	Lammfleisch mit Rettich	164
	Lauch, chinesischer mit Walnüssen	128
	Reispfanne, bunte, mit Brokkoli und Shrimps	184
	Teigtaschen	202
	Teigtaschen mit Garnelen mit Frühlingszwiebeln	214
	Teigtaschen mit Hühnerbrustfilet mit Frühlingszwiebeln	206
Kehle, trockene	Elixier für ein jadeglänzendes Antlitz	234
Keuchatmung	Brei mit Mandelmus	66
	Brei mit Walnüssen	70
Keuchhusten	Brei mit Birne	56
	Dekokt aus Karotten, Wasserkastanien und Koriander	294
	Knoblauchlösung mit Zucker	288
Kinderkrankheiten, fieberhafte	Dekokt aus Karotten, Wasserkastanien und Koriander	294
Knieschwäche	Brei mit Sesam, geröstetem	68
	Brei mit Walnüssen	70
	Hühnersuppe, kräftige	104
	Meeresalgen-Salat	252
	Reispfanne, bunte, mit Brokkoli und Shrimps	184
	Schweinefleisch mit Bocksdornfrüchten, gebratenes	160
	Tintenfisch mit Schweinefleisch, gedünsteter	178
Knochenschmerzen	Teigtaschen mit Garnelen mit Frühlingszwiebeln	214
Knochenschwäche	Brei mit Rosinen	62
	Reisbrei mit schwarzem Sesam	90
	Teigtaschen mit Garnelen mit Frühlingszwiebeln	214
Knotenbildungen	Entenfleisch mit Brauntang, gedünstetes	116
	Meeresalgen-Salat	252
	Miso-Suppe	100
konstitutionelle Schwäche	Pinienkern- und Walnussmus	232
Konzentrationsstörungen	Brei mit Longanen (getrocknet)	64
	Brei mit Rosinen	62
Kopfschmerzen s.a. Migräne	Brei mit Frühlingszwiebel und Ingwer	74
	Dekokt aus Frühlingszwiebeln, Ingwer und braunem Zucker	272
	Drachenbrunnen-Tee mit Chrysanthemen-Blüten	306
	Entenfleisch mit Brauntang, gedünstetes	116

Symptome und westliche Diagnosen	Rezepte	Seite
Kopfschmerzen s. a. Migräne	Gemüse-Allerlei	125
	Getreidesalat, erfrischender	238
	Hühnerfleisch mit Spinat und Pinienkernen	153
	Hühnersuppe, kräftige	104
	Karpfen, gedämpfter, auf Gemüsebett	196
	Kartoffelpfanne mit Hühnerbrust und Spinat	156
	Miso-Sesam-Paste	226
	Selleriesaft	298
	Teigtaschen mit Karottengemüse mit Staudensellerie	210
	Teigtaschen mit Spinat mit Sesam	218
	Tintenfisch mit Schweinefleisch, gedünsteter	178
	Tintenfisch mit Staudensellerie	174
Kraftlosigkeit s. a. Abgeschlagenheit, Müdigkeit, Schwäche	Bratäpfel	258
	Brei mit Apfel	58
	Brei mit Rosinen	62
	Chinakohl-Hirse-Pfanne	140
	Dekokt aus gelben Sojabohnen	286
	Dinkelsuppe, feine	98
	Elixier für ein jadeglänzendes Antlitz	234
	Fasan, gebratener, mit Karotten	166
	Garnelen mit chinesischem Lauch	182
	Glasnudelsalat mit Hühnerfleisch	244
	Hühnersuppe, kräftige	104
	Kaninchen, geschmortes	168
	Karottenstern mit Polenta	136
	Kartoffelpfanne mit Hühnerbrust und Spinat	156
	Lammfleisch mit Rettich	164
	Miso-Sesam-Paste	226
Kraftlosigkeit, postpartale s. a. Schwäche, postpartale	Hühnerfleisch mit gebratenem Lauch und Erdnüssen	148
	Miso-Sesam-Paste	226
	Reisbrei mit schwarzem Sesam	90
	Reispfanne, bunte, mit Brokkoli und Shrimps	184
	Rotbarsch in Erdnusssauce	188
	Schweinefuß mit Erdnüssen, geschmorter	112
	Süßkartoffeln mit braunem Zucker	144
	Teigtaschen mit Garnelen mit Frühlingszwiebeln	214
	Zucchinisalat mit Pilzen, lauwarmer	248
Kurzatmigkeit	Erdnuss- und Mandelmus	228
	Lauch, chinesischer mit Walnüssen	128
	Pinienkern- und Walnussmus	232
	Teigtaschen mit Garnelen mit Frühlingszwiebeln	214
Lebensfreude, verminderte	Dekokt mit Weizen, chinesischen Datteln und Longanen	268
Lebensmittelvergiftung	Miso-Sesam-Paste	226
Lebererkrankungen, entzündliche	Dekokt aus Löwenzahn und Maisgriffel	300
	Nudel Pfanne mit Rucola und Austernpilzen	132
	Süßkartoffeln mit braunem Zucker	143
Leistenregion, Schmerzen	Brei mit Fenchel	86
Lendenwirbelsäule, Schwäche	Brei mit Rosinen	62
	Reispfanne, bunte, mit Brokkoli und Shrimps	184
	Schweinefleisch mit Bocksdornfrüchten, gebratenes	160
Libido, Verminderung	Reispfanne, bunte, mit Brokkoli und Shrimps	184
Lippen, trockene	Brei mit Apfel	58
	Elixier für ein jadeglänzendes Antlitz	234
Lymphknoten, vergrößerte	Miso-Suppe	100
	Meeresalgen-Salat	252
Magen-Darm-Entzündung	Tofu-Avocado-Paste	214

343

Symptome und westliche Diagnosen	Rezepte	Seite
Magenschmerzen	Dekokt aus Frühlingszwiebeln, Ingwer und braunem Zucker	272
Masern	Dekokt aus Karotten, Wasserkastanien und Koriander	294
Menstruation, starke, lange	Hühnerfleisch mit gebratenem Lauch und Erdnüssen	148
Migräne s. a. Kopfschmerzen	Selleriesaft	298
	Teigtaschen mit Karottengemüse mit Staudensellerie	210
Miktionsstörungen s. a. Blasenentzündung, Harnwegsentzündung	Brei mit Walnüssen	70
	Brei mit Kürbis und Ingwer	82
	Brei mit Shiitake-Pilzen und Frühlingszwiebel	78
	Chinakohlsuppe	120
	Dekokt mit Gerste und Ingwersaft	282
	Dekokt aus Löwenzahn und Maisgriffel	300
	Hühnersuppe, kräftige	104
	Karottenstern mit Polenta	136
	Maisgriffeltee	284
	Reispfanne, bunte, mit Brokkoli und Shrimps	184
Milchbildung, verminderte	Brei mit Sesam, geröstetem	68
	Hühnersuppe, kräftige	104
	Kartoffelpfanne mit Hühnerbrust und Spinat	156
	Reisbrei mit Azukibohnen	88
	Rotbarsch in Erdnusssauce	188
	Schweinefuß mit Erdnüssen, geschmorter	112
	Teigtaschen mit Spinat mit Sesam	218
	Tintenfisch mit Schweinefleisch, gedünsteter	178
	Tintenfisch mit Staudensellerie	174
Morbus Basedow	Meeresalgen-Salat	252
Mouches volantes	Fasan, gebratener, mit Karotten	166
	Meeresalgen-Salat	252
	Schweinefleisch mit Bocksdornfrüchten, gebratenes	160
Müdigkeit s. a. Abgeschlagenheit, Kraftlosigkeit, Schwäche	Feigentee	276
	Hühnerfleisch mit gebratenem Lauch und Erdnüssen	148
	Hühnerfleisch mit Kürbis und Cashewkernen	150
	Teigtaschen mit Garnelen mit Frühlingszwiebeln	214
Mund, trockener	Brei mit Apfel	58
	Brei mit Chinakohl	84
	Brei mit Spinatblättern	76
	Elixier für ein jadeglänzendes Antlitz	234
	Rettichsaft, frischer	292
	Schweinefleisch mit Bocksdornfrüchten, gebratenes	160
	Teigtaschen mit Spinat mit Sesam	218
	Zucchinisalat mit Pilzen, lauwarmer	248
Mundgeschwüre	Drachenbrunnen-Tee mit Chrysanthemen-Blüten	306
Muskelkrämpfe	Brei mit Austernpilzen und Frühlingszwiebel	80
Muskelschwäche	Brei mit Rosinen	62
	Reisbrei mit schwarzem Sesam	90
Nachtblindheit	Dekokt aus Karotten, Wasserkastanien und Koriander	294
	Fasan, gebratener, mit Karotten	166
	Hühnerfleisch mit Spinat und Pinienkernen	153
	Meeresalgen-Salat	252
	Rotbarsch in Erdnusssauce	188
	Schweinefleisch mit Bocksdornfrüchten, gebratenes	160
	Teigtaschen mit Karottengemüse mit Staudensellerie	210
Nachtschweiße	Entenfleisch mit Brauntang, gedünstetes	116
Nahrungsmittelvergiftung	Dekokt aus frischem Ingwer und getrockneter Mandarinenschale	280
	Getreidesalat, erfrischender	238

Symptome und westliche Diagnosen	Rezepte	Seite
Nase, laufende	Dekokt aus Frühlingszwiebeln, Ingwer und braunem Zucker	272
Nase, verstopfte	Brei mit Frühlingszwiebel und Ingwer	74
	Dekokt aus Frühlingszwiebeln, Ingwer und braunem Zucker	272
Nierenentzündungen, chronische	Maisgriffeltee	284
Nierensteine	Dekokt mit Gerste und Ingwersaft	282
Niesen	Dekokt aus Frühlingszwiebeln, Ingwer und braunem Zucker	272
Oberbauchschmerzen	Brei mit Fenchel	86
Oberbauch, Spannungsgefühle	Dekokt aus frischem Ingwer und getrockneter Mandarinenschale	280
Obstipation → Verstopfung		
Ödeme → Wasseransammlung		
Palpitationen	Brei mit Longanen (getrocknet)	64
	Dekokt mit Weizen, chinesischen Datteln und Longanen	268
	Hühnersuppe, kräftige	104
Palpitationen nach der Geburt	Kartoffelpfanne mit Hühnerbrust und Spinat	156
	Schweinefuß mit Erdnüssen, geschmorter	112
Potenzstörungen	Brei mit Walnüssen	70
	Garnelen mit chinesischem Lauch	182
	Lammfleisch mit Rettich	164
	Lauch, chinesischer mit Walnüssen	128
	Reispfanne, bunte, mit Brokkoli und Shrimps	184
	Teigtaschen mit Garnelen mit Frühlingszwiebeln	214
Prostataleiden	Dekokt mit Gerste und Ingwersaft	282
Rachen, trockener	Brei mit Banane	60
	Brei mit Birne	56
	Pinienkern- und Walnussmus	230
	Zucchinisalat mit Pilzen, lauwarmer	248
Reizbarkeit	Hühnersuppe, kräftige	104
	Teigtaschen mit Spinat mit Sesam	218
Rückenschwäche	Meeresalgen-Salat	252
	Teigtaschen mit Garnelen mit Frühlingszwiebeln	214
	Tintenfisch, gedünsteter, mit Schweinefleisch	178
Schilddrüsenknoten mit Tendenz zur Überfunktion	Entenfleisch mit Brauntang, gedünstetes	116
	Meeresalgen-Salat	252
Schlafstörungen	Brei mit Longanen (getrocknet)	64
	Dekokt mit Weizen, chinesischen Datteln und Longanen	268
	Entenfleisch mit Brauntang, gedünstetes	116
	Getreidesalat, erfrischender	238
	Hühnersuppe, kräftige	104
Schleimhäute, trocken	Bratäpfel	258
	Entenfleisch mit Brauntang, gedünstetes	116
	Erdnuss- und Mandelmus	230
	Hühnerfleisch mit Kürbis und Cashewkernen	150
	Karottenstern mit Polenta	136
	Pinienkern- und Walnussmus	232
	Tofu-Avocado-Paste	214
Schmerzstillung	Dekokt mit Gerste und Ingwersaft	282
	Knoblauchlösung mit Zucker	288
Schüttelfrost	Brei mit Frühlingszwiebel und Ingwer	74
	Getreidesalat, erfrischender	238
Schwäche, allgemeine s.a. Kraftlosigkeit, Müdigkeit, Abgeschlagenheit	Fasan, gebratener, mit Karotten	166
	Gemüse-Allerlei	125
	Hühnerfleisch mit Kürbis und Cashewkernen	150

Symptome und westliche Diagnosen	Rezepte	Seite
Schwäche, allgemeine s.a. Kraftlosigkeit, Müdigkeit, Abgeschlagenheit	Hühnersuppe, kräftige	104
	Kartoffelpfanne mit Hühnerbrust und Spinat	156
	Lauch, chinesischer mit Walnüssen	128
	Pinienkern- und Walnussmus	232
	Reisbrei mit Azukibohnen	88
	Schweinefleisch mit Bocksdornfrüchten, gebratenes	160
	Schweinefuß mit Erdnüssen, geschmorter	112
	Selleriesaft	298
	Teigtaschen	202
	Teigtaschen mit Hühnerbrustfilet mit Frühlingszwiebeln	206
	Teigtaschen mit Karottengemüse mit Staudensellerie	210
	Teigtaschen mit Spinat mit Sesam	218
	Tintenfisch mit Schweinefleisch, gedünsteter	178
	Tintenfisch mit Staudensellerie	174
Schwäche der Muskeln, Sehnen und Knochen	Brei mit Rosinen	62
Schwäche, postpartale s.a. Kraftlosigkeit, postpartale	Kartoffelpfanne mit Hühnerbrust und Spinat	156
	Miso-Sesam-Paste	226
	Rotbarsch in Erdnusssauce	188
Schwangerschaftsbeschwerden	Orangen-Ingwer-Fisch	192
Schwangerschaftsübelkeit	Dekokt aus frischem Ingwer und getrockneter Mandarinenschale	280
Schweiße, fehlende	Brei mit Frühlingszwiebel und Ingwer	74
	Dekokt aus Frühlingszwiebeln, Ingwer und braunem Zucker	272
Schweiße, nächtliche	Brei mit Rosinen	62
	Dekokt mit Weizen, chinesischen Datteln und Longanen	268
	Entenfleisch mit Brauntang, gedünstetes	116
Schweiße, vermehrte	Brei mit Longanen (getrocknet)	64
	Dekokt mit Weizen, chinesischen Datteln und Longanen	268
	Getreidesalat, erfrischender	238
	Schweinefuß mit Erdnüssen, geschmorter	112
	Teigtaschen mit Garnelen mit Frühlingszwiebeln	214
Schwellungen → Wasseransammlung		
Schwellungen, entzündliche	Bohnen-Eintopf, bunter	108
	Dekokt aus Löwenzahn	302
	Dekokt aus Löwenzahn und Maisgriffel	300
	Nudel-Pfanne mit Rucola und Austernpilzen	132
Schwellungen der Gelenke	Dekokt aus gelben Sojabohnen	286
	Hühnersuppe, kräftige	104
	Karottenstern mit Polenta	136
	Karpfen, gedämpfter, auf Gemüsebett	196
	Maisgriffeltee	284
	Nudel-Pfanne mit Rucola und Austernpilzen	132
Schwerhörigkeit	Hühnersuppe, kräftige	104
Schwindel	Brei mit Rosinen	62
	Brei mit Spinatblättern	76
	Entenfleisch mit Brauntang, gedünstetes	116
	Hühnerfleisch mit Spinat und Pinienkernen	153
	Hühnersuppe, kräftige	104
	Juwelentee für die Augen	304
	Meeresalgen-Salat	252
	Miso-Sesam-Pastel	226
Schwindel im Alter	Brei mit Sesam, geröstetem	68
	Karpfen, gedämpfter, auf Gemüsebett	196
	Orangen-Ingwer-Fisch	192

Symptome und westliche Diagnosen	Rezepte	Seite
Sehnenschwäche	Brei mit Rosinen	62
	Reisbrei mit schwarzem Sesam	90
Sehstörungen	Brei mit Spinatblättern	76
	Fasan, gebratener, mit Karotten	166
	Hühnersuppe, kräftige	104
	Juwelentee für die Augen	304
	Karottenstern mit Polenta	136
	Rotbarsch in Erdnusssauce	188
	Schweinefleisch, gebratenes, mit Bocksdornfrüchten	160
	Schweinefuß, geschmorter, mit Erdnüssen,	112
	Tintenfisch, gedünsteter, mit Schweinefleisch,	178
Sekretabsonderungen, Entzündungen	Dekokt aus Löwenzahn	302
	Dekokt aus Löwenzahn und Maisgriffel	300
Spannungsgefühle	Dekokt aus gelben Sojabohnen	286
	Dekokt aus Karotten, Wasserkastanien und Koriander	294
Stuhl, blutiger	Kaninchen, geschmortes	168
Stuhl, trockener	Tofu-Avocado-Paste	214
Stuhl, weicher	Brei mit Austernpilzen und Frühlingszwiebel	80
	Brei mit Kürbis und Ingwer	82
	Brei mit Shiitake-Pilzen und Frühlingszwiebel	78
	Chinakohl-Hirse-Pfanne	140
	Hühnerfleisch mit gebratenem Lauch und Erdnüssen	148
	Kürbissuppe	94
	Reisbrei mit Azukibohnen	88
	Teigtaschen	202
	Tintenfisch mit Staudensellerie	174
subfebrile Temperaturen	Tofu, eingelegter	130
Taubheitsgefühl, Extremitäten	Brei mit Austernpilzen und Frühlingszwiebel	80
Teilnahmslosigkeit	Dekokt mit Weizen, chinesischen Datteln und Longanen	268
Temperaturerhöhungen, abendliche	Entenfleisch mit Brauntang, gedünstetes	116
Tinnitus	Brei mit Sesam, geröstetem	68
	Drachenbrunnen-Tee mit Chrysanthemen-Blüten	306
	Hühnersuppe, kräftige	104
	Juwelentee für die Augen	304
	Selleriesaft	298
	Teigtaschen mit Spinat mit Sesam	218
	Tintenfisch mit Schweinefleisch, gedünsteter	178
	Tintenfisch mit Staudensellerie	174
Übelkeit	Brei mit Frühlingszwiebel und Ingwer	74
	Dekokt aus Erbsen und Koriander	278
	Dekokt aus frischem Ingwer und Getreidezucker	290
	Dekokt aus frischem Ingwer und getrockneter Mandarinenschale	280
	Glasnudelsalat mit Hühnerfleisch	244
	Kartoffelpfanne mit Hühnerbrust und Spinat	156
	Lammfleisch mit Rettich	164
	Miso-Sesam-Paste	226
	Obstsalat mit feiner Mandelcreme	262
	Orangen-Ingwer-Fisch	192
	Selleriesaft	298
	Süßkartoffeln mit braunem Zucker	144
	Tintenfisch mit Staudensellerie	174
	Zucchinisalat mit Pilzen, lauwarmer	248
Übergewicht	Brei aus Getreideflocken	52
	Brei mit Kürbis und Ingwer	82

Register: Therapieempfehlungen nach chinesischer Diagnose

Chinesische Diagnose		Rezepte	Seite
algor → Kälte			
algor-Heteropathien → Kälte-Schrägläufigkeiten			
algor depletionis → Kälte aufgrund energetischer Schwäche			
algor venti → Wind-Kälte			
ariditas → Trockenheit			
Augen	klären	Drachenbrunnen-Tee mit Chrysanthemen-Blüten	306
Bauenergie (qi constructivum, *yingqi*)	fördern	Brei mit Apfel	58
Befeuchtung		Hühnerfleisch mit Spinat und Pinienkernen	153
biao → Oberfläche			
Blase, Fk (o. vesicalis, *pangguang*)	kühlen	Dekokt mit Gerste und Ingwersaft	282
Blockaden	lösen	Dekokt aus frischem Ingwer und getrockneter Mandarinenschale	280
		Getreidesalat, erfrischender	238
		Glasnudelsalat mit Hühnerfleisch	244
c. hepatica → Leber-Leitbahn			
calor → Hitze			
calor/ardor → Hitze/Glut			
calor humidus → Feuchtigkeit-Hitze			
chang → Dick- und Dünndarm, Fk			
dachang → Fk Dickdarm			
dan → Fk Gallenblase			
depletio → energetische Schwäche			
depletio xue → Xue, energetische Schwäche			
Dickdarm, Fk (o. intestini crassi, *dachang*)	befeuchten	Brei mit Banane	60
		Brei mit Mandelmus	68
		Brei mit Shiitake-Pilzen und Chinakohl	82
		Brei mit Walnüssen	70
		Erdnuss- und Mandelmus	228
		Obstsalat mit feiner Mandelcreme	262
		Pinienkern- und Walnussmus	232
		Tofu-Avocado-Paste	214
	kühlen	Brei mit Banane	60
		Brei mit Shiitake-Pilzen und Chinakohl	82
		Obstsalat mit feiner Mandelcreme	262
		Tofu-Avocado-Paste	214
	öffnen	Brei mit Mandelmus	68
		Brei mit Spinatblättern	76
Dick- und Dünndarm, Fk (oo. intestinorum, *chang*)	befeuchten	Brei mit Pinienkernen	74
		Brei mit Spinatblättern	78

350

Chinesische Diagnose		Rezepte	Seite
Dick- und Dünndarm, Fk (oo. intestinorum, *chang*)	kühlen	Brei mit Shiitake-Pilzen und Chinakohl	82
		Getreidesalat, erfrischender	238
		Kaninchen, geschmortes	168
energetische Schwäche (depletio, *xu*)	suppletieren	Dekokt aus frischem Ingwer und Getreidezucker	290
	Kälte (algor, *han*) erwärmen	Knoblauchlösung mit Zucker	288
entgiften		Dekokt aus Löwenzahn	300
		Nudel-Pfanne mit Rucola und Austernpilzen	132
		Reisbrei mit Azukibohnen	88
		Süßkartoffeln mit braunem Zucker	144
Ernährung	falsche und übermäßige	Grüner Tee mit Mandarinenschalen und Fiederweißdornbeeren	308
extima → Oberfläche			
fei → Fk Lunge			
fei dachang → Lunge und Dickdarm, Fk			
feiqi → Lunge, Fk, Qi			
feiyin → Lunge, Fk, Yin			
feng → Wind			
fenghan → Wind-Kälte			
Feuchtigkeit (humor, *shi*)	ausleiten	Karpfen auf Gemüsebett, gedämpfter	196
		Bohnen-Eintopf, bunter	108
		Brei mit Austernpilzen und Frühlingszwiebel	80
		Brei mit Kürbis und Ingwer	82
		Dekokt aus Erbsen und Koriander	278
		Dekokt aus gelben Sojabohnen	286
		Dekokt aus Löwenzahn und Maisgriffel	302
		Getreidesalat, erfrischender	238
		Glasnudelsalat mit Hühnerfleisch	244
		Hühnerfleisch mit Kürbis und Cashewkernen	150
		Karottenstern mit Polenta	136
		Karpfen auf Gemüsebett, gedämpfter	196
		Kürbissuppe	94
		Maisgriffeltee	284
		Nudel-Pfanne mit Rucola und Austernpilzen	132
		Reisbrei mit Azukibohnen	88
		Zucchinisalat mit Pilzen, lauwarmer	248
	Blockaden öffnen	Brei mit Austernpilzen und Frühlingszwiebel	82
	umwandeln	Brei mit Austernpilzen und Frühlingszwiebel	80
		Brei mit Kürbis und Ingwer	82
		Dekokt aus frischem Ingwer und getrockneter Mandarinenschale	280
		Grüner Tee mit Mandarinenschalen und Fiederweißdornbeeren	308
		Hühnerfleisch mit Kürbis und Cashewkernen	150
		Nudel-Pfanne mit Rucola und Austernpilzen	132

Chinesische Diagnose		Rezepte	Seite
Feuchtigkeit-Hitze (calor humidus, *shire*)	ausleiten	Nudel-Pfanne mit Rucola und Austernpilzen	132
		Süßkartoffeln mit braunem Zucker	144
		Tofu, eingelegter	130
Gallenblase, Fk (o. felleus, *dan*)	lösen	Dekokt aus Löwenzahn und Maisgriffel	302
gan → Fk Leber			
ganjing → Leber-Leitbahn			
ganqi → Leber, Fk, Qi			
ganxue → Leber, Fk, Xue			
ganyang → Leber, Fk, Yang			
ganyin → Leber, Fk, Yin			
gan yin xue → Leber, Fk, Yin und Xue			
han → Kälte			
hanxie → Kälte-Schrägläufigkeiten			
harntreibend		Maisgriffeltee	284
		Nudel-Pfanne mit Rucola und Austernpilzen	132
Herz, Fk (o. cardialis, *xin*)	beruhigen	Brei mit Longanen (getrocknet)	64
		Dekokt mit Weizen, chinesischen Datteln und Longanen	268
	kühlen	Dekokt mit Weizen, chinesischen Datteln und Longanen	268
		Getreidesalat, erfrischender	238
		Glasnudelsalat mit Hühnerfleisch	244
	Xue stützen	Brei mit Longanen (getrocknet)	64
		Dekokt mit Weizen, chinesischen Datteln und Longanen	268
	Yin stützen	Dekokt mit Weizen, chinesischen Datteln und Longanen	268
Heteropathien → Schrägläufigkeiten			
Hitze (calor, *re*)	kühlen	Bohnen-Eintopf, bunter	108
		Brei mit Spinatblättern	76
		Chinakohlsuppe	120
		Dekokt aus Löwenzahn und Maisgriffel	302
		Dekokt mit Gerste und Ingwersaft	282
		Drachenbrunnen-Tee mit Chrysanthemen-Blüten	306
		Entenfleisch mit Brauntang, gedünstetes	116
		Getreidesalat, erfrischender	238
		Glasnudelsalat mit Hühnerfleisch	244
		Hühnerfleisch mit Spinat und Pinienkernen	153
		Hühnersuppe, kräftige	104
		Nudel-Pfanne mit Rucola und Austernpilzen	132
		Rettichsaft, frischer	292
		Selleriesaft	198
		Teigtaschen mit Karottengemüse mit Staudensellerie	210
		Teigtaschen mit Spinat mit Sesam	218
		Tintenfisch mit Staudensellerie	174
		Tintenfisch mit Schweinefleisch, gedünsteter	178

Chinesische Diagnose		Rezepte	Seite
Hitze (calor, *re*)	kühlen	Tofu, eingelegter	130
		Tofu-Avocado-Paste	214
		Tomaten- und Wassermelonensaft	274
		Zucchinisalat mit Pilzen, lauwarmer	248
	zerstreuen	Dekokt aus Karotten, Wasserkastanien und Koriander	294
		Getreidesalat, erfrischender	238
		Glasnudelsalat mit Hühnerfleisch	244
Hitze/Glut (calor/ardor, *re huo*)		Meeresalgensalat	252
humor → Feuchtigkeit			
jing → Struktivpotenzial			
jinye → Säfte			
Kälte (algor, *han*)		Garnelen mit chinesischem Lauch	182
		Kartoffelpfanne mit Hühnerbrust und Spinat	156
	erwärmen	Knoblauchlösung mit Zucker	288
	vertreiben	Chinakohl-Hirse-Pfanne	140
Kälte-Schrägläufigkeiten (algor-Heteropathien, *hanxie*)	zerstreuen	Brei mit Austernpilzen und Frühlingszwiebel	82
		Brei mit Frühlingszwiebeln und Ingwer	74
		Brei mit Kürbis und Ingwer	82
		Brei mit Shiitake-Pilzen und Frühlingszwiebel	78
		Dekokt aus frischem Ingwer und getrockneter Mandarinenschale	280
		Dekokt aus Frühlingszwiebeln, Ingwer und braunem Zucker	272
		Dekokt aus frischem Ingwer und Getreidezucker	290
		Teigtaschen mit Hühnerbrustfilet mit Frühlingszwiebeln	206
Kälte aufgrund energetischer Schwäche (algor depletionis, *xuhan*)	wärmen	Dekokt aus frischem Ingwer und Getreidezucker	290
		Gemüse-Allerlei	125
konstellierende Kraft (*shen*)	beruhigen	Dekokt mit Weizen, chinesischen Datteln und Longanen	268
Kopf	klären	Drachenbrunnen-Tee mit Chrysanthemen-Blüten	306
Kräftigung	nach der Geburt	Schweinefuß mit Erdnüssen, geschmorter	112
	während der Stillzeit	Schweinefuß mit Erdnüssen, geschmorter	112
Leber, Fk (o. hepaticus, *gan*)	harmonisieren	Juwelentee für die Augen	304
		Karpfen auf Gemüsebett, gedämpfter	196
	kühlen	Brei mit Spinatblättern	78
		Dekokt aus Karotten, Wasserkastanien und Koriander	294
		Dekokt aus Löwenzahn	300
		Drachenbrunnen-Tee mit Chrysanthemen-Blüten	306
		Gemüse-Allerlei	125
		Getreidesalat, erfrischender	238
		Hühnerfleisch mit Spinat und Pinienkernen	153
	Qi-Stagnationen	Glasnudelsalat mit Hühnerfleisch	244

Chinesische Diagnose		Rezepte	Seite
Leber, Fk (o. hepaticus, *gan*)	Xue stützen	Brei mit Austernpilzen und Frühlingszwiebel	80
		Brei mit Rosinen	62
		Brei mit Sesam, geröstetem	68
		Dekokt aus Karotten, Wasserkastanien und Koriander	294
		Fasan mit Karotten, gebratener	166
		Hühnersuppe, kräftige	104
		Karottenstern mit Polenta	136
		Karpfen auf Gemüsebett, gedämpfter	196
		Orangen-Ingwer-Fisch	192
		Reisbrei mit schwarzem Sesam	90
		Rotbarsch in Erdnusssauce	188
		Teigtaschen mit Karottengemüse mit Staudensellerie	210
		Teigtaschen mit Spinat mit Sesam	218
	Yang absenken	Brei mit Spinatblättern	78
		Drachenbrunnen-Tee mit Chrysanthemen-Blüten	306
		Getreidesalat, erfrischender	238
		Hühnerfleisch mit Spinat und Pinienkernen	153
		Hühnersuppe, kräftige	104
		Juwelentee für die Augen	304
		Karpfen auf Gemüsebett, gedämpfter	196
		Kartoffelpfanne mit Hühnerbrust und Spinat	156
		Selleriesaft	198
		Teigtaschen mit Karottengemüse mit Staudensellerie	210
		Teigtaschen mit Spinat mit Sesam	218
		Teigtaschen mit Karottengemüse mit Staudensellerie	210
		Tintenfisch mit Schweinefleisch, gedünsteter	178
		Tintenfisch mit Staudensellerie	174
	Yin stützen	Brei mit Rosinen	62
		Brei mit Spinatblättern	78
		Hühnerfleisch mit Spinat und Pinienkernen	153
		Juwelentee für die Augen	304
		Meeresalgensalat	252
		Miso-Sesam-Paste	226
		Schweinefleisch mit Bocksdornfrüchten, gebratenes	160
		Teigtaschen mit Karottengemüse mit Staudensellerie	210
		Teigtaschen mit Spinat mit Sesam	218
		Tintenfisch mit Staudensellerie	174
		Tintenfisch mit Schweinefleisch, gedünsteter	17
Leber-Leitbahn (c. hepatica, *ganjing*)	Kälte (*algor, han*) austreiben	Brei mit Fenchel	88
Lunge, Fk (o. pulmonalis, *fei*)	befeuchten	Bratäpfel	258
		Brei mit Birne	58
		Brei mit Mandelmus	68
		Brei mit Pinienkernen	74
		Brei mit Shiitake-Pilzen und Chinakohl	82

Chinesische Diagnose		Rezepte	Seite
Lunge, Fk (o. pulmonalis, *fei*)	befeuchten	Dekokt aus frischem Ingwer und Getreidezucker	290
		Elixier für ein jadeglänzendes Antlitz	234
		Erdnuss- und Mandelmus	228
		Hühnerfleisch mit Kürbis und Cashewkernen	150
		Knoblauchlösung mit Zucker	288
		Obstsalat mit feiner Mandelcreme	262
		Pinienkern- und Walnussmus	232
		Rettichsaft, frischer	292
		Schweinefleisch mit Bocksdornfrüchten, gebratenes	160
	erwärmen	Dekokt aus frischem Ingwer und Getreidezucker	290
		Knoblauchlösung mit Zucker	288
		Teigtaschen mit Garnelen mit Frühlingszwiebeln	214
	kühlen	Brei mit Shiitake-Pilzen und Chinakohl	82
		Dekokt aus Karotten, Wasserkastanien und Koriander	294
		Obstsalat mit feiner Mandelcreme	262
	öffnen	Brei mit Frühlingszwiebeln und Ingwer	74
		Dekokt aus frischem Ingwer und Getreidezucker	290
	Qi stützen	Brei mit Walnüssen	70
		Lauch, chinesischer mit Walnüssen	128
		Karpfen auf Gemüsebett, gedämpfter	196
		Pinienkern- und Walnussmus	232
		Teigtaschen mit Garnelen mit Frühlingszwiebeln	214
	Schleim (*pituita, tan*) umwandeln	Brei mit Birne	58
		Hühnerfleisch mit Kürbis und Cashewkernen	150
	Wind-Kälte (algor venti, *fenghan*) ausleiten	Brei mit Frühlingszwiebeln und Ingwer	74
Lunge und Dickdarm, Fk (oo. pulmonalis et intestini crassi, *fei dachang*)	befeuchten	Brei mit Mandelmus	68
		Brei mit Pinienkernen	74
		Feigentee	276
		Pinienkern- und Walnussmus	231
Magen, Fk (o. stomachi, *wei*)	befeuchten	Brei mit Banane	60
		Brei mit Shiitake-Pilzen und Chinakohl	82
		Brei mit Spinatblättern	78
		Elixier für ein jadeglänzendes Antlitz	234
		Entenfleisch mit Brauntang, gedünstetes	116
		Gemüse-Allerlei	125
		Obstsalat mit feiner Mandelcreme	262
		Rettichsaft, frischer	292
		Schweinefleisch mit Bocksdornfrüchten, gebratenes	160
		Teigtaschen mit Spinat mit Sesam	218
		Tofu-Avocado-Paste	214
	harmonisieren	Miso-Sesam-Paste	226
		Tofu, eingelegter	130
	kühlen	Brei mit Banane	60
		Brei mit Shiitake-Pilzen und Chinakohl	82

Chinesische Diagnose		Rezepte	Seite
Magen, Fk (o. stomachi, *wei*)	kühlen	Brei mit Spinatblättern	78
		Dekokt aus Karotten, Wasserkastanien und Koriander	294
		Gemüse-Allerlei	125
		Getreidesalat, erfrischender	238
		Glasnudelsalat mit Hühnerfleisch	244
		Kaninchen, geschmortes	168
		Obstsalat mit feiner Mandelcreme	262
		Tofu-Avocado-Paste	214
		Zucchinisalat mit Pilzen, lauwarmer	248
	wärmen	Brei mit Fenchel	88
		Brei mit Frühlingszwiebeln und Ingwer	74
		Brei mit Shiitake-Pilzen und Frühlingszwiebel	82
		Dekokt aus Frühlingszwiebeln, Ingwer und braunem Zucker	272
	kräftigen	Chinakohl-Hirse-Pfanne	140
		Tofu, eingelegter	130
		Zucchinisalat mit Pilzen, lauwarmer	248
	öffnen	Dekokt aus gelben Sojabohnen	286
	Qi absenken	Brei mit Spinatblättern	78
		Dekokt aus frischem Ingwer und getrockneter Mandarinenschale	280
		Orangen-Ingwer-Fisch	192
	Yin stützen	Hühnerfleisch mit Spinat und Pinienkernen	153
Milchbildung	fördern	Schweinefuß mit Erdnüssen, geschmorter	112
		Reisbrei mit Azukibohnen	88
Milchfluss	fördern	Reisbrei mit Azukibohnen	88
Milz, Fk (o. lienalis, *pi*)	erwärmen	Chinakohl-Hirse-Pfanne	140
		Hühnerfleisch mit gebratenem Lauch und Erdnüssen	148
		Reispfanne mit Brokkoli und Shrimps, bunte	184
		Teigtaschen	202
		Teigtaschen mit Hühnerbrustfilet mit Frühlingszwiebeln	206
	Qi stützen	Brei aus Getreideflocken	52
		Brei mit Austernpilzen und Frühlingszwiebel	82
		Brei mit Banane	60
		Brei mit Kürbis und Ingwer	82
		Brei mit Shiitake-Pilzen und Frühlingszwiebel	78
		Chinakohl-Hirse-Pfanne	140
		Dekokt aus frischem Ingwer und getrockneter Mandarinenschale	280
		Dekokt aus gelben Sojabohnen	286
		Dekokt mit Gerste und Ingwersaft	282
		Dekokt mit Weizen, chinesischen Datteln und Longanen	268
		Brei mit Austernpilzen und Frühlingszwiebel	82
		Gemüse-Allerlei	125
		Glasnudelsalat mit Hühnerfleisch	244
		Hühnerfleisch mit Kürbis und Cashewkernen	150

Chinesische Diagnose		Rezepte	Seite
Milz, Fk (o. lienalis, *pi*)	Qi stützen	Hühnersuppe, kräftige	104
		Karottenstern mit Polenta	136
		Karpfen auf Gemüsebett, gedämpfter	196
		Kartoffelpfanne mit Hühnerbrust und Spinat	156
		Kürbissuppe	94
		Lammfleisch mit Rettich	164
		Nudel-Pfanne mit Rucola und Austernpilzen	132
		Orangen-Ingwer-Fisch	192
		Reisbrei mit Azukibohnen	88
		Reisbrei mit schwarzem Sesam	90
		Reispfanne mit Brokkoli und Shrimps, bunte	184
		Teigtaschen	202
		Teigtaschen mit Garnelen mit Frühlingszwiebeln	214
		Teigtaschen mit Hühnerbrustfilet mit Frühlingszwiebeln	206
		Teigtaschen mit Karottengemüse mit Staudensellerie	210
		Tofu, eingelegter	130
		Zucchinisalat mit Pilzen, lauwarmer	248
	Yang stützen	Hühnerfleisch mit gebratenem Lauch und Erdnüssen	148
		Teigtaschen mit Hühnerbrustfilet mit Frühlingszwiebeln	206
	Yin stützen	Bratäpfel	258
		Brei mit Apfel	58
		Elixier für ein jadeglänzendes Antlitz	234
Milz und Magen, Fk („Mitte", oo. lienalis et stomachi, *pi wei*)	bewegen	Gemüse-Allerlei	125
		Kartoffelpfanne mit Hühnerbrust und Spinat	156
	harmonisieren s.a. regulieren	Dekokt aus Erbsen und Koriander	278
		Dekokt aus frischem Ingwer und getrockneter Mandarinenschale	280
		Lammfleisch mit Rettich	164
		Miso-Sesam-Paste	226
		Tofu, eingelegter	130
	klären	Zucchinisalat mit Pilzen, lauwarmer	248
	regulieren s.a. harmonisieren	Chinakohl-Hirse-Pfanne	140
		Glasnudelsalat mit Hühnerfleisch	244
		Grüner Tee mit Mandarinenschalen und Fiederweißdornbeeren	308
		Karottenstern mit Polenta	136
		Kartoffelpfanne mit Hühnerbrust und Spinat	156
		Maisgriffeltee	284
		Orangen-Ingwer-Fisch	192
		Teigtaschen mit Karottengemüse mit Staudensellerie	210
	stützen	Brei mit Apfel	58
		Brei mit Austernpilzen und Frühlingszwiebel	82,80
		Brei mit Birne	58
		Brei mit Pinienkernen	74
		Chinakohl-Hirse-Pfanne	140

Chinesische Diagnose		Rezepte	Seite
Milz und Magen, Fk („Mitte", oo. lienalis et stomachi, *pi wei*)	stützen	Dekokt aus frischem Ingwer und Getreidezucker	290
		Dekokt aus Frühlingszwiebeln, Ingwer und braunem Zucker	272
		Dekokt mit Gerste und Ingwersaft	282
		Dekokt mit Weizen, chinesischen Datteln und Longanen	268
		Dinkelsuppe, feine	82, 98
		Erdnuss- und Mandelmus	228
		Fasan, gebratener mit Karotte	166
		Feigentee	276
		Gemüse-Allerlei	125
		Getreidesalat, erfrischender	238
		Glasnudelsalat mit Hühnerfleisch	244
		Hühnersuppe, kräftige	104
		Karottenstern mit Polenta	136
		Karpfen auf Gemüsebett, gedämpfter	196
		Kartoffelpfanne mit Hühnerbrust und Spinat	156
		Kürbissuppe	94
		Miso-Sesam-Paste	226
		Nudel-Pfanne mit Rucola und Austernpilzen	132
		Reisbrei mit Azukibohnen	88
		Reispfanne mit Brokkoli und Shrimps, bunte	184
		Rotbarsch in Erdnusssauce	188
		Süßkartoffeln mit braunem Zucker	144
		Schweinefuß mit Erdnüssen, geschmorter	112
		Teigtaschen mit Hühnerbrustfilet mit Frühlingszwiebeln	206
		Teigtaschen mit Karottengemüse mit Staudensellerie	210
	Verdauungsblockaden lösen	Dekokt aus Karotten, Wasserkastanien und Koriander	294
	wärmen	Brei mit Frühlingszwiebeln und Ingwer	74
		Dekokt aus frischem Ingwer und Getreidezucker	290
		Dekokt aus frischem Ingwer und getrockneter Mandarinenschale	280
		Dinkelsuppe, feine	98
		Glasnudelsalat mit Hühnerfleisch	244
		Hühnerfleisch mit gebratenem Lauch und Erdnüssen	148
		Hühnersuppe, kräftige	104
		Knoblauchlösung mit Zucker	288
		Lammfleisch mit Rettich	164
		Reispfanne mit Brokkoli und Shrimps, bunte	184
		Teigtaschen mit Garnelen mit Frühlingszwiebeln	214
	Yin stützen	Elixier für ein jadeglänzendes Antlitz	234
Mitte → Milz und Magen, Fk			
Niere, Fk (o. renalis, *shen*)	stützen	Brei mit Sesam, geröstetem	68
		Pinienkern- und Walnussmus	232
		Reisbrei mit schwarzem Sesam	90
	Qi stützen	Karpfen auf Gemüsebett, gedämpfter	196

Chinesische Diagnose		Rezepte	Seite
Niere, Fk (o. renalis, *shen*)	Struktiv-potenzial (*jing*) stützen	Brei mit Rosinen	62
		Brei mit Sesam, geröstetem	68
		Hühnerfleisch mit gebratenem Lauch und Erdnüssen	148
		Hühnersuppe, kräftige	104
		Miso-Sesam-Paste	226
		Orangen-Ingwer-Fisch	192
		Reisbrei mit schwarzem Sesam	90
		Rotbarsch in Erdnusssauce	188
		Teigtaschen mit Hühnerbrustfilet mit Frühlingszwiebeln	206
		Teigtaschen mit Spinat mit Sesam	218
	Yang erwärmen	Lauch, chinesischer mit Walnüssen	128
		Reispfanne mit Brokkoli und Shrimps, bunte	184
	Yang stützen	Brei mit Walnüssen	70
		Garnelen mit chinesischem Lauch	182
		Lammfleisch mit Rettich	164
		Lauch, chinesischer mit Walnüssen	128
		Orangen-Ingwer-Fisch	192
		Reispfanne mit Brokkoli und Shrimps, bunte	184
		Rotbarsch in Erdnusssauce	188
		Teigtaschen mit Garnelen mit Frühlingszwiebeln	214
	Yin stützen	Brei mit Walnüssen	70
		Entenfleisch mit Brauntang, gedünstetes	116
		Juwelentee für die Augen	304
		Meeresalgensalat	252
		Miso-Sesam-Paste	226
		Schweinefleisch mit Bocksdornfrüchten, gebratenes	160
		Tintenfisch mit Schweinefleisch, gedünsteter	178
		Tintenfisch mit Staudensellerie	174
o. cardialis → Herz, Fk			
o. felleus → Gallenblase, Fk			
o. hepaticus → Leber, Fk			
o. intestini crassi → Dickdarm, Fk			
o. lienalis → Milz, Fk			
o. pulmonalis → Lunge, Fk			
o. stomachi → Magen, Fk			
o. renalis → Niere, Fk			
o. vesicalis → Blase, Fk			
oo. intestinorum → Dick- und Dünndarm, Fk			
oo. lienalis et stomachi → Milz und Magen, Fk			
Oberfläche (extima, *biao*)	lösen	Brei mit Austernpilzen und Frühlingszwiebel	82
		Brei mit Frühlingszwiebeln und Ingwer	74
		Brei mit Kürbis und Ingwer	82
		Brei mit Shiitake-Pilzen und Frühlingszwiebel	78
		Dekokt aus frischem Ingwer und Getreidezucker	290

Chinesische Diagnose		Rezepte	Seite
Oberfläche (extima, *biao*)	lösen	Dekokt aus frischem Ingwer und getrockneter Mandarinenschale	82
		Dekokt aus Karotten, Wasserkastanien und Koriander	294
		Dekokt aus Frühlingszwiebeln, Ingwer und braunem Zucker	272
		Getreidesalat, erfrischender	238
		Glasnudelsalat mit Hühnerfleisch	244
		Teigtaschen mit Hühnerbrustfilet mit Frühlingszwiebeln	206
pangguang → Blase, Fk			
pi → Milz, Fk			
piqi → Milz, Fk, Qi			
pituita → Schleim			
pi wei → Milz und Magen, Fk			
piyang → Milz, Fk, Yang			
piyin → Milz, Fk, Yin			
Qi	absenken	Hühnerfleisch mit Spinat und Pinienkernen	153
		Orangen-Ingwer-Fisch	192
	bewegen	Grüner Tee mit Mandarinenschalen und Fiederweißdornbeeren	308
	stützen	Dekokt mit Weizen, chinesischen Datteln und Longanen	268
		Geschmorter Schweinefuß mit Erdnüssen	112
		Hühnersuppe, kräftige	104
		Kartoffelpfanne mit Hühnerbrust und Spinat	156
		Schweinefuß mit Erdnüssen, geschmorter	112
Qi-Mechanismus	unterstützen	Orangen-Ingwer-Fisch	192
Qi-Stagnationen	lösen	Brei mit Fenchel	88
qi constructivum → Bauenergie			
qi hepatici → Leber, Fk, Qi			
qi lienale → Milz, Fk, Qi			
qi pulmonale → Lunge, Fk, Qi			
qi renale → Niere, Fk, Qi			
qi stomachi → Magen, Fk, Qi			
re → Hitze			
re huo → Hitze/Glut			
Säfte (*jinye*)	mehren	Brei mit Apfel	58
		Brei mit Birne	58
		Brei mit Spinatblättern	76
		Chinakohlsuppe	120
		Erdnuss- und Mandelmus	228
		Hühnerfleisch mit Spinat und Pinienkernen	153
		Obstsalat mit feiner Mandelcreme	262
		Rettichsaft, frischer	292
		Schweinefuß mit Erdnüssen, geschmorter	112
		Tofu, eingelegter	130
		Tofu-Avocado-Paste	214
		Tomaten- und Wassermelonensaft	274
Schleim (pituita, *tan*)	ausleiten	Knoblauchlösung mit Zucker	288
		Meeresalgensalat	252

Chinesische Diagnose		Rezepte	Seite
Schleim (pituita, *tan*)	erweichen	Karpfen auf Gemüsebett, gedämpfter	196
		Meeresalgensalat	252
		Miso-Suppe	100
	umwandeln	Brei mit Birne	58
		Dekokt aus frischem Ingwer und Getreidezucker	290
		Dekokt aus frischem Ingwer und getrockneter Mandarinenschale	280
		Dekokt aus Frühlingszwiebeln, Ingwer und braunem Zucker	272
		Entenfleisch mit Brauntang, gedünstetes	116
		Meeresalgensalat	252
		Miso-Suppe	100
		Rettichsaft, frischer	292
		Teigtaschen mit Garnelen mit Frühlingszwiebeln	214
		Zucchinisalat mit Pilzen, lauwarmer	248
Schmerzen	stillen	Brei mit Fenchel	88
Schrägläufigkeiten (Hetero-pathien, *xie*)	ausleiten	Miso-Sesam-Paste	226
		Miso-Suppe	100
shen → Niere, Fk			
shen → konstellierende Kraft			
shenqi → Niere, Fk, Qi			
shenyang → Niere, Fk, Yang			
shenyin → Niere, Fk, Yin			
shi → Feuchtigkeit			
shire → Feuchtigkeit-Hitze			
Sicht	klären	Dekokt aus Löwenzahn	300
		Drachenbrunnen-Tee mit Chrysanthemen-Blüten	306
		Juwelentee für die Augen	304
tan → Schleim			
Toxisches	herauslösen	Drachenbrunnen-Tee mit Chrysanthemen-Blüten	306
Trockenheit (ariditas, *zao*)	befeuchten	Brei mit Banane	60
ventus → Wind			
Verdauungsblockaden	lösen	Dekokt aus Karotten, Wasserkastanien und Koriander	294
		Grüner Tee mit Mandarinenschalen und Fiederweißdornbeeren	308
		Karottenstern mit Polenta	136
	vorbeugen	Zucchinisalat mit Pilzen, lauwarmer	248
wei → Magen, Fk			
weiqi → Magen, Fk, Qi			
weiyin → Magen, Fk, Yin			
Wind (ventus, *feng*)	ausleiten	Drachenbrunnen-Tee mit Chrysanthemen-Blüten	306
Wind-Kälte (algor venti, *fenghan*)	ausleiten	Dekokt aus frischem Ingwer und Getreidezucker	290
	zerstreuen	Brei mit Frühlingszwiebel und Ingwer	74
		Brei mit Shiitake-Pilzen und Frühlingszwiebel	78
		Dekokt aus Frühlingszwiebeln, Ingwer und braunem Zucker	272

Chinesische Diagnose		Rezepte	Seite
Wind-Kälte (algor venti, *fenghan*)	zerstreuen	Teigtaschen mit Hühnerbrustfilet mit Frühlingszwiebeln	206
xie → Schrägläufigkeiten			
xin → Herz, Fk			
xinxue → Herz, Fk, Xue			
xinyin → Herz, Fk, Yin			
xu → energetische Schwäche			
Xue	bewegen	Garnelen mit chinesischem Lauch	182
		Grüner Tee mit Mandarinenschalen und Fiederweißdornbeeren	308
		Reisbrei mit Azukibohnen	88
		Süßkartoffeln mit braunem Zucker	144
	kühlen	Kaninchen, geschmortes	168
	stützen	Dekokt mit Weizen, chinesischen Datteln und Longanen	268
		Hühnerfleisch mit gebratenem Lauch und Erdnüssen	148
		Hühnersuppe, kräftige	104
		Kartoffelpfanne mit Hühnerbrust und Spinat	156
		Lammfleisch mit Rettich	164
		Miso-Sesam-Paste	226
		Pinienkern- und Walnussmus	232
		Rotbarsch in Erdnusssauce	188
		Schweinefuß mit Erdnüssen, geschmorter	112
		Teigtaschen mit Karottengemüse mit Staudensellerie	210
		Tintenfisch mit Schweinefleisch, gedünsteter	178
		Tintenfisch mit Staudensellerie	174
xue cardiale → Herz, Fk, Xue			
xue hepatici → Leber, Fk, Xue			
xuhan → Kälte aufgrund energetischer Schwäche			
yang hepatici → Leber, Fk, Yang			
yang lienale → Milz, Fk, Yang			
yang renale → Niere, Fk, Yang			
yin cardiale → Herz, Fk, Yin			
yingqi → Bauenergie			
yin hepatici → Leber, Fk, Yin			
yin lienale → Milz, Fk, Yin			
yin pulmonale → Lunge, Fk, Yin			
yin renale → Niere, Fk, Yin			
yin stomachi → Magen, Fk, Yin			
zao → Trockenheit			

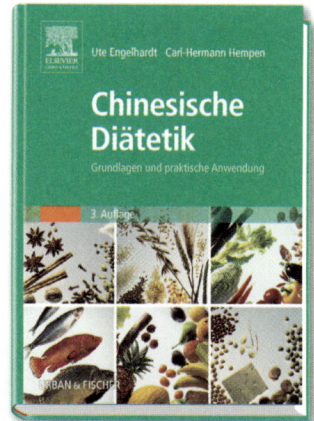
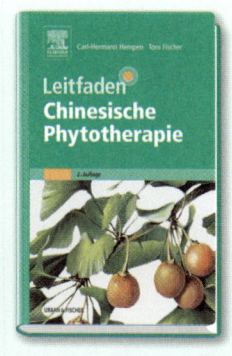
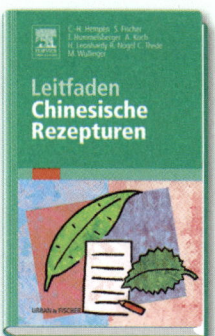